权威·前沿·原创

皮书系列为
"十二五""十三五"国家重点图书出版规划项目

U0351120

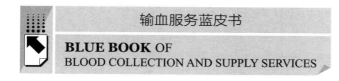

输血服务蓝皮书

BLUE BOOK OF
BLOOD COLLECTION AND SUPPLY SERVICES

中国输血行业发展报告
（2018）

ANNUAL REPORT ON DEVELOPMENT OF CHINA'S BLOOD
COLLECTION AND SUPPLY INDUSTRY (2018)

主　　编／孙　俊
执行主编／耿鸿武
副 主 编／吕杭军　付涌水

社会科学文献出版社
SOCIAL SCIENCES ACADEMIC PRESS（CHINA）

图书在版编目（CIP）数据

中国输血行业发展报告.2018 / 孙俊主编. －－北京：
社会科学文献出版社，2018.9
（输血服务蓝皮书）
ISBN 978 － 7 － 5201 － 3204 － 6

Ⅰ. ①中… Ⅱ. ①孙… Ⅲ. ①血源管理 － 研究报告 －
中国 － 2018 Ⅳ. ①R457.1

中国版本图书馆 CIP 数据核字（2018）第 174536 号

输血服务蓝皮书
中国输血行业发展报告（2018）

主 编／孙 俊
执行主编／耿鸿武
副 主 编／吕杭军 付涌水

出 版 人／谢寿光
项目统筹／丁 凡
责任编辑／杨 雪

出 版／社会科学文献出版社·区域发展出版中心（010）59367143
地址：北京市北三环中路甲 29 号院华龙大厦 邮编：100029
网址：www. ssap. com. cn
发 行／市场营销中心（010）59367081 59367018
印 装／三河市龙林印务有限公司

规 格／开 本：787mm × 1092mm 1/16
印 张：29.75 字 数：500 千字
版 次／2018 年 9 月第 1 版 2018 年 9 月第 1 次印刷
书 号／ISBN 978 － 7 － 5201 － 3204 － 6
定 价／98.00 元

皮书序列号／PSN B － 2016 － 582 － 1/1

本书如有印装质量问题，请与读者服务中心（010 － 59367028）联系

《输血服务蓝皮书》编委会

主 任 委 员

朱永明　研究员　中国输血协会理事长
世界卫生组织输血合作中心主任、
亚洲输血医学协会副主席
国家血液标准专业委员会副主委

副主任委员　（按姓名首字拼音排序）

付涌水　主任医师　博士生导师　广州血液中心主任、
中国输血协会副理事长、中国输血协会输血传
播疾病专业委员会主任委员

耿鸿武　客座教授　清华大学老科协医疗健康研究中心
执行副主任

刘嘉馨　研究员　博士生导师　中国医学科学院输血研
究所党委书记、中国输血协会教育工作委员会
主任委员

吕杭军　主任医师　研究员　硕士生导师　浙江省医学
科学院院长、中国输血协会监事

孙　俊　主任医师　江苏省血液中心主任、江苏省输血
协会理事长、中国输血协会常务理事、中国输
血协会装备专业委员会主任委员

王乃红　主任医师　原成都市血液中心主任

《中国输血行业发展报告（2018）》
编 委 会

主　　编　孙　俊

执行主编　耿鸿武

副 主 编　吕杭军　付涌水

编　　委（以下按姓名首字拼音排序）

包丹霞	常　乐	常群英	陈　佳	陈雯玮	范文安
冯书礼	樊凤艳	符策瑛	耿鸿武	宫继武	顾　彦
郭如华	郭豫学	韩　慧	胡丽华	黄成垠	黄　慧
黄晓倩	侯玲华	侯志敏	靳　才	姜林恩	逄淑涛
蒋昵真	蒋　胜	巨　昆	孔令粤	李长清	李代红
李国良	李璐璐	李　勤	李　涛	李　响	刘　彬
刘　然	梁　斌	梁晓华	梁子卿	林辉祝	刘　旭
刘　伟	卢　伟	罗礼生	明　钰	潘　登	潘　伟
戚　海	邱　峰	孙常翔	孙　俊	史文君	宋秀宇
谭明华	唐秋萍	宛尔男	汪德清	王露楠	王双林
王相荣	王　娅	王宇征	吴　红	吴　敏	吴玉清
兴　安	徐　蓓	阎　石	杨培蔚	杨文玲	尹　澎
喻茂林	余晋林	虞　茜	张建强	张建伟	张雅萍
张瑜玲	张勇军	赵桂霞	赵　茹	赵生银	周雪丽
周学勇	朱永明	朱自严	邹峥嵘		

主要编撰者简介

孙　俊　现任江苏省血液中心主任，中国输血协会常务理事，中国输血协会装备专业委员会主任委员，江苏省预防医学会常务理事，江苏省输血协会理事长，《中国输血杂志》副主编，《临床输血与检验》《中国消毒学杂志》编委，南京医科大学公共卫生学院兼职教授、公共卫生硕士（MPH）导师。江苏省有突出贡献中青年专家，2015年获中国输血协会质量管理奖。获部、省级科技奖5项、卫生厅新技术引进奖11项，担任《传染性非典型肺炎消毒技术》《消毒技术与应用》的主编，以及《实验室建设与管理》《消毒杀虫灭鼠技术》《中国输血行业发展报告（2017）》的副主编。

耿鸿武　清华大学老科协医疗健康研究中心执行副主任（客座教授），九州通医药集团营销总顾问（原业务总裁）、"医疗器械蓝皮书"主编、"输血服务蓝皮书"执行主编、北大继教"医疗渠道管理"授课老师、中国药招联盟发起人，广州2017国际康复论坛特约专家，中药协会药物经济学评审委员会委员。著作有《渠道管理就这么简单》《新电商：做剩下的3%》；主编《中国输血行业发展报告（2016）》《中国输血行业发展报告（2017）》《中国医疗器械行业发展报告（2017）》。

摘　要

本报告由国内众多输血医学领域专业人士共同撰写，对我国 2017 年度采供血和输血服务行业发展状况进行了论述，包括采供血机构装备、信息化建设、血液质量管理、临床输血技术、输血学科建设、业务领导培训及部分省级和地市级采供血发展状况等，提出了诸多新的观点和思考，内容翔实，涉及面广，展现了业内人士和专家们的独立观点、思路和研究内容。报告共分八个部分，第一部分是总报告。通过对全国 25 个省份 115 家血站进行调研，指出我国目前各类采供血机构设备装备现状、存在的问题和建议。第二部分是专题报告篇，分别从血液筛查技术的发展与实验室质量控制、血站质量管理、输血行业信息化建设、血液制品和单采血小板的现状与展望等 6 个方面进行了深入探讨。第三部分和第四部分分别包含了 8 个省级和 10 个地级市采供血发展报告。第五部分是临床输血报告，对我国临床输血技术、临床输血科发展建设进行详述，分析了 2017 年北京市和天津市临床用血现状。第六部分是典型案例，对我国采供血机构领导继续教育培训项目、血液成分制备现代化建设实践与发展进行了回顾和总结。第七部分是中国输血人物志，介绍了中国输血事业的开拓者、原卫生部医政司副司长、中国输血协会第二届理事会理事长才生嘎同志。第八部分是中国输血行业 2017 年度大事记，展示了中国输血行业一年来的主要工作。本报告的出版，能够让读者对行业有更客观、全面的认知，对促进输血服务行业的发展具有积极意义。

关键词：输血服务　采供血　血站系统

目　录

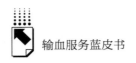

Ⅲ 省级报告篇

Ⅳ 地市报告篇

Ⅴ　临床报告篇

Ⅵ　典型案例篇

Ⅶ　输血人物志

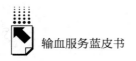

VIII　行业大事记

皮书数据库阅读**使用指南**

序　言

　　《中国输血行业发展报告（2018）》是我国第一部"输血服务蓝皮书"系列丛书的第三本，是一本旨在对中国输血行业发展现况进行综合分析、研判和科学预测的图书。本书秉承了客观公正、科学规范的理念，在实验研究和理论分析的基础上，以科学翔实的输血发展数据为分析基础，对输血事业发展中的难点、重点和热点问题进行分析，我一如既往地相信，无论对从业人员、决策部门，还是业外有兴趣的读者，本书对进一步了解中国输血行业发展、取得的成绩和原因、今后可能的问题和措施都堪称案头必备。

　　《中国输血行业发展报告（2018）》（以下简称"2018 报告"）由孙俊研究员担任主编。2018 年元旦刚过，孙俊主编就组织召开了输血服务蓝皮书编委会的第一次工作会议，会议上 2017 版主编刘嘉馨研究员、执行主编耿鸿武对去年的编纂、发行等相关工作做了回顾和总结。孙俊主编对"2018 报告"建议议题、编写大纲和要求草案做了介绍，编委会进行了热烈的讨论。大家决心在保证编撰质量的前提下，适当提前 2018 年报告的出版和发行日期，以使报告更加贴近读者的需求。

　　2018 年是我国《献血法》颁布实施 20 周年。全国无偿献血人次从 1998 年的 32.8 万上升到 2017 年的 1459 万，献血量从 1998 年的 400 万单位提高到 2017 年的 2478 万单位，献血量增加了 5 倍之多。2017 年，世界卫生组织发布了《全球血液安全与供应报告》。报告数据显示，中国在无偿献血总量、自愿无偿献血比例、血液质量安全水平、血液报废率、临床合理用血水平等方面，都取得了卓越的成绩。

　　2018 年 5 月，国家卫生健康委员会首次发布了《2016 年国家血液安全报告》，报告以发展的视角、翔实的数据，对我国血液工作的发展情况做了全面的展示。我相信"2016 年国家报告"和今后的系列报告，必将为输血服务蓝皮书的编撰和专家的研究提供丰富、全面的素材，从而对今后输血行业发展报

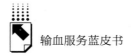

告的科研和编撰水平，对贴近行业发展现状观察问题、研究问题，起到巨大的推动和保障作用。

如同过去两年的报告一样，在此我要再次提醒各位读者，"输血服务蓝皮书"的编撰原则是尊重专家的原创地位和专家的学术能力及观点，这是蓝皮书存在的意义和生命力所在。本报告所有内容，都是作者（们）作为专家的研究心得，与作者观察问题的角度、研究问题的思路和掌握的素材有关，体现的是作者（们）的观察、分析和判断。书中的内容与作者（们）过去或现在的工作或职务、所在单位没有直接或必然联系。如果读者发现不同作者之间在学术观点、研究结论方面不尽一致，请为此感到高兴。不同的学术观点和研究结论，不仅有利于互为补充和印证，而且可能是今后继续研究的起点。

我要特别感谢孙俊主编、耿鸿武执行主编，以及所有参与本报告编撰的编委、作者和工作人员，本书凝聚了大家的智慧和心血，感谢大家的辛勤付出和无私奉献。你们的历史性贡献，将会被行业和读者铭记。

朱永明

2018 年 6 月 18 日

前　言

　　"输血服务蓝皮书"是由众多热心业内人士及专家自主编撰的行业发展报告,展现了业内人士和专家们的独立观点、思路和研究内容。自2016年组织编撰以来已连续3年,《中国输血行业发展报告(2018)》经过数轮的修改和完善,终于顺利出版与大家见面。

　　本书力求全面反映我国每年输血行业的发展动态,对引导各地采供血机构及临床输血科规划发展,促进现代输血医学学科建设起到积极作用。2016版及2017版发展报告发布后,受到广大采供血和临床输血工作者的热烈回应,也得到了社会科学文献出版社领导的高度评价。2018版在沿袭了既定的框架结构和内容格式的基础上,拓宽了报告的研究范围,参编区域更广,人员更多,涉及面更宽泛。

　　《中国输血行业发展报告(2018)》共分八个部分,第一部分是总报告。作者调研了全国25个省、自治区、直辖市的115家血站,指出了我国自《献血法》颁布实施20年以来,无偿献血事业和采供血行业得到快速发展,各类装备得到加强,各种现代化的设备贯穿于整个采供血链中,业已成为血站正常、高效运转和保障血液安全的必需条件,如血液检测从手工法到全自动检测设备,不仅使血液检测安全、准确、及时、有效,而且实现了检测过程的可追溯性。血液成分制备从手工分离到自动化、信息化的转变,实现了血液成分制备的规范化和标准化。文章认为目前我国血站装备基本能满足采供血需要,但发展不平衡,存在血站设备配置地区差异,血液中心整体情况优于中心血站,血站各部门间设备配置不均衡,设备的使用效率存在地区差异等情况。文章提出政府应重视血站发展,加大财政投入和设备更新力度,重视自动化信息化建设,加快血站现代化进程,加强血液及标本运输、制备过程的冷链控制和管理监督,保证血液质量和安全。

　　第二部分是专题报告,分别从血液筛查技术的发展与实验室质量控制、血站质量管理、输血行业信息化建设、血液制品和单采血小板的现状与展望等六个方面进行了深入探讨。不断完善血液检测策略，保证检测结果的准确、有效是保障血液安全的重要环节。随着输血行业法律法规的不断健全，检测技术的不断进步，特别是核酸检测实现了全覆盖，经血传播疾病（主要包括乙型肝炎、丙型肝炎、艾滋病、梅毒和地方性时限性传染病）的风险显著下降。国家卫生行政部门连续数年组织专家对血站执行"一法两规"情况及相关技术进行核查，各省亦以此为依据对采供血机构进行技术审核和执业验收，标志着我国的血站质量管理进入了法制化、规范化、体系化的轨道，作者对我国17家血液中心和11家中心血站开展专题调研，就其质量管理工作方面承担的职能、质量管理人员结构比例、体系建立和运行构架、体系监控方法与审核方式、分析效果和持续改进等方面进行比对，提出应加快标准化建设，细化过程指标，优化监控方法，规范确认要点，加大资源投入，培养多元化人才梯队等要求。我国输血行业信息化工作在经历了起步和快速发展之后，逐步进入现代信息化阶段，采供血服务相关业务应用日趋成熟，信息互联互通取得了阶段性成效，现代信息技术应用开始起步，但还存在对信息化工作认识不足，缺乏整体发展规划和战略，缺少统一的行业信息化标准等问题。随着信息化技术的迅猛发展，输血行业信息化工作呈现资源云端化、应用趋同化、数据标准化、业务智能化和服务社会化的趋势。血液制品作为一种特殊的资源，在医疗急救、抢救生命以及某些特定遗传疾病的预防和治疗上有着其他药品不可替代的作用，作者详述了国内血液制品行业的发展历程，分析了国内原料血浆采集和血液制品供应现状，比较了国内外血液制品行业的发展差异，评估了血液制品相关新政策情况及其实施效果，对国内血液制品未来的发展趋势进行了预测。血液单采在我国的普及程度越来越高，机采血小板作为单采的重要形式，由于纯度高、输血副作用较小、治疗效果好的优点，在临床上被广泛应用。作者提出应通过加强人员培训、加大宣传力度等方法，不断提高机采血小板的数量和质量，促进我国输血事业的发展。

第三部分和第四部分为省级和地级市采供血发展报告，包括由河北省、湖南省、吉林省、甘肃省、海南省、江西省、安徽省、宁夏回族自治区8个省份，大连市、厦门市、青岛市、运城市、菏泽市、锡林郭勒盟、宜昌市、芜湖市、常州市、佛山市10个地级市撰写的2017年度采供血发展报告。该部分为资料性内容，机构的选择兼顾了各区域的特点和不同经济社会发展水平，具有一定的代表性。作者按照编委会要求以统一格式写作，便于读者将不同省份及地区的报告对照阅读和研究，相互借鉴、取长补短，共同提高。

第五部分是临床输血报告，对我国临床输血技术、临床输血科发展建设进行详述，分析了2017年北京市和天津市临床用血现状。2016年7月国家标准化管理委员会正式将"输血医学"设为二级学科，我国输血医学迎来了前所未有的发展机遇。作者从我国临床输血技术现状入手，介绍了各种技术的应用、发展以及未来输血医学的发展趋势和前景，为广大的输血医学工作者提供参考借鉴。输血医学作为临床医学的一个独立的重要分支，是一个仅有百年历史的年轻学科。输血科作为临床输血管理科室，其历史更为短暂。《献血法》《临床输血技术规范》《医疗机构临床用血管理办法》等法律法规的出台为输血科的发展提供了政策上的支持，但在全国范围内，各地输血科发展仍然不均衡。作者提出要把输血科建设成为符合二级学科设置的综合性科室，应从重视人才建设、拓展业务范围、加强科研和质量管理体系建设等方面入手。北京市针对血液供需矛盾突出，以及医疗机构临床用血管理等问题，开展多项工作，如构建全市交流平台，规范从业人员岗前培训，开展专项检查督导，加强行业准入，强化血液库存预警，推进自体输血和临床用血评价等。天津市输血质量控制中心在2015~2017年对全市具备用血资质的医疗机构进行了摸底调研及督导检查，各医疗机构基本能规范开展临床输血工作，输血相关制度完善，但仍存在诸多问题和不足，提出要加强输血科建设和人力资源配置，充分发挥临床用血管理委员会的职能作用，提高全市临床合理用血水平，保障临床输血安全。

第六部分是两个典型案例，作者对我国采供血机构领导继续教育培训项目、血液成分制备现代化建设实践与发展进行了回顾和总结。"血站站长研修班"是由上海市血液中心、美国AABB、中国输血协会、JHMI（约翰霍普金斯大学医学院）和ISBT（国际输血协会）五家单位联合开办的输血医学培训项目，从2008年到2017年研修班已举办了十一期，通过集中系统的培训，强化血站管理者领导能力和专业水平。血液成分制备的规范化控制是保证血液有效性的重要环节，本案例对成分制备重点关注的九大关键制备区域进行剖析，提出为实现血液成分精准制备、提供安全有效的血液产品，应遵从自动化、标准化、信息化和模块化的血液成分制备发展理念。

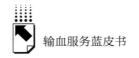

第七部分是中国输血人物志,介绍了中国输血事业的拓路者、原卫生部医政司副司长、中国输血协会第二届理事会理事长才生嘎同志。才生嘎同志是中国输血协会的创始人之一,在任期间协助相关部门做了大量的输血管理工作,对我国输血事业健康发展做出了贡献。

第八部分是中国输血行业2017年度大事记,展示了中国输血行业一年来的主要工作和对我国输血事业发展做出的努力和贡献。

本书所涉及的文稿是作者结合自身所从事的工作撰写的,通过调查研究、分析思考,具有研究性质,主要使用公开发表的可获得性数据资料和自身积累,所有文章的作者均以专家个人身份,反映的是作者及其伙伴的个人观点。文稿的内容和认知与作者掌握的素材、研究能力和水平有关,与其所在的单位及承担的职务无关。对于所讨论的问题,其内容不代表政府和所在组织或机构的观点。

本书是关于我国采供血和输血服务行业发展的研究报告,报告就我国采供血机构装备、信息化建设、血液质量管理、临床输血技术、输血学科建设、业务领导培训及部分省级和地市级采供血发展等进行了系统的总结和深入的研讨,提出了诸多新的观点和思考,既有国外先进经验的借鉴,也有国内工作开展的探索;既有国家层面的机制探讨,也有地方层面的实例说明;既有针对行业热点问题的讨论,也有具体的案例说明,内容翔实,涉及面广。希望本书的出版,能引起更多的人士关心支持我国采供血和临床输血工作,共同推动我国输血行业不断发展进步。

编辑本书的过程也是我一次难得的学习机会,得到了许多业内人士和朋友的大力支持、热心参与和无私帮助,感谢"输血服务蓝皮书"编委会各位专家和参与本书编写的各位作者为本书所付出的辛勤劳动,同时也要感谢执行主编耿鸿武先生后期认真严谨的编纂工作。

限于本人业务和学术水平,加之出版时间提前,2018版"输血服务蓝皮书"难免有疏漏浅薄之处,诚挚欢迎广大读者批评指正。

主编 孙俊

2018年6月8日

总 报 告

General Report

B.1

我国采供血机构装备现状分析及展望

蒋昵真 黄成垠 孙 俊 耿鸿武*

摘 要： 根据采供血业务流程设计调研表，我国采供血行业设备配置情况调研主要分为以下几个部分：血站基本信息、献血服务与血液采集、血液成分制备、血液检测、血液产品质量抽检、血液储存与运输。2017年8~9月，首先在江苏各血站进行试点调研，听取各血站对此次调研表填写内容的意见和建议，分析调研表发放、收回方式的可行性，并对调研表进行完善；而后11月在全国范围进行调研，共收回25个省、自治区、直辖市的115家血液中心、中心血站的调研表，其中血液中心24家，中心血站91家。本文对这些数据进行了分析总结，针对存在的问题提出了相关的建议。

关键词： 一般血站 设备配置 采供血机构

---

* 蒋昵真，江苏省血液中心检验科副科长，助理研究员；黄成垠，江苏省血液中心副主任，主任技师；孙俊，江苏省血液中心主任，主任医师。

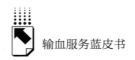

自《中华人民共和国献血法》《血站管理办法》《血站质量管理规范》《血站实验室质量管理规范》等一系列法规相继颁布实施以来，我国采供血行业在法规的引导下快速发展。在采血量逐年增长的同时，各种现代化的设备贯穿于整个采供血链中，业已成为血站正常、高效运转和保障血液安全的必需条件，如血液检测从手工法到全自动检测设备，不仅使血液检测安全、准确、及时、有效，而且实现了检测过程的可追溯性。血液成分制备从手工分离到自动化、信息化的转变，实现了血液成分制备的规范化和标准化。血站不以营利为目，是采集、提供临床用血的公益性卫生机构，血站的资源配置应由政府负担，但由于各地经济发展水平不同，血站的设备配置情况也可能存在很大差别。为摸清全国不同地区血站整个采供血链条上设备的配置状况，以更好地制定我国《一般血站设备配置要求》的标准，中国输血协会装备专业委员会于2017 年 8 ~ 12 月组织了全国部分血站设备配置情况调研。

一　调研材料

（一）调研方式

本次调研由中国输血协会装备专业委员会发起，调研表下发至各血液中心、中心血站。首先，2017 年 8 ~ 9 月在江苏省各血站进行试点调研，听取各血站对此次调研表填写内容的意见和建议，分析调研表发放、收回方式的可行性；对调研表进一步完善后，同年 11 月调研正式开始。调研表收回后，由中国输血协会装备专业委员会依托单位江苏省血液中心组织设计汇总表格、数据汇总、复核和统计分析。

（二）调研内容

血站装备情况调研表根据采供血业务涉及的流程设计，主要分为：血站基本信息、献血服务与血液采集、血液成分制备、血液检测、血液产品质量抽检、血液储存与运输六大部分。

（三）调研数据

本次调研共覆盖 25 个省、自治区、直辖市的 115 家血液中心、中心血站，其中血液中心 24 家，中心血站 91 家（未参与此次调研的地区有：台湾、香港、澳门、内蒙古、安徽、海南、云南、陕西）。对于部分有疑问、有遗漏的数据，经电话核实后再进行统计，对于无法核实的数据进行剔除。

（四）数据统计

计数资料和计量数据采用 Excel 进行数据录入和整理。描述性信息进行汇总后分析。

二 调研结果

（一）调研血站的基本情况

115 家血站分别分布在华北地区（北京、天津、河北、山西）、东北地区（辽宁、吉林、黑龙江）、华东地区（上海、山东、江苏、浙江、福建）、中南地区（湖北、湖南、河南、江西、广东、广西）、西南地区（四川、重庆、贵州、西藏）、西北地区（甘肃、青海、宁夏、新疆）。115 家血站年采血量与地区分布情况见表 1。

表 1 115 家血站年采血量与地区分布情况

单位：家

年采血量	华北地区	东北地区	华东地区	中南地区	西南地区	西北地区	合计
40 万 U 以上	1	0	0	0	0	0	1
30 万 ~ 40 万 U	1	0	0	1	1	0	3
20 万 ~ 30 万 U	1	1	1	2	0	0	5
10 万 ~ 20 万 U	3	3	10	7	0	0	23
5 万 ~ 10 万 U	1	3	10	3	1	5	23
1 万 ~ 5 万 U	0	25	5	2	4	12	48
1 万 U 以下	0	2	0	0	1	9	12
合　计	7	34	26	15	7	26	115

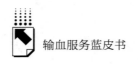

（二）献血服务与血液采集

1.献血场所

115 家采供血机构献血车的平均数量为 5.69 辆，献血屋的平均数量为 2.74 个，其中中心血站和血液中心的献血车、献血屋配置情况见表 2。献血场所以献血车为主，但新型献血场所也逐步在血站得到采用，如献血房车、采血方舱①等。西南地区和东北地区献血屋与献血车各占一半左右，其他地区仍以献血车为主。根据广州血液中心陈淑銮②的计算，购建献血屋的成本低于献血车，且献血屋的招募献血效果要好于献血车。天津市③近年来根据《天津市固定献血屋建设规划实施意见》，将献血屋的建设纳入全市整体城市规划，有效避免了献血屋（车）与城市管理之间的矛盾。有鉴于此，未来几年街头固定献血点、献血屋的比例可能会有一定程度的提高。

表 2 115 家采供血机构献血场所配置情况

血站类别	参与调研机构数量（家）	献血车平均数量（辆）	献血屋平均数量（个）
中心血站	91	4.24	2.21
血液中心	24	11.21	4.75

近年来参加街头无偿献血的人数呈下降势态，单个献血场所日均采集全血人次在各地区的变化见表 3。西北地区的单个献血场所日均采集全血人次最低，与该地区地广人稀，且存在人口外流现象不无关系，无偿献血招募工作任重道远。

表 3 不同地区献血场所配置与全血采集人次

单位：%，人次

类别	华北地区	东北地区	华东地区	中南地区	西南地区	西北地区
献血屋/献血车配置比	0.29	0.81	0.39	0.43	1.17	0.45
单个献血场所日均采集全血	19.42	14.63	28.99	16.66	15.19	9.75

---

① 朱永明主编《中国输血行业发展报告（2016）》，社会科学文献出版社，2016。
② 陈淑銮：《血液中心设立固定献血屋与购买流动采血车成本—效果分析》，《行政事业资产与财务》2013 年第 8 期，第 4~6 页。
③ 刘嘉馨主编《中国输血行业发展报告（2017）》，社会科学文献出版社，2017。

2. 献血前血液检测

在115家血站中，血红蛋白检测方法采用硫酸铜法的血站有60家，采用干化学试纸条比色法的为41家，9家血站采用部分硫酸铜法、部分试纸条比色法，5家血站未填写该项数据。除此以外，有少部分血站在使用硫酸铜法或试纸条比色法的同时，还采用血细胞计数仪或半自动生化仪比色法进行血红蛋白检测。

关于丙氨酸氨基转移酶（ALT）的检测，干式生化仪因具有快速方便等优点，81.74%的受调研血站均使用其进行ALT检测：68家完全使用干式生化仪，19家完全使用半自动生化分析仪，两者皆使用的有26家，1家不检测ALT，1家无数据。

用于检测红细胞比容和血小板计数的血细胞计数仪，一般只在捐献单采血小板前的体检和每月的血液质量抽检时使用，配置数量平均为2台，故不同地区血站血细胞计数仪的配备数量差别不大（见表4）。

表4 不同地区献血前血液检测采用的设备及方法情况

单位：%，台

类别	华北地区	东北地区	华东地区	中南地区	西南地区	西北地区
血红蛋白试纸条普及率	28.57	64.52	34.62	42.86	28.57	44.00
单个献血场所生化分析仪平均配置数量	1.86	1.42	1.62	1.46	1.37	1.35
血细胞计数仪平均配置数量	2.67	1.92	3.08	2.87	2.50	1.91

3. 血液采集

单采血小板分离机的配备较充足，每台血细胞分离机日均机采人次数在中心血站平均为0.77人次，血液中心为1.46人次。不同地区单台血细胞分离机日均机采人次数：华北地区为1.59、东北地区为0.75、华东地区为1.03、中南地区为1.39、西南地区为1.28、西北地区为0.75。在全血采集过程中，一体化采血系统目前只有5家血站使用，东北地区3家，华东地区1家，中南地区1家。身份证核对、条码一致性核对、旁路留样等血液采集安全及避免差错措施的使用情况见表5。

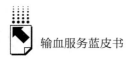
表5 不同地区血液采集安全及避免差错措施的普及率

单位：%

类别	华北地区	东北地区	华东地区	中南地区	西南地区	西北地区
二代身份证识读器	85.71	94.12	100.00	93.33	71.43	80.77
条码一致性核查设备	71.43	67.65	76.92	80.00	57.14	50.00
采血袋旁路留样	28.57	50.00	80.77	66.67	85.71	11.54
手持式热合机	57.14	61.76	42.31	60.00	57.14	34.62

（三）血液成分制备

在调研的115家血站中，就已开展白细胞滤除血站数据看，采用低温滤白柜进行的为81家，采用全自动滤白监测仪的为6家，两者兼有的2家，9家虽开展但未提供仪器信息。血液离心用的大容量低温离心机的配置数量：中心血站平均为4.61台，血液中心平均为9.58台。血液分离有57家血站完全采用手工分浆夹法，完全采用血液分离机的有35家，手工分浆夹法和血液分离机并行采用的18家（这些血站数据在计算每台血液成分分离机的日均处理量时被剔除），5家未提供相关数据。血浆速冻均采用速冻机完成，中心血站平均配置为1.78台，血液中心平均为3.35台。有25家血站采用贴签机进行合格血液的贴签。有92家血站开展血浆病毒灭活，均采用病毒灭活柜和配套耗材。102家血站开展冷沉淀凝血因子制备，其中采用离心法的血站为54家，虹吸法为33家，离心法和虹吸法均采用的为15家；低温融化箱平均配置为中心血站1.69台、血液中心3.91台。采用自动化设备制备冰冻去甘油红细胞的血站有86家，平均配置为1.53台。配备红细胞洗涤设备的血站有29家，平均为1.90台。配备血液辐照仪的血站为36家。有106家血站配备无菌接合机。血液制备信息化覆盖情况：华北地区42.86%、东北地区35.29%、华东地区38.46%、中南地区46.67%、西南地区28.57%、西北地区26.92%的血站实现信息化。不同地区血站成分血制备的开展情况见表6；不同地区血站血液成分制备设备的配置情况见表7；不同地区血液成分制备设备的使用效率见表8；部分血液成分制备设备在不同地区血站的普及率见表9。

表6 各种血液成分在不同地区血站的制备开展情况

单位：%

类别	华北地区	东北地区	华东地区	中南地区	西南地区	西北地区
冷沉淀凝血因子	100.00	91.18	100.00	100.00	85.71	65.38
洗涤红细胞	100.00	90.91	100.00	100.00	83.33	76.92
白细胞滤除	85.71	94.12	96.15	93.33	57.14	61.54
冰冻红细胞	100.00	88.24	100.00	100.00	80.00	76.92
血浆病毒灭活	66.6	85.29	84.62	93.33	57.14	80.77
血液辐照	42.86	11.76	46.15	53.33	50.00	23.08

表7 不同地区血液成分制备设备的配置情况

单位：台

类别	华北地区	东北地区	华东地区	中南地区	西南地区	西北地区
大容量低温离心机配置平均数量	9.71	3.97	8.17	8.13	5.86	3.32
速冻机配置平均数量	4.00	1.54	2.58	2.73	1.86	1.39
血液成分分离机配置平均数量	20.00	6.08	10.16	9.80	4.50	3.80
病毒灭活柜配置平均数量	5.00	2.31	4.21	4.15	2.00	2.08
无菌接合机配置平均数量	3.86	1.97	3.00	3.27	2.14	1.64
低温融化箱配置平均数量	3.00	1.47	2.35	3.60	2.80	1.63
红细胞洗涤机配置平均数量	4.25	1.00	2.00	1.80	1.50	1.50
冰冻去甘油红细胞设备配置平均数量	3.29	1.31	1.83	1.79	1.25	1.56

表8 不同地区血液成分制备设备的使用效率

单位：份

类别	华北地区	东北地区	华东地区	中南地区	西南地区	西北地区
每台大容量低温离心机日均处理量*	31.42	18.21	21.15	27.71	19.26	12.87
每台全自动血液成分分离仪日均处理量**	18.01	18.15	16.50	21.28	—	—
每台速冻机日均处理量	76.31	55.78	64.18	82.47	60.74	32.15
每台病毒灭活柜日均处理量	32.98	28.70	36.98	48.25	77.76	19.07
每台低温融化箱日均处理量	118.70	52.32	76.76	62.61	55.49	36.00

注：*每台设备日均处理量＝年采血人次/365/设备数量。

　　**计算全自动血液成分分离仪日均处理量时，由于西南、西北地区血站采取手工、全自动分离并行方式，故未计算该值。

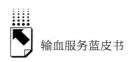
表9 部分血液成分制备设备在不同地区血站的普及率

单位：%

类别	华北地区	东北地区	华东地区	中南地区	西南地区	西北地区
血液成分分离机	71.43	35.29	76.00	66.67	33.33	20.83
自动贴签机	28.57	21.21	12.00	38.46	33.33	24.00
冰冻解冻去甘油红细胞设备	85.71	83.33	84.62	93.33	100.00	80.00
红细胞洗涤机	57.14	6.67	42.31	46.67	40.00	15.00
血液辐照仪	42.86	11.76	46.15	53.33	50.00	23.08

（四）血液检测

1. 标本前处理设备情况

在调研的115家血站中，有3家血液中心、16家中心血站配备了全自动标本前处理系统，其他血站均配备标本离心机、生物安全柜和样本开盖机。酶免检测只有8家血站采用手工加样，其他血站均采用仪器加样方式（见表10）。

表10 标本检测前相关设备配置情况

类别	华北地区	东北地区	华东地区	中南地区	西南地区	西北地区
生物安全柜配置平均数量（台）	3.14	2.00	2.65	2.53	2.00	2.11
离心机配置平均数量（台）	12.00	4.97	4.50	6.71	4.29	3.48
开盖机配置平均数量（台）	2.29	1.79	2.54	2.13	1.67	1.75
每台离心机日均处理标本量（份）	28.71	16.10	38.98	39.69	32.14	13.48
开盖机普及率（%）	100.00	85.29	100.00	100.00	85.71	72.73

2. 酶免检测设备情况

64家血站采用自动加样和全自动酶免后处理设备，19家血站采用加样、酶免检测一体机；21家同时拥有自动加样仪、全自动酶免分析仪和加样、酶免检测一体机检测设备；11家采用手工加样、洗板、酶免检测方式，采用手工酶免检测的血站主要集中在边远地区或小型血站，如黑龙江、青海、新疆、西藏。自动加样仪在中心血站的平均配置为1.75台、血液中心3.57台。全自动酶免分析仪在中心血站的平均配置为2.24台、血液中心为4.68台。全自加样、酶免检测一体机检测设备在中心血站的平均配置为1.35台、血液中心1.66台。洗板机、酶标仪作为开展酶免检测的必需设备,中心血站的平均配置分别为1.55台、1.57台,血液中心分别为2.33台、2.09台。

3. 血型、ALT 检测

血型分析仪属于血站新引入设备,调研血站中只有78家采用全自动血型仪进行血型检测,其中56家血站均只有1台血型仪,没有备用设备,中心血站平均配置1.16台,血液中心平均配置2台。

除了3家采用半自动生化仪进行 ALT 检测外,其余均采用全自动生化分析仪进行检测。全自动生化仪在中心血站的平均配置为1.45台,血液中心为1.91台。

4. HIV、HBV、HCV 病毒核酸检测

我国血站自2016年起全面实行核酸检测,且给予财政支持,故核酸检测设备配置情况良好,核酸检测系统的平均配置为中心血站1.54台/套,血液中心3.79台/套,其中华北地区平均为3.71台、东北地区为1.50台、华东地区为2.78台、中南地区为2.29台、西南地区为2.00台、西北地区为1.53台。目前运用于血液筛查的核酸检测方式有两种:汇集检测系统、单检系统。单纯采用汇集核酸检测方式的有72家,单纯采用单检核酸检测方式的有8家,汇集、单检系统均采用的有15家,有20家血站没有核酸检测系统,采取送检即集中化检测方式,主要集中在辽宁、西藏、浙江、河南、重庆、青海、宁夏、新疆地区。这些地区大都地广人稀,标本量相对少,从经济成本、人力成本、血液质量的角度来看,集中化检测是高效明智的选择。

5. 标本管理

标本留样系统与传统冰箱相比具有信息化、容量大、自动化等[1]特点。本次调研中只有32家血站拥有标本留样系统,大部分血站主要采用冰箱作保存。不同地区标本留样系统使用率为:华北地区尚无,东北地区为41.18%,华东地区为26.92%,中南地区为20.00%,西南地区为28.57%,西北地区为23.08%。70家血站在标本检测完成后,对标本进行加盖后再保存,其中21家血站采用加盖机加盖。

---

① 刘战地、韩卫、陈志华等:《河北省血液中心血液标本保存及信息追溯系统的建立》,《河北医药》2015年第8期,第1235~1237页。

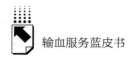

（五）血液产品质量抽检

大部分血站自行开展血液质量抽检，8 家血站委托其他单位如血站、医院或质检部门进行，主要集中在西南、西北地区；1 家血站质量抽检仅为外观检查。血液产品质量抽检的检测项目多，检测频率低，因此部分地区对此方面不够重视，主要表现在抽检所需仪器设备配备缺失、不足、老化（新技术引入乏力），如部分血站质量抽检部门所使用的生化仪、血细胞计数仪均来自其他科室（如检验科、体采/机采科室）。即使有独立的仪器，也大都没有备份仪器，其原因可能是有些仪器可与其他科室互为备份；质量抽检频率为每月 1次，即使仪器故障，仍存在冗余维修时间。从使用效能上讲，1 台已经能够满足使用需求。

71 家血站对部分血液产品如悬浮红细胞采用无菌接合机密闭取样，抽检合格的血液经规格降级后仍可用于临床①，如此既有利于血站质量部门根据实际情况增加抽检量，又不至于因开放抽检造成过多的血液报废。本次调研中的大部分血站仍以镜检法进行白细胞残留量检测，仅 6 家配备了专用的白细胞残留量检测仪，15 家血站则采用血细胞计数仪进行白细胞残留量的检测。与传统的平板培养法相比，细菌培养仪具有灵敏度高、时间短、连续监测、结果可保存等优点②③，调研中 87.50%（21/24）的血液中心已采用细菌培养仪进行无菌试验，细菌培养仪在中心血站的普及率为 62.64%（57/91），不同地区细菌培养仪使用率为：华北地区 100%、东北地区为 52.94%、华东地区为92.31%、中南地区为 86.67%、西南地区为 57.14%、西北地区为 70.59%。除了未填写或委托检测外，所有血站均采用血细胞计数仪进行红细胞计数，以血凝仪检测Ⅷ因子活性。血浆蛋白和游离血红蛋白的测定情况类似，使用分光光度计或生化仪进行检测，两者的使用比例分别为 27∶67、33∶54。

---

① 周静宇、黄成垠：《江苏省血液中心血液制剂抽检模式介绍》，《中国输血杂志》2017 年第 12 期，第 1415～1417 页。

② 秦艳兰、刘景春、刘赴平等：《自动微生物培养系统在单采血小板细菌培养中假阳性结果的质量控制》，《中山大学学报》（医学科学版）2009 年第 4S 期，第 246～248 页。

③ 王拥军、朱立苇、黄伯里等：《全自动细菌培养仪在血站细菌监测中的应用》，《中国输血杂志》2004 年第 6 期，第 424～425 页。

（六）血液储存与运输

目前国内血站仍以冰箱储存血液为主，①红细胞类储存：共65家血站单纯使用冰箱储存红细胞悬液，有42家血站使用冷库＋冰箱的方式，7家血站完全使用冷库储存，1家未填写使用情况。②血浆类储存：共60家血站单纯使用冰箱储存血浆，有44家血站使用冷库＋冰箱的方式，8家血站完全使用冷库储存，3家未填写使用情况。③血小板储存设备平均配置中心血站为2.77台、血液中心为4.91台。④共有16家血站拥有血液冷藏车（箱），即在运输过程中能持续降温的有源运输设备，主要集中在北京、天津、上海、江苏、浙江等经济发达地区；大部分血站还是采取冰袋等辅助手段维持冷链运输。⑤血站与医院间信息联网有助于指导和监督医院合理用血，具备在线提交用血申请、维持血液库存动态平衡、合理调配血液等优点①，目前已有44家血站实现与医院的联网。

三　讨论

本次调研涉及25个省、自治区、直辖市的115家血站，但未涉及内蒙古、安徽、海南、云南、陕西等省份。华北地区只有4个中心血站和3个血液中心，西南地区有5个中心血站和2个血液中心，参与的血站较少，有效数据也少，故未必能反映这两个地区的真实情况。

血站自"一法两规"颁布实施以来，已经走过了10多年的发展历程，随着血站的现代化、信息化建设，血站当年购置的很多设备均存在老化待更新的情况。从急需配置的设备看，有一部分是对原有设备的更新、备份和扩充，比如相对较早实现自动化的血液血清学检测设备；另一部分则是对正在逐步实现自动化、信息化设备的诉求，如全自动血液成分分离仪、全自动血型分析仪、二代身份证识读器、残余白细胞计数仪等。从调研现状来看，当前血站及采供血行业设备配置主要存在以下几个问题。

---

① 董向东：《血站管理信息系统与医院输血科管理软件联网建设的应用与思考》，《中国输血杂志》2009年第12期，第966～967页；杨伟伟：《输血科与血站血液供求信息计算机联网的应用》，《医疗装备》2014年第5期，第43页。

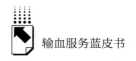

（一）血站设备配置存在地区差异，与地区经济发展状况及当地政府的财政投入有关

从本次调研看，西南地区、西北地区血液成分制备、血液检测等多种设备的平均数量、普及率均排在最后。东北地区在某些低价值设备使用方面甚至还领先其他地区，如血红蛋白试纸条、手持式热合机的应用方面，但高价值的大型仪器设备的普及率和平均数量均不高，比如无菌接合机、血液辐照仪、血液成分分离自动设备、酶免检测和核酸检测设备等。假设所有设备的权重系数为1，将所有的设备普及率按照地区相加，及所有的设备均数按地区相加，得出的设备配置情况排名为：华北地区＞中南地区＞华东地区＞西南地区＞东北地区＞西北地区。华东地区虽然经济发达，但是在血站设备配置方面不如华北、中南地区。可见，血站设备配置除了依赖于当地经济状况，还须依靠当地政府对采供血行业的关注和对其财政的投入。

（二）血液中心的整体情况优于中心血站

每个项目如果按照中心血站和血液中心比较，后者均优于前者。究其原因，血液中心一般位于直辖市、省会城市，其经济发展高于周边中心血站所在城市。但是，从全国范围内看，不排除经济发达地区的中心血站与经济欠发达地区的血液中心出现倒置。同样，即使是同一地区，中心血站之间的差距仍然存在。比如，广东、江苏。

（三）血站各部门间设备配置不均衡

由于血液检测是血站中最早实现自动化和信息化的科室，而成分制备、质量抽检部门一直以来较多地依赖手工，因此，除个别地区的中心血站的检测设备配置较差外，全国大部分地区血站的血液检测设备性能差别不大，只是存在数量上的差别。成分制备近年才开始推行自动化、信息化，质量抽检方面的自动化设备也较少，因此血站设备配置在这两个部门差距较为明显。

（四）设备的使用效率存在地区差异

按照各种设备日均处理量的高低：华北地区＞中南地区＞西南地区＞华东

地区 > 东北地区 > 西北地区。华北地区成分制备、血液检测设备负荷较大，不过也可能因为该统计地区的血液中心所占比例显著高于其他地区。东北、西北地区的设备负荷较少，这与当地血液采集量有关。

（五）在经济欠发达地区的血站，较普遍地存在设备老化问题

如陕西省的许多中心血站，大多数大型关键设备使用均已超过十年以上，设备陈旧、自动化程度低，已成为影响血液质量安全的重大隐患。云南省大部分中心血站在用设备（包括献血车）多为 2002 年国债项目配置，随着采供血业务量的逐年增长，设备故障频发，损毁老化情况凸显，血液安全存在较大隐患。在广东省使用 5 ~ 10 年的设备占 33.07%，使用 10 年以上的设备占 20.04%，特别是粤东、粤西、粤北地区血站的设备陈旧状况更加突出①。

（六）与《血站技术操作规程（2015）》规定的方法不符

此次调研发现，有些血站采用血细胞计数仪进行白细胞残留量的质量抽检，这与《血站技术操作规程（2015）》规定的方法不符，血细胞计数仪检测白细胞的灵敏度达不到白细胞滤除后白细胞残留量检测要求，故采用此法不妥。

四 建议

（一）政府应重视血站发展，在给予财政支持外，还应将血站纳入城市规划发展计划

血站是不以营利为目的的公益性卫生机构，靠全额拨款的血站的资源配置需要政府投入。比如 2016 年起血站全面增加核酸检测项目一项，检测成本翻一番，如果没有政府的财政投入，血站自身无法维持如此高额检测成本项目的运行。只有政府给予财政支持，输血事业才能得到长足发展。此外，血站献血屋、献血车的摆放涉及城市多头管理，需政府多个部门联手配合方能

---

① 刘嘉馨主编《中国输血行业发展报告（2017）》，社会科学文献出版社，2017；朱永明主编《中国输血行业发展报告（2016）》，社会科学文献出版社，2016。

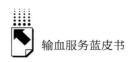

成行。血液供应和血液安全关乎人民切身利益，希望政府部门加强重视并给予政策性支持。

（二）制定《血液中心、血站设备配置要求》的国家标准，使财政支持有标准可依

血站有些部门的设备配置在地区间差异不明显的原因之一是存在对该部门设备要求的相关法规。但是针对血站采供血链上的所有关键设备的配置，目前还没有相对应的法规标准。血站设备配置要求的出台将有利于缩小血站间设备配置差距。另外，血站设备品类繁多，对于这些设备的技术参数、性能指标没有统一的标准，没有参考和依据，各地血站只能按照自身需求，甚至是盲目跟风去配置、升级设备。若对血站设备配置参数提出统一、最低的要求，血站在进行自主招标时有据可依，且便于设备统一的质量控制，同时也促进厂商不断提高产品质量，保证血液安全。设备配置要求的制定将对血站及采供血行业的发展起到引导作用。

（三）边远地区的血液检测可采取集中化方式，以最大效能化

血液检测所用仪器设备一般比较大型化，中小血站尤其是偏远地区的中小血站若自行购买，一则当地财政存在困难，二则中小血站的检验人员素质未必能相匹配。边远地区实行集中化检测，既解决了仪器设备购买资金，且使用成本随着大批量检测大大下降，又解决了人员培训和配置的问题。

（四）血液产品质量抽检模式可采用集中化或委托检测方式

质量抽检设备的利用率不高，大多数血站每月抽检一次，相应设备使用频率为每月一次。有些血站在质量抽检部门的投入较少，以至于质量抽检流于形式。应合理调配资源，如采用集中化抽检的模式，或委托检测的方式，给有资质的部门进行检测。此举既可保证血液质量，又可节约血站的人力和购买仪器、试剂的物力成本。

（五）加强采供血机构信息化建设，加快血站现代化进程

血液检测过程的信息化已经基本实现，当前血液制备过程的信息化及血站

与医院的信息联网是大势所趋。成分制备前中后各个环节的信息可追溯，有利于监控制备过程所有环节的血液质量①。血站与医院的血液信息联网将合理调配有限的血液资源和实现在线订单、血液流向查询等网络化管理。

（六）加强血液及标本运输、制备过程的冷链控制和管理监督，以保证血液质量

大部分血站对血液运输的温度控制仍靠冰袋，对温度的监控措施流于形式，血站对血液冷链的重视程度仍需加强。

---

① 宋厚栋、马益、周群刚：《信息化管理系统在成分制备质量管理中的应用》，《信息与电脑》2017 年第 10 期，第 121～123 页。

专题报告篇

Special Reports

B.2
血液筛查技术的发展与实验室质量控制

常 乐　王露楠*

摘　要： 可经血液传播疾病主要包括乙型肝炎、丙型肝炎、艾滋病、梅毒和地方性时限性传染病。不断完善血液检测策略，保证检测结果的准确有效是保障血液安全的重要环节。随着法规的不断健全，检测技术的进步，特别是核酸检测实现了全覆盖，使输血传播疾病的风险显著下降。同时，实验室将室内质量控制、质量指标与室间质量评价工作相结合，使实验室质量保证体系行之有效，有的放矢。

关键词： 血液筛查技术　血液筛查策略　质量控制　质量指标

* 常乐，北京医院国家老年医学中心卫生部临床检验中心、北京市工程技术研究中心助理研究员，博士研究生；王露楠，北京医院国家老年医学中心、卫生部临床检验中心、北京市工程技术研究中心室主任，研究员，博士研究生。

　　血站筛查结果的准确性是血液安全的重要保证。原卫生部于 2006 年颁布了《血站实验室质量管理规范》，对实验室质量体系的建设提出了明确要求。随着检测策略、检测方法，尤其是检测技术不断发展完善以及《血站技术操作规程（2015）》的实施，我国的血液安全水平不断提升。

　　我国由于地域差异和人口分布等原因，血站实验室的规模和检测周期不同。各地区的乙肝、丙肝和艾滋病的流行病学特点不一样，反映在献血者检测的结果上存在差异，同时试剂设备多种组合即检测平台多样。基于上述原因，血站实验室的能力建设至关重要，实验室环境、检测方法、设备、人员操作、试剂五个方面是影响检测结果准确性的关键因素，因此建立并完善实验室质量指标，结合室间质量评价和室内质控将质量保证措施具体化，是有效保证实验室的检测质量的必要举措。

一　血液筛查项目

　　2009 年 WHO 发布了《血液筛查建议书》（*Screening donated blood for transfusion-transmissible infections*）①，对血液筛查体系提出了具体建议，强调要加强和改进血液筛查计划。《血液筛查建议书》中明确了除乙型肝炎病毒、丙型肝炎病毒、人类免疫缺陷病毒以及梅毒标志物检测外，还要求应根据各地方的流行病学情况增加相应的检测项目，包括疟疾、人类 T 淋巴细胞病毒感染等。

　　我国从 20 世纪 70 年代开始乙型肝炎表面抗原（HBsAg）的检测，从 1980 年开始梅毒螺旋体（TP）检测，1993 年增加了丙型肝炎抗体（HCV 抗体）和艾滋病病毒检测（HIV 抗体）检测，从 1995 年开始对全部献血者进行血红蛋白、血型、谷氨酸转氨酶（ALT）、HBsAg、HCV 抗体、HIV 抗体、TP 抗体七项检测。从 2015 年开始对福建、广东、浙江 3 省献血者开展 HTLV 监测，其余各省（区、市）选取部分血站按照无偿献血人次的 10% 进行监测（见图 1）。

---

　　① Screening Donated Blood for Transfusion Transmissible Infections. World Health Organization 2009.

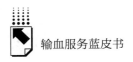

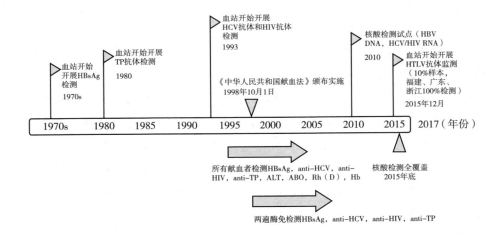

图1 血液筛查项目变化历程

（一）乙型肝炎病毒

乙型肝炎病毒（hepatitis B virus，HBV）是最常见的引起人类持续感染的病毒之一，世界范围内约有20亿人曾感染过或正在感染乙型肝炎病毒，其中有3.5亿慢性乙型肝炎病毒感染者。1992年国家疾控部门开展的HBV流行病学调查显示，中国人群HBsAg携带率约9.75%。2002年乙型肝炎疫苗正式纳入计划免疫，我国的HBV感染率逐年下降。2006年以后，HBV感染率下降至7.18%，5岁以下儿童的感染率已经达到WHO提出的<1%的目标[1]；但由于长期处于高流行状态且人口基数大，估计目前有超过9300万慢性HBV感染者，其中约2000万为慢性乙型肝炎患者[2]。

就献血者乙肝感染状况而言，从目前在献血者感染性疾病筛查的数据不难看到HBsAg的阳性率是最高的。同时病毒感染的复杂性，不同基因型、不同血清型、外来因素（包括治疗药物和疫苗）作用于HBV不同区域导致基因突变都在献血者样本中有所体现。此外2010年血站开展核酸检测以来的数据显

---

① 李杰、庄辉：《病毒性肝炎流行病学进展》，《肝脏》2012年第1期，第2~5页。

② 中华医学会肝病学分会、中华医学会感染病学分会：《慢性乙型肝炎防治指南》（2010年版），《中华肝脏病杂志》2011年第1期，第13~24页。

示 HBsAg 阴性而 HBV DNA 阳性，即隐匿性乙肝感染者中 70.3% 以上血液中病毒浓度低，小于 20IU/mL，远远低于窗口期感染（见图 2）。

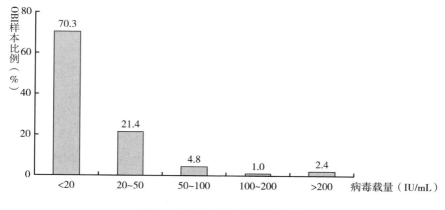

图 2　隐匿性乙肝病毒载量分布

乙型肝炎病毒感染人体后，可以检测到的标志物出现的顺序依次为病毒核酸（HBV DNA）、乙型肝炎表面抗原（HBsAg）和核心抗体（HBcAb）。其中 HBcAb 在乙型肝炎急性感染、慢性感染中均会出现，而且持续时间长。尤其是 HBcAb – IgG 可能一直持续存在，在隐匿性乙肝中有 80% 为 HBcAb 阳性。我国目前针对乙肝的血液筛查项目包括 HBV DNA 和 HBsAg。

（二）丙型肝炎病毒

丙型肝炎病毒（hepatitis C virus，HCV）感染后可导致慢性肝炎、肝硬化和肝细胞癌等多种肝脏疾病。我国是丙型肝炎的中度流行区域，但是多数感染无任何体征和症状，不能及时被发现，隐匿在易感人群中，可能成为重要的传染源。

目前丙型肝炎的血液筛查项目包括丙型肝炎抗体（抗 HCV）和病毒核酸（HCV RNA）。

抗 HCV 检测阳性提示感染过病毒，机体产生 HCV 抗体不是中和抗体，没有保护性，仅是感染的标志物。大部分感染者（80%）抗 HCV 阳性常伴有病毒核酸 HCV RNA 的存在，因而抗 HCV 是判断 HCV 感染的重要标志。抗 HCV 阳性而血清中检测到 HCV RNA 提示可能为既往感染，在血清中检测不到 HCV

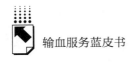

RNA 并不意味着肝脏没有病毒复制。由于 HCV RNA 的出现比抗 HCV 出现早，因此 HCV RNA 的检测对于发现早期的感染者具有重要意义。

（三）人类免疫缺陷病毒

人类免疫缺陷病毒（Human Immunodeficiency Virus，HIV），即艾滋病（AIDS，获得性免疫缺陷综合征）病毒，是造成人类免疫系统缺陷的一种病毒。随着我国艾滋病疫情的发展，艾滋病已从高危人群向普通人群蔓延。

抗 HIV 抗体阳性表明感染了 HIV。HIV 感染机体后，依次可以检测到的标志物是 HIV RNA、HIV p24 抗原、HIV 抗体。HIV 感染机体后，p24 抗原在急性感染期就可以出现，而一般抗 HIV 要在感染后 3 ~ 8 周才能检测出来。病毒核酸检测（HIV RNA）的引入使得这个窗口期得到进一步缩短。

HBV、HCV、HIV 感染后的病毒标志物变化见图 3。

（四）梅毒

梅毒（syphilis）属于一种性传播疾病，病原体为苍白螺旋体，又称梅毒螺旋体（Treponema pallidum，TP）。

人体感染梅毒螺旋体后，可产生多种抗体，主要为 IgM、IgG 类两种特异性抗梅毒螺旋体抗体。IgM 抗体持续时间短，IgG 抗体可终生存在。目前血站采用的双抗原夹心法检测梅毒螺旋体抗体可以同时检测 IgM 和 IgG 抗体。

（五）地方性时限性传染病

1. 人类噬 T 淋巴细胞病毒

人类噬 T 淋巴细胞病毒（Human T – cell Lymphotropic Virus，HTLV）是 20 世纪 80 年代初由美国和日本科学家分别从成人 T 细胞白血病患者和外周血培养的 T 细胞中分离出来的首个被发现与癌症相关的 RNA 逆转录病毒。1983 年在美国冷泉港召开的 T 淋巴细胞白血病病毒研讨会上将其命名为 HTLV – 1。HTLV – 1 具有嗜神经性，与退行性神经性疾病（HTLV – I – associated myelopathy/tropical spastic paraparesis，HAM/TSP）相关。此外，HTLV – 1 还可能导致淋巴细胞性恶性疾病。

自 1986 年，为阻断 HTLV 经输血传播，HTLV – 1/2 抗体的血清学检测被首

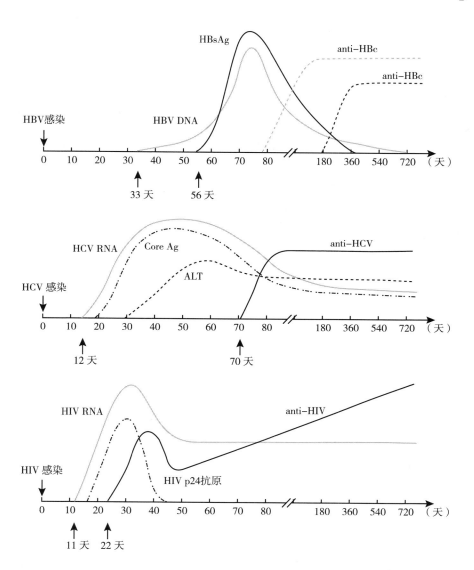

图 3 **HBV、HCV、HIV 感染后的病毒标志物变化**

次列入血液筛查之后的几十年里，几乎所有的发达国家和部分发展中国家都将其列入法定的血液筛查范畴，包括日本、美国、加拿大、巴西、韩国等国，以及中国的台湾、香港和澳门地区。我国从 2015 年开始监测工作，这项重要的举措将血清 HTLV 阳性的献血者甄别出来并排除掉，降低了经输血传播 HTLV 的概率，

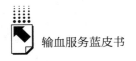

大大减少了因输血而导致的新感染者。

2. 媒传播病原体

以节肢动物为传播媒介的一类病原体称为虫媒传播病原体，该病原体通过叮咬传播给动物和人类宿主，虫媒一般包括蚊媒、蜱媒、螨、虱媒和蚤媒。历史上曾造成严重危害的虫媒传染病包括疟疾、流行性乙型脑炎、革登热等。

新发虫媒传染病是新发传染病的重要组成部分，近年来呈现加剧化形势。全球生态系统不断变化，过度工业化带来的环境污染及交通与物流的迅速发展，为媒介生物繁殖、传播、扩散提供了便利条件。虫媒传播与血液传播具有不同的特点，一是原有的媒介生物性疾病再度暴发，二是新的媒介生物性疾病不断扩大。例如通过埃及伊蚊、白纹伊蚊传播的登革热，10 余年来呈明显回升趋势，全球有 25 亿人受到威胁。虫媒传染病几乎占所有新发传染病发病数的 20%，每年死亡人数占传染病总数的 30%～40%。全球新的虫媒病种不断被发现，流行地域不断扩展，其中最有代表性的是寨卡病毒（Zika Virus）在美洲的暴发流行。我国地域广阔，虫媒生物种类繁多且分布情况复杂，监测与控制水平及防疫要求存在的差距较大。同样随着我国道路交通越来越便捷，虫媒传染病远距离传播的情况也越来越常见，新发虫媒传染病暴发和流行的危险性逐步增高。因此研究虫媒传播病原体的检测方法，建立技术平台，是今后国家血液安全策略不断完善的前提。

（六）谷丙转氨酶

谷丙转氨酶（又名谷氨酸转氨酶、丙氨酸氨基转移酶，简称 GPT、ALT）。ALT 升高是肝脏功能出现问题的一个重要指标，但在肝炎病毒感染诊断中 ALT 升高仅是辅助诊断指标而非特异指标。在引起 ALT 升高的常见因素里，包括各类肝炎，抗肿瘤、抗结核药等药物，长期或大量喝酒，食用某些食物引起肝功能短时间损害等。

二　血液筛查的方法与策略

（一）检测方法及特点

在 WHO 的《血液筛查建议书》中方法学的描述与《血站技术操作规程

（2015）》不同，建议书中使用的是免疫测定（Immunoassay），包括酶免检测和化学发光检测，在应急情况下还包括明胶凝集试验和快速检测。《血站技术操作规程（2015）》中的血清学检测（Serological test）包括酶联免疫吸附试验（ELISA）和化学发光试验（CLIA）。对核酸检测没有具体方法名称，仅描述为核酸扩增检测技术，该技术属于核酸检测技术中最主要的一类，是以扩增的原理检测病原体核酸的一系列技术的总称。用于血站血液筛查的核酸扩增检测方法包括聚合酶链反应（Polymerase Chain Reaction，PCR）方法和转录介导的扩增（Transcription Mediated Amplification，TMA）方法。

1. 血清学检测

我国现行血清学血液筛查方法是酶联免疫吸附试验（ELISA），用以检测血液中人类免疫缺陷病毒1型抗体（抗 HIV‑1）和人类免疫缺陷病毒2型抗体（抗 HIV‑2）或者抗 HIV‑1、抗 HIV‑2 和 p24 抗原（HIV Ag/Ab）、乙型肝炎病毒表面抗原（HBsAg）、丙型肝炎病毒抗体（抗 HCV）、梅毒螺旋体特异性抗体（抗 TP），采用不同试剂厂商生产的试剂进行两遍并行检测。

ELISA 方法具有操作简单、成本低、适于大量样品同时检测的优点。随着医学生物技术的发展和技术法规的不断完善，ELISA 试剂的灵敏度、特异性等性能不断提高。但是 ELISA 试剂在应用中设备、实验室环境差异、人员操作等因素造成不同实验室间结果差异大，这是所谓开放检测系统存在无法避免的问题。

21 世纪初欧美国家即开始将化学发光方法用于血液筛查，据不完全统计，截至 2013 年，包括亚太地区和南美国家相继引入了化学发光方法进行血液筛查。化学发光技术多采用全自动的检测模式，减少了中间环节及人为的影响。

此外，上述血清学检测方法的"窗口期"较长，对乙型肝炎病毒、艾滋病病毒和丙型肝炎病毒的检测"窗口期"分别为 45～56 天、22 天和 72 天。如果 HIV、HCV 和 HBV 感染者在上述"窗口期"范围内捐献血液，则有可能无法通过 ELISA 方法检测出来，导致这类血液流入临床造成输注血液的患者感染病毒。

2. 核酸检测

核酸检测包括两种检测模式：单人份检测（IDT）和混合样本检测

（Pooled Testing）。混合样本检测方法是先将献血者样本进行不多于 8 人份混合，然后进行核酸分离纯化和扩增检测。对于阳性反应的混合样本再进行拆分检测，若拆分出阳性样本（可为一个或多个），则呈阳性反应的血液进入隔离程序；呈阴性反应的血液可进入合格放行程序；如全部样本检测结果均为阴性，则全部血液均可进入合格放行程序。混合样本检测模式一般是在进行 ELISA 检测后，将 ELISA 阴性的样本进行混合样本检测。单人份检测模式，是对单个样本进行检测的模式，其中对单个样本同时三个项目的检测而无法区分阳性反应项目的检测称为联合检测。对于阳性反应的样本可进行鉴别试验或重复进行联合检测以确定结果。对于联检阳性样本不需等待鉴别结果，可以直接进入血液的隔离程序。

核酸检测可大大缩短"窗口期"。我国从 2010 年 6 月开始核酸检测的试点工作，到 2015 年实现了核酸检测的全覆盖。截止到 2017 年底核酸检测样本量已经超过 4600 万人份。在不断推进检测覆盖面的同时也不断完善了核酸检测的质量保证体系。必须指出的是核酸检测技术具有高灵敏和高特异的特点，但假阳性或假阴性的问题是不容忽视的。一方面，由于内源性或外源性抑制物去除不完全或标本处理过程中核酸的降解等，灵敏度不能达到理论值，这也意味着 NAT 方法学本身不能完全消除检测"窗口期"，仍存在假阴性的可能；另一方面，扩增产物的污染、样本间交叉污染或非特异的扩增有可能造成假阳性结果，因此核酸检测反应性结果应该进行献血者追踪和其他验证、确认试验才能得出阳性反应的结论。

（二）检测策略

实验室的检测策略应该以有效保证阳性样本检出为目的。核酸检测对于早期感染的检出效果与当地的流行病学状况和献血人群相关，因此在选择检测体系与检测模式时应从检测通量、检测成本、献血人群、流行状况等几个方面进行综合分析，来选择适合的检测模式。核酸检测并不是万能的，同样存在低含量样本漏检的风险。无论是 HBV、HCV、HIV 的感染都存在血清学阳性而核酸阴性的感染模式，因此不能因为有了核酸检测而忽视了 ELISA 的检测质量。

（三）核酸血液筛查技术的发展趋势

单人份检测模式是核酸血液筛查的发展趋势。核酸检测技术从 1999 年开始被欧美及日本用于献血者筛查，采用的都是混样模式，这是由于大部分国家和地区都是仅对 HIV 和 HCV 进行核酸检测（日本是第一个对 HBV 进行核酸检测的国家），针对的是早期感染，而由于 HIV 和 HCV 复制倍增速度快，对灵敏度的要求相对较低。2009 年由国际输血协会输血传播疾病工作组（WP - TTID ISBT）组织的全球血液筛查电子调查问卷，对核酸检测在全球 55 个国家和地区的开展情况进行收集。结果表明，2008 年，大部分的开展核酸检测的国家和地区仍采用混样模式，但在混样的规模上已经表现出明显减小的趋势，如从原来的 24 人份变为 6 人份，或者直接进入单人份检测模式。在此之后，随着核酸检测设备的自动化程度的提高，其检测通量有了极大的提升；同时 HBV 的核酸检测由于其复制倍增速度慢，除隐匿性感染样本含量低外，早期感染的样本含量也偏低，因此对检测试剂灵敏度的要求更高，促使越来越多的血液筛查机构选择以单人份检测模式。日本在 2014 年由原来的 20 人份混样检测转为进行单人份检测，而泰国也在 2016 年全部转为单人份检测。

由于我国是乙肝高流行国家，而单人份检测模式可以最大限度地保证检测试剂灵敏度，避免假阴性结果。单人份检测无疑是核酸检测技术在血液筛查领域应用的趋势。

此外从检测流程看，单人份检测模式可以使核酸检测与血清学检测同时平行进行，而无须改变血站现有工作流程，保证结果的快速发放。

三　血液筛查的质量控制

室间质量评价，也常翻译为外部质量控制（External Quality Assessment，EQA），又称能力验证（ProfiencyTesting，PT），室间质量评价是实验室质量管理的重要组成部分，我国已于 1989 年在血站实验室开展室间质量评价工作。室间质量评价的工作模式是由室间质量评价提供方定期向参加实验室发送质评样本盘，实验室在规定时间内进行检测并回报结果，提供方分析各实验室检测结果，形成质量评价报告并阶段性进行回顾评价。室间质评在对参评实验室

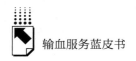

进行检验质量评价的同时，还对不同实验室间结果的可比性和准确性进行总体分析，通过对实验室血液检测能力进行客观系统的评价，持续推进各个实验室改进血液检测质量，因此室间质评是血站实验室最主要的外部质量控制机制，一直为行政管理部门所重视并在保障临床安全用血工作中起着重要作用。

随着血液检测技术的发展和检测项目的增加，血站实验室室间质评体系经历了从无到有、由单一项目到全面覆盖血液检测项目的过程，最终形成目前较为完善的室间质量评价体系。

2015 年核酸检测的全覆盖和《血站技术操作规程（2015）》的实施，血站血液检测实验室面临的重要任务是在确保原有的血清学检测质量的前提下，不断完善核酸检测体系，将两个检测方法有效融合，建立符合新技术操作规程要求的血液筛查体系。这些筛查策略的转变也要求实验室质量保证措施应将室内质量控制和质量指标日常监测与室间质量评价工作有机结合，在提高实验室检测质量的工作中发挥更大的作用。

（一）血站实验室室间质量评价的发展

1989 年，临检中心受原卫生部医政司的委托，为加强血液检验的质量控制，在血站开展实验室室间质量评价工作，开展的项目乙型肝炎表面抗原（Hepatitis B Surface antigen，HBsAg）1 项。随着相关技术法规的要求，血站逐步增加和调整检测项目和方法，相应的室间质评计划也逐步形成了针对不同检测项目和检测方法的评价体系。经血传播疾病相关标志物检测后续增加的项目包括丙型肝炎抗体（抗 HCV）、人类免疫缺陷病毒抗体（抗 HIV）、梅毒螺旋体特异性抗体和非特异性抗体、人类噬 T 淋巴细胞病毒 I／II 抗体（抗 HTLV I／II 型）以及丙氨酸氨基转移酶（ALT）、乙型肝炎病毒核酸（HBV DNA）、丙型肝炎病毒核酸（HCV RNA）、人类免疫缺陷病毒核酸（HIV RNA）等；检测方法包括血清学检测和核酸检测。目前中国血站实验室室间质评已经涵盖感染性疾病血清标志物检测、血型检测、病毒核酸检测和人类嗜 T 淋巴细胞病毒 I／II 型抗体检测 4 个质评计划，共包括 11 个项目，基本覆盖了血站常规检测工作，从而在保障血液安全中发挥作用（见表1）。

表1 血站实验室室间量评价发展历程

室间质量评价计划名称	开始时间	开展室间质评项目	检测方法
感染性疾病血液检测	1989 年	HBsAg	酶联免疫吸附试验、反向血凝法
	1992 年	anti – HCV	酶联免疫吸附试验
	1994 年	梅毒非特异性/特异性抗体	酶联免疫吸附试验、梅毒螺旋体明胶凝集试验（TPPA）（梅毒特异性抗体）、梅毒快速血清反应素试验（RPR）和梅毒甲苯胺红不加热血清试验（TRUST）（梅毒非特异性抗体），反向血凝法淘汰
	1997 年	anti – HIV	酶联免疫吸附试验
	1999 年	ALT	速率法和赖氏法（ALT）
	2012 年	—	梅毒抗体检测仅检测特异性抗体，检测方法为酶联免疫吸附试验，ALT检测方法仅为速率法
血型检测	2000 年	ABO 血型、RhD 血型	检测方法为凝聚胺法、试管法、固相红细胞吸附试验、柱凝集法等
病毒核酸检测	2010 年	乙型肝炎病毒脱氧核糖核酸（HBV DNA）、丙型肝炎病毒核糖核酸（HCV RNA）、人类免疫缺陷病毒核糖核酸（HIV RNA）	荧光聚合酶链式反应（PCR）、转录介导扩增技术（TMA）（核酸检测）
HTLV 检测	2017 年	抗 HTLV Ⅰ/Ⅱ型	酶联免疫吸附试验

（二）实验室质量指标的建立与应用

质量指标（quality indicator，QI）为对一组内在特征满足要求的程度的度量（ISO15189：2012）。它可监测和评价检验全过程（检验前、检验中和检验后阶段）中各个关键步骤的性能满足要求的程度，同时还可监测实验室非检验过程，包括实验室安全和环境、设备性能、人员能力、文件控制系统的有效性①。

国家卫生计生委临床检验中心在 2016 年启动组织临床实验室进行质量指

---

① ISO15189，Medicallaboratories-Requirementsforqualityandcompe-tence（2rded）［S］. International OrganizationforStandardization，2007.

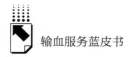

标的比对工作，将国家卫生计生委发布的 15 项临床检验质量控制指标纳入室间质量评价计划中，每年做两次抽样调查，调查一个月份有关质量指标的情况。其中有 10 项质量指标是要求每日进行监测的。进行统计分析后，将统计结果反馈给临床实验室，临床实验室从分析报告中发现其存在的问题，并采取纠正措施。

　　血站实验室的规范化管理基本上是与临床实验室同步的，但是质量指标的建立与监测上目前并没有具体的要求，临检中心通过组织专家交流与讨论，已确定可以覆盖检测前、中、后的包括关键过程质量指标和支持性过程质量指标，目前正在进行用于各实验室的质量指标的调研工作。

（三）检测质量持续改进

　　室间质评的各项分析数据已经成为实验室发现问题、持续改进检测质量的重要依据之一。随着核酸检测的全覆盖和《血站技术操作规程（2015）》的实施，血站血液检测实验室面临的重要任务是在确保原有的血清学检测过程有效的前提下，不断完善核酸检测质量保证体系，有效将两个检测过程有效融合，建立符合新技术操作规程要求的血液筛查体系。这些筛查策略的转变也要求实验室质量保证措施应将室内质量控制和质量指标日常监测与室间质量评价工作有机结合，在提高实验室检测质量工作中发挥更大的作用。

B.3
我国血站系统质量管理的现状及建议

邹峥嵘　徐　蓓*

摘　要：　原卫生部连续数年组织专家对血站执行"一法两规"及相关技术标准开展技术核查，各省级卫生行政部门亦以此为依据对采供血进行了评审和执业验收，标志着我国的血站质量管理进入了法制化、规范化、体系化的轨道。本文对我国17家血液中心和11家中心血站开展专题调研，就其质量管理工作方面承担的职能、质量管理人员结构比例、体系建立和运行构架、体系监控方法与审核方式、分析效果和持续改进方面开展调研，结合专题调研、部分血站采供血发展报告、知网检索相关文献，针对汇总问题提出相关建议。

关键词：　血站质量管理　血站体系架构　血站系统

1993年3月原卫生部发布《血站和血液管理办法》（以下简称《办法》）和《血站基本标准》（以下简称《标准》），血站的职责被明确规定为"采集、储存血液，并向临床供血和参与临床有关疾病的诊断治疗"，血浆蛋白制品生产从血站业务中被完全分离。此后，对血站的评审验收都是依照《办法》和《标准》进行的[①]。《办法》和《标准》规定了血站必须遵循的基本管理要求和质量标准，形成了我国血站质量管理规范的雏形。2006年原卫生部组织业内专家，遵循国际质量管理体系标准的基本架构，借鉴了欧美及澳大利亚等先

---

* 邹峥嵘，上海市血液中心，党委书记，研究员；徐蓓：上海市血液中心，质量与法规部部长，副主任技师。
① 沈行峰：《GMP及其在血站质量管理中的应用》，《中国输血杂志》2000年第13卷第2期。

进国家的相关规范，兼顾输血站执行现状颁布了《血站质量管理规范》和《血站实验室质量管理规范》（简称《规范》）。《规范》是我国目前最全面最完善的血站质量管理规范性文件，是我国血站系统的首部 GMP。全国血站据此建立了各自的质量管理体系。原卫生部连续数年组织专家对血站执行"一法两规"及相关技术标准开展技术核查，各省级卫生行政部门亦以此为依据对采供血进行了评审和执业验收，标志着我国的血站质量管理进入了法制化、规范化、体系化的轨道①。笔者对 17 家血液中心和 11 家中心血站开展专项调研，调研内容涵盖：质量管理部门现状、体系构架、监控与审核、分析和改进。通过调研了解：血液中心和中心血站的质量管理部门在对内、对外承担的职能、人员结构方面的差异；血站体系建立框架依据；血站体系监控的方法和审核方式；血站不合格项定义、识别途径及分类原则。结合调研情况提出建议。

一 质量管理部门现状

（一）质量管理部门承担职能

《血站质量管理规范》规定血站必须建立与其业务相配备的职能科室。配置满足献血者招募，献血服务，血液采集、血液加工、血液检测、血液储存和供应以及质量管理等功能需求的部门。通过建立和实施采供血过程和血液质量控制程序，不合格项的识别、报告、调查和处理程序、内部质量审核程序、策划组织管理评审活动，确保体系运行适宜、充分、有效。调研发现，血站之间质量管理部门承担的职能除质量保证和质量控制职能外，其他相关职能也不尽相同。大多数血液中心和中心血站均对内承担血液报废审核、计量器具监测、献血者和用血医院投诉职能。对外职能血液中心主要承担省内质量监控、省内联合内审以及国家或地方继续教育项目，中心血站主要承担临床输血管理工作。从职能分配而言，部分血站的职能分配不尽合理，例如：血液报废审核工作。目前血站均采用业务信息系统使用唯一性标识追踪管理血液采集、制备、检测、储存和发放全过程，确保合格血液发往临床，不合格血液及时予以

---

① 江朝富等：《血站管理学》，人民卫生出版社，2012，第 276 页。

识别和处置。《血站质量管理规范》中明确规定："血液放行前由授权的放行人员清查每批血液中不合格血液，准确无误安全转移处置后才能放心合格血液。质量管理人员应该监控血液的放行。"质量管理部门承担的血液报废审核为核对报废血液项目和数量，其操作替代了清查不合格血液的步骤，此项工作完全可以通过信息系统由授权放行人员承担，每日审核血液报废工作即耗损人力资源，又混淆了《血站质量管理规范》中监控血液放行的职能。2013 年原卫生部在《血站设置规划指导原则》（以下简称《原则》）中，提出调整血站功能和布局、改变血液检测工作模式等措施，以提高采供血服务能力和血液安全保障水平，也是结合现阶段形势提出血站的发展方向。《原则》提出逐步形成"质控上收、服务下沉"的血站管理模式，但由于资源配置、地理位置和血站规模等因素，调研的血液中心中仅 3 家开展省内质控上收工作。调研结果见图 1、图 2。

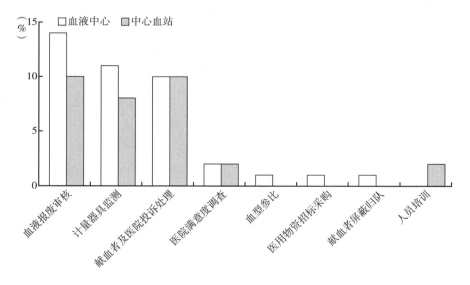

图 1　血站对内承担职能

（二）从业人员现状

从业人员专业队伍建设是质量管理发展的原动力，高素质的质量管理团队是保障质量管理体系运行的基石。早期的血站质量管理主要采用质量检验或统计质量控制模式，即通过对终产品或中间产品或过程参数的检验来控制血液或

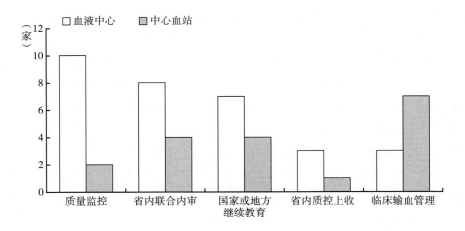

图2　血站对外承担职能

血液成分制品的质量。所以既往多数血站质量管理人员均来自检验专业，主要承担全血及成分血质量监控工作，随着质量管理模式的转变，引入质量管理代表性方法－PDCA循环，质量管理活动贯穿于采供血业务各个环节中，从质量管理的体系策划、贯彻实施、监控与审核直至分析与改进。质量管理部门的人员配置和结构随着质量管理模式的变化和承担质量管理之外的职能而有所不同。

从学历来看：血液中心大学本科占69%，硕士和博士占21%；中心血站大学本科与血液中心占比基本持平（74%），硕士比例低于血液中心占比（8%）。

从专业来看：血液中心专业占比依次为医学检验（60%）、临床医学（12%）、护理（7%）、药学（6%）、生物化学（3%）、其他（12%）。中心血站专业占比依次为医学检验（83%）、护理（8%）、临床医学（6%）、其他（3%）。血液中心承担多项对内和对外职能，在人员专业素养上也更趋于多元化，引入输血技术、生物工程、计算机、公共卫生管理等专业。中心血站在专业结构上较为单一，主要来自医学检验、临床医学和护理专业。7家承担临床输血管理的中心血站中有5家未配备临床医学专业人员。

从职称来看：血液中心高、中、初级人员的占比基本为4∶4∶2，中心血站高、中、初级人员的占比基本为2∶4∶4，血液中心以高、中级人员为主，中心血站以中、初级人员为主。

二 体系构架

输血安全一直是业内的关注焦点，为此国家卫生行政部门和世界卫生组织对血站推出了很多的培训课程，发布了配套的法规文件，规范血站执业行为，提高从业人员血液知识和技术水平，促进血站的建设和发展①。其中尤以"一法两规"最具代表性，明确指出血站必须建立一个覆盖血液采集、制备、检测、贮存发放等所有过程并持续改进的质量管理体系。血站质量管理体系建立在领导作用、全员参与的前提下，对采供血全过程和全部与输血质量有关的活动及资源进行有效控制，并具备持续改进机制的质量体系，以此保证血液和采供血服务能满足安全性、有效性、适宜性及可信性等社会要求，并符合国家相关法规的规定。血站质量管理应在遵循全面质量管理原则的前提下，强调管理体系在逻辑上的严密性，所建立的质量体系应覆盖管理职责、资源（包括人力资源）保障、过程控制和持续改进四部分内容及相关的要素。血站在执行过程中也在积极探索，努力寻找一种适合自身血站定位、社会认可并有可持续发展的质量管理模式。

ISO9000 系列标准作为一种先进的体系化管理理论，其第三方认证的客观公正性、结构的完整性、要素的严密性、实践的可操作性、标准的通用性，都是非体系化质量管理模式无法比拟的，内在的精髓和理念对血站质量管理意义重大。早在"一法两规"颁布之前，许多血站为了提高自身管理水平，使无偿献血工作得到健康可持续发展，获得社会认可，主动寻找自我改进自我完善的工具和方法，已按照 ISO9001 标准建立并实施血站的质量管理体系。作为国际通用的标准化管理体系，ISO9000 标准也贴合形势发展和组织需求，经历了多次变更，2015 版 ISO9001 对结构框架进行修订，为组织开展包括 ISO14000、ISO45001 在内的三体系认证带来便利，同时强化领导作用、知识管理，提出全过程基于风险的方法，增强组织识别内外部环境变化，不断提升产品和服务质量，策划活动与战略目标保持一致，对组织的发展起到积极作用。其宗旨和

---

① 宋春胜、曹晓莉、王俊平：《以 ISO9000 为框架以"一法两规"为标准建立血站质量管理体系》，《医疗管理》2008 年 9 月第 5 卷第 26 期。

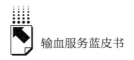

目标与"一法两规"完全一致，确保最终结果与预期目标保持一致。血站引入 ISO9000 标准可在《规范》的基础上借鉴国际标准的管理要求，确保血站理解相关方的需求与期望，确定所需的资源，充分运用基于风险的思维，控制实现产品和服务全过程，通过绩效评价，不断改进。

血液检测技术直接关系到受血者安全，也是血站质量管理的重点环节之一，在"一法两规"中单独对实验室管理拟定《血站实验室质量管理规范》，凸显其重要性。为了提升血站实验室检测能力，逐步实现与世界先进国家血液检测水平接轨，血站对照国际先进实验室探索匹配的管理模式。2003 年前，只要实验室（包括医学实验室）严格遵守 ISO/IEC17025，便能够确保规范地开展工作并获得实验室认可①。但是由于医学实验室有别于其他实验室，是对来自人体的各种材料进行检验，需要有不同的检验要求，因此 ISO 开始组织专用于医学实验室的认可标准的起草工作，在确保最大限度地与 ISO/IEC17025 保持一致性的前提下，于 2003 年发布第 1 版 ISO 15189，从医学专业的角度，更细化地描述了医学实验室质量管理的要求，专用性更强，更方便医学实验室使用。但国家合格评定委员会（简称"CNAS"）未对血站开放医学实验室认可工作，直到 2012 年 10 月 17 日 CNAS 发布《关于发布将血站实验室认可制度变更为 CNAS - CL02（ISO15189）过渡政策的通知》，将血站实验室认可准则由 ISO/IEC17025 变更为 ISO15189。

自 2013 年 4 月 1 日起，对于血站，国家认可委只受理 CNAS - CL02 认可申请和现场评审②。至此血站实验室正式跨入医学实验室认可范畴。血站将《血站实验室质量管理规范》与 ISO15189 认可标准相融合，是在《血站实验室质量管理规范》的基础上，细化并明确了检测前、中、后过程的关键控制点和技术指标，使实验室质量管理更趋规范化、系统化、科学化。目前获得医学实验室认可的血站共 7 家，大连市血液中心为首家通过 ISO 15189 的血站，其余 6 家是深圳市血液中心、辽宁省血液中心、哈尔滨市血液中心、青岛市中心血站、十堰市中心血站、宜昌市红十字中心血站。

各级血站根据其规模、组织结构和定位，在"一法两规"的基础上融入

---

① 栾燕、刘显智、沈光等：《血站实验室质量管理与国际实验室认可标准的融合》，《中国输血杂志》2010 年 8 月第 23 卷第 8 期。

② 梁晓华、宫本兰、于来水等：《ISO15189 认可在血站实验室质量管理体系中的建立和实施》，《中国输血杂志》2014 年 7 月第 27 卷第 7 期。

不同体系管理模式，建立适用于本机构的体系架构，编制质量手册、过程文件和操作规程，不断提升质量管理水平。调研 28 家血站质量手册编制框架，有 17 家在"一法两规"的基础上融入了 ISO9001 标准，有 10 家在"一法两规"基础上融入了 ISO15189 要素。成都市血液中心、黑龙江省血液中心、庆阳市中心血站、襄阳市中心血站、漳州市中心血站在"一法两规"基础上融入了 ISO9001 标准和 ISO15189 要素，衢州市中心血站更是在"一法两规"与 ISO9001 和 ISO15189 要素融合的同时，纳入 ISO 14000《环境管理体系标准》。上海市血液中心为首家将"一法两规"、AABB 标准和 ISO9001 标准加以融合，从机构运营和发展上与国际接轨。

三 监控与审核

质量体系运行的各项活动及其结果，不可避免地会发生偏离规定标准的现象，为了能及时发现不符合规定要求的活动、资源或过程，血站应在质量体系运行时，开展对过程和产品的监控，同时定期开展审核检查，对质量体系覆盖所有过程和场所运行效果开展有效评价。

（一）过程和产品监控

1. 产品监控

《血站质量管理规范》要求建立和实施血液质量控制程序，确保血液质量符合预期要求。各级血站根据《血站质量管理规范》《血站技术操作规程》《全血及成分血质量要求》对供应临床的全血与成分血开展质量控制。《全血与成分血质量要求》中共有 23 种全血及成分血品种，分类品种见表 1。

表 1 全血及成分血品种分类

分 类	品种数量	品种名称
全血类	2	全血、去白细胞全血
红细胞类	9	悬浮红细胞、去白细胞悬浮红细胞、浓缩红细胞、去白细胞浓缩红细胞、洗涤红细胞、冰冻解冻去甘油红细胞、γ - 照射悬浮红细胞、γ - 照射去白细胞悬浮红细胞、γ - 照射洗涤红细胞

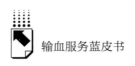
续表

分 类	品种数量	品种名称
血小板类	5	浓缩血小板、混合浓缩血小板、单采血小板、去白细胞单采血小板、γ-照射单采血小板
血浆类	6	新鲜冰冻血浆、病毒灭活新鲜冰冻血浆、冰冻血浆、病毒灭活冰冻血浆、单采新鲜冰冻血浆、冷沉淀凝血因子
粒细胞类	1	单采粒细胞
总计	23	

（1）血液中心产品监控情况。调研数据显示所有血液品种中，对于常规供应临床的血液品种：（去白）悬浮红细胞、（去白）洗涤红细胞、（去白）单采血小板、新鲜冰冻血浆、冷沉淀凝血因子，均按《血站技术操作规程》频次和判定要求，根据《全血及成分血质量要求》有效性和安全性指标要求开展产品监控。仅个别产品不供应临床故未抽检，例如：北京市红十字血液中心不供应冷沉淀凝血因子。据文献报道，通过临床疗效比较，输注单采血小板和（混合）浓缩血小板对于改善出血均有较好的效果，但输注单采血小板较输注（混合）浓缩血小板发生过敏反应的比例低，且反应程度较轻[①]。而手工血小板制品质量不稳定，制备过程中的任何环节如分离时间、过程控制、个体数量、冷链环节等都可能造成不合格的制品，从而导致输注效果不佳。因此，手工血小板制备过程中的质量控制应引起足够重视。目前，血液中心临床基本以单采血小板为主、以浓缩血小板为辅。17家血液中心中8家对（混合）浓缩血小板开展抽检工作。更有部分血液中心，例如：黑龙江省血液中心、大连省血液中心、上海市血液中心、深圳市血液中心，仅向供应临床（去白）单采血小板。对于临床需求量较少全血类，16家血液中心开展抽检，但抽检频次不尽相同（见表2）。

重庆等4家血液中心开展了单采新鲜冰冻血浆的抽检工作。成都、河南、天津、上海等8家血液中心开展了辐照成分血的抽检工作。

---

① 郝宝岚、吕毅、邵树军等：《单采血小板与手工分离血小板的质量比较》，《河南医学研究》2010年6月第19卷第2期。

表 2　血液中心全血抽检频次示例

单位：家

抽检频次	血液中心
4 袋/月	4
4 袋/季度	2
4 袋/半年	2
4 袋/年	2
未填报	6

（2）中心血站产品监控情况。调研数据显示所有血液品种中，对于常规供应临床的血液品种：（去白）悬浮红细胞、（去白）洗涤红细胞、（去白）单采血小板、新鲜冰冻血浆、冷沉淀凝血因子，和血液中心一样，按《血站技术操作规程》频次和判定要求，根据《全血及成分血质量要求》有效性和安全性指标要求开展产品监控。较血液中心不同，11 家中心血站均未开展辐照成分血的抽检工作，仅赤峰市中心血站开展浓缩血小板抽检工作。对于临床需求量较少的全血类，对 11 家中心血站开展抽检，但抽检频次和数量不尽相同（见表3）。

表 3　中心血站全血抽检频次示例

单位：家

抽检频次	中心血站
10 袋/月	1
4 袋/月	5
1 袋/半年	2
8 袋/年	1
未填报	2

（3）检测能力。血液中心和中心血站所有产品的检测项目均为自行检测，且多数血站配备了细菌培养仪、血细胞计数仪、血凝仪等设备。细菌培养仪来自生物梅里埃和 BD 公司，占比分别约为 60% 和 40%。血凝仪 70% 来自希森美康、贝克曼公司，占比约为 2:1。血细胞计数仪 74% 来自希森美康、贝克曼公司，占比约为 2.5:1。深圳和江苏省血液中心配备了残余白细胞计数仪，使

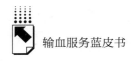

用自动化设备替代显微镜计数的方法。

（4）趋势分析。《血站技术操作规程》要求血站应对血液质量控制抽检结果进行趋势分析，但未明确趋势分析的方法，故执行也不尽相同。调研28家血站发现，使用的趋势分析方法主要集中在两大类。

一类关注血液成分合格率进行趋势分析：黑龙江省血液中心、大连血液中心、青岛市中心血站，采用"移动窗口型符合率"方法。当某月计算出的累计符合率低于75%时，确定为单次异常。当连续三个月计算出的累计符合率均低于75%时，确定为发生了不良变化趋势。成都血液中心用折线图进行表示，1种产品若连续7次合格率在75%时，进行调查分析。江苏省血液中心每月对抽检血液制剂的功能性指标（按项目总体合格率均值）进行趋势统计，对发现的不合格情况进行分析并及时反馈给相关科室，对连续3个月的不合格情况进行跟踪调查，确保血液制剂质量符合要求。每年对抽检血液制剂的功能性指标进行趋势分析。

另一类关注对血液成分单项关键指标检测值进行趋势分析：河北省血液中心、上海市血液中心根据抽检血液产品的检查项目，选择与临床输注疗效相关的或能体现制备工艺的定量项目作为趋势分析的关键指标。关键指标的合格标准设置为行动限，将关键指标的120%（＞合格标准为符合）或80%（＜合格标准为符合）数值设置为警戒线。河北省血液中心对检测结果超出行动限，同月抽检的产品有3袋检测结果超出警戒线或检测结果趋势有连续偏移（连续6~8个检测结果朝向检测合格标准线方向有明显连续上升或下降），定为偏移数据。对于超出行动限及有连续偏移的情况实施调查和回顾，并采取相应的措施。上海市血液中心将每月血液成分中关键指标画出趋势图进行分析，连续7点出现负向趋势，要引起关注，必要时与相关部门一起进行原因分析。每年年底将当年的血液成分趋势分析图打印存档。岳阳市中心血站每年第一季度后对不同品种、不同规格的血液成分按检测项目数值进行描点连线，将后续每月数据定期补充到第一季度的连线图中，如发现有连续3~5点数值呈持续下降趋势（符合国家标准值），则进行原因分析，制定改进措施。

2. 过程监控

（1）环境监控。调研发现：血站基本都开展空气（采血环境、成分制备、血液贮存)、人员手指(采血环境、成分制备)、净化室(台)的定期监测工作,监测频次大部分血站均为 1 次/月,少数血液中心频次有所调整。例如采血环境空气监测:大连市血液中心、重庆市血液中心调整为 1 次/季度,北京市红十字血液中心、上海市血液中心调整至 1 次/年。净化室(台)监测:开展监测的 24 家血站中 70% 的监测频次为 1 次/月,17% 的血站监测频次为 1 季度/次,2 家血站监测频次为半年/次,江苏省血液中心为 1 年/次。调研的血站中均开展采血环境空气、人员手指监测工作,部分血站开展成分制备和血液供应环境、人员手指和污水监测工作。除此之外,部分血站还结合本站工作需要开展相关监测活动,例如上海市血液中心、衢州市中心血站开展献血者手臂消毒效果监测;大连市血液中心、上海市血液中心开展使用中消毒剂菌落数监测;河北省血液中心开展高压室空气监测。

绝大多数血站均为自行检测,少部分项目委托检测。江苏省血液中心委托江苏省疾病预防控制中心开展净化室(台)监测工作;黑龙江省血液中心、衢州市中心血站、庆阳市中心血站、赤峰市中心血站污水监测项目外送检测。28 家血站环境监测项目、频次、检测能力见表 4。

表 4　28 家血站环境监控项目、频次、检测能力

监测项目	检测血站(个)	血站检测比例(%)	频次(家)				检测能力	
			次/月	次/季度	次/半年	次/年	自行检测	部分外送检测
采血环境空气、人员手指	28	100	24	2	0	2	28	
成分制备环境空气、人员手指	27	96	22	3	1	1	27	
血液供应环境空气、人员手指	16	57	14	2	0	1	16	
血液储存环境空气(冰箱等)	27	96	25	1	0	1	27	
净化室、台	24	86	17	4	2	1	23	1
医疗污水	19	68	10	1	1	2	14	5

(2)质量监测指标。过程监测包括产品实现过程实施中和实施后的监测,旨在检查过程实施是否遵循过程设计,控制产品实现各个关键环节,达成过程绩效目标。质量指标是对过程性能满足要求程度的衡量,可监测计件质量检验方法无法监测的阶段以外的过程,监测分析并提供改进信息,同时也可管理产

品实现过程中阶段的质量，从而对检验全过程进行监测①。血站近年来逐渐引入质量监测指标，最先输入是根据 ISO1589 要求："实验室应建立质量指标以监测和评估分析前、分析中和分析后过程中的关键环节，同时应制订监测质量指标过程的计划，包括建立目标、方法、解释、限制、措施计划和监测周期，并定期评审质量指标以确保其持续适宜"，定期收集数据源监测和评价分析检测前、中、后全过程中各个关键步骤的性能满足要求的程度②，进而扩展至采供血业务全过程和活动，从而达到控制过程和改进过程的目的。

调研发现：28 家血站中有 60% 左右的血站已在采供血业务活动中，包括：血液采集、血液加工、血液检测、血液发放和血液质控环节中纳入质量监测指标。各个业务环节已纳入质量监测指标，比例见图 3。

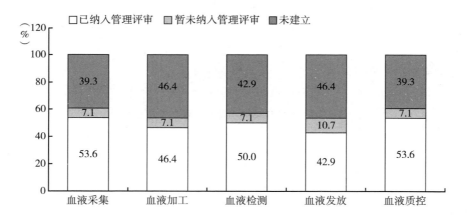

图 3　28 家血站纳入采供血业务环节质量监控指标统计

血液采集环节主要针对血型初筛、血液采集进针和留样、不合格品控制、团体献血等方面设置监测指标。例如：采血一针率（％）＝（采集一针成功人数／总的采集人数）×100％。

血液加工环节主要针对关键环节监控、成分分离比例、不合格品控制等环

---

① 康凤风、杨雪、曾蓉等：《ISO15189：2012 与质量指标》，《临床检验杂志》2013 年 8 月 14 日。

② 章晓燕、费阳、王薇等：《通过 ISO 15189 认可实验室质量指标制定及监测情况调查》，《中国医院管理》2016 年第 36 卷第 9 期（总第 422 期）。

节设置监测指标。例如：离心破损率（％）＝离心过程破损单位数/成分制备总单位数×100％。

血液检测环节主要针对检测前、中、后环节设计质量监测指标。例如：检测前质量监测指标－不合格标本率＝接收标本异常数/接收标本总数×100％；检测中质量监测指标－酶免项目总失控率（％）＝酶免所有项目检测失控板数/酶免所有项目检测总板数×100％；检测后质量监测指标－检验报告发放准确率＝当月发放正确报告数/当月报告总数×100％。

（二）审核

内部审核是评价质量管理体系符合性和有效性的一个重要手段，通过对采供血产品实现全过程的动态监控，识别质量管理体系的风险点和改进契机。它也是对最高管理者的一个反馈机制，能够就体系是否符合审核准则要求为最高管理者和其他相关方提供保证。定期的内部现场审核是质量管理体系持续改进的有效手段。

内审的模式一般为集中式内审、滚动式内审、联合内审三种。集中式内审：按照年度策划，在短时间内由站内内审员依据适用的法律法规、标准和文件，对采供血相关场所进行审核，覆盖所有场所完成全部审核，审核后的纠正活动及跟踪在限定时间内完成。每年进行1～2次，审核间隔时间较长。滚动式内审：按照年度总体策划和月度分计划，由血站内部审核员依据适用的法律法规、标准规范和站内体系文件，对采供血业务场所进行系统审核，全年覆盖所有采供血业务场所。滚动式内审较集中式内审审核时间更为宽裕，加大了现场覆盖面，扩大审核抽样量和时间跨度范围，有利于使内部审核往纵深方向延展，积极地去发现问题识别风险点，以实现持续改进的目标。通过理论培训、现场实践和带教，使内审员得到更多的实战机遇，提升审核技巧，提高审核水平。审核中突出镜面效应，对照查摆自身问题，查找差距。有利于站内工作的沟通和交流，改变思维模式，将"找问题"转变为"沟通、交流"，确保内审组与审核部门间得到有效沟通，杜绝以往对内审存在的个人偏见。同时，多视角审核增进部门和部门间、科室与科室间的沟通和交流，为这些部门提供识别改进的机会和建议，体现内审的积极作用。从根源上解决了集中式内审时间短、任务重的棘手问题，为体系管理部门与各职能部门共同解决质量管理过程中的实际问题，提高体系运行效率，找到了合理的切入点①。联合内审：按照年度策划，集中在某段时间内，邀请站外人员和站内内审员共同依据适用的法律法规、标准和文件，对采供血相关场所进行审核，覆盖所有场所。联合内审模式有省内联合内审和省间联合内审。京津冀三地血站构建了区域内统一的血液质量控制与评价标准，建立了三地共享的质量审核专家库，针对共性问题制定了统一的程序和规程，实现了三地采供血质量管理一体化，率先探索开展省间联合内审工作。制定京津冀质量内审实施方案，从模式选择、文件编写以及自我完善机制建立与改进等方面，探讨血站质量管理体系构建，制定质量管理体系审核指南，统一检查标准，统一检查内容，统一结果判定，统一内审员培训和考核②。江苏省血液中心从 2014 年起，率先在全省范围内牵头并组织开展了省内联合内审工作。每个单位推荐 3~5 人组成内审组，要求有 5 年以上专业工作经验、3 年以上内审员经历。在联合内审前，对省内所有内审员进行培训。在征求各单位意见的基础上，均衡安排各单位审核时间，原则上 1 个自然月安排不超过 2 个单位审核以保证审核质量。审核前 1~2 周将本单位主要体系文件包括质量手册、程序文件等发给各审核员，由审核员对各自负责审核的部门文件进行评审，审核组长组织完成文件评审报告。审核组要求内部和请审核员比例不得小于 50%。审核完成后，由审核组长编制内审报告，秘书处向审核单位寄发联合内审过程满意度测评表，对内审员和审核过程进行评价，年底汇总③。重庆市血液中心借鉴同行经验，通过调查摸底、多方沟通，采取自愿参加原则开展联合内审活动。同时设置专项经费保障活动顺利开展。每次现场审核前安排内部和外部内审员比率为 1∶1 左右，开展集中培训，通过充分交流与沟通，统一评审准则、统一审核尺度、统一检查内容，在提升省内整体审核能力方面、增强内审的审核深度方面及提高内审活动的有效性方面均起到了积极作用。

---

① 徐蓓、徐忠、沈武等：《加强血站内部审核，锻炼提高队伍素质，持续改进质量体系》，《中国输血杂志》2014 年 11 月第 27 卷第 11 期。
② 赵莉华、戚海、何路军等：《京津冀采供血一体化发展的思考》，《中国卫生质量管理》2018 年第 25 卷第 1 期（总第 10 期）。
③ 周静宇、孙俊：《2015 年度江苏省采供血机构联合内审情况分析》，《临床输血与检验》2017 年 6 月第 19 卷第 3 期。

调研发现：血液中心内审模式较丰富，内审模式有滚动式、集中式、联合内审、滚动＋集中式、滚动＋联合式、集中＋联合式、滚动＋集中＋联合式。内审模式主要采用集中式内审、集中＋联合式内审模式。大连市、重庆市、北京市、宁夏回族自治区血液中心开展集中＋联合式内审模式。河北省、上海市血液中心开展滚动＋集中＋联合式内审模式。中心血站内审模式为集中式、集中＋联合式、滚动＋集中＋联合式，主要以集中式内审为主，青岛、扬州和庆阳市中心血站开展集中＋联合式内审，衢州市中心血站开展滚动＋集中＋联合式内审模式。

四　分析和改进

质量管理体系运行主要反映在两个方面：一是组织所有质量活动都在依据质量策划的安排以及遵循质量管理体系文件要求进行；二是组织所有质量活动都在提供体系运行的证据，证明质量管理体系运行符合适用的法律法规、标准规范和体系文件要求，过程得以有效控制并已建立持续改进机制，质量管理体系得以有效运行和保持。质量改进的基本过程就是 PDCA 循环，即任何一个质量改进活动都要遵循 PDCA 循环原理，即计划、实施、检查、处理。质量改进的工作程序可以具体分为 7 个步骤：明确问题→掌握现状→分析问题原因→拟定对策并实施→确认效果→防止再发生和标准化→总结[1]。

差错管理：工作差错是产生工作压力、产品或服务质量问题以及事故的重要根源，因此是一个重要问题。差错可能会导致各种不良后果，所以长期以来，人们想方设法要杜绝工作中的差错，但是差错总会不时发生。有些差错会带来灾难性的、不可弥补的后果，有些差错则有惊无险，可以得到迅速地纠正和恢复[2]。差错管理在其实施过程中，首先，通过及时掌握差错信息的方式，有针对性地对血站工作流程实施优化，从而从源头上杜绝了差错事件的

---

① 江朝富等：《血站管理学》，人民卫生出版社，2012，第339页。
② 洪自强：《工作背景下的差错管理及其应用》，《外国经济与管理》2000年4月第2卷第4期。

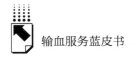

发生①。与此同时还能够实现简化供血业务流程，因此差错管理的实施能够在降低血站工作差错事件发生率的同时，有效地提高血站的工作效率。其次，通过优化岗位管理，不仅强化了各个工作岗位上工作人员的实践技能，同时也增强了工作人员的思想意识，使其在实际工作中积极规避差错。并且通过岗位优化有效地提升了工作人员的工作积极性和工作能力，从而为全面降低血站管理过程中差错事件的发生奠定了基础。最后通过优化工作流程，促使整个血站的工作衔接更加顺畅、工作效率更高。

为及时识别差错，降低或消除差错的不良影响，防止类似差错的发生，各级血站建立《差错管理程序》，多渠道识别不合格项，分析不合格项发生的原因，针对原因拟定整改措施。

（一）不合格项定义

调研发现，不合格项定义略有不同，主要分三类。

（1）根据现象定义，例如：过程和体系未满足要求。

（2）根据现象和产生后果定义，例如：不符合规定，对血液和服务质量造成影响或潜在影响的不合格信息。

（3）根据现象、原因及后果加以定义，例如：在中心质量体系覆盖范围内的活动中，由于管理、操作异常或体系缺陷产生的不符合相关法规标准或文件要求的现象，以及凡结果偏离目标或未满足要求或预期的事件。此类事件可能会产生一定的后果，包括导致血液质量和安全隐患、经济损失、质量投诉或对中心声誉带来负面影响。

（二）不合格项来源既往来源较单一，一般来源于内部审核

随着关注焦点从产品向产品及相关过程的转变，识别途径广度增强，可来自日常监控、管理评审、内部审核、外部评审、站内反馈、站外反馈、数据统计等。多数血站均建立多来源捕获不合格项机制，不合格项主要来源于日常监控或站内反馈。体现了血站自我发现问题的能力日益提升。极

---

① 黄莉娜、谢丽鸯：《差错管理在血站质量管理中的应用分析》，《心血管病防治知识》2017年第10期。

个别血站不合格项来源还是只来自内部审核。血液中心和中心血站不合格项来源统计见图4、图5。

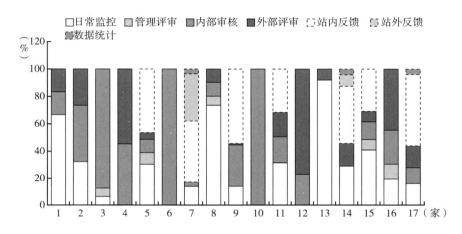

图4　17家血液中心不合格项来源

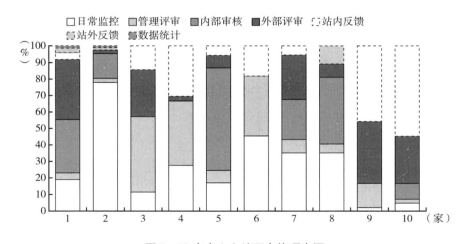

图5　10家中心血站不合格项来源

（三）不合格项数量

调研2015～2017年17家血液中心及10家中心血站不合格项数量，血液中心和中心血站均差异较大，且尤以血液中心之间差异更为显著。云南昆明血

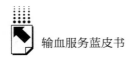

液中心将不合格品纳入不合格项管理范畴，故全年不合格数量统计较其他血站明显增加，2015～2017年不合格项均值高达699项。血液中心年平均不合格项均值分布趋势两极分化较为明显，年不合格项均值最低为3项，最高达304项。50%的血液中心年不合格项均值在30项以下。中心血站则80%年不合格项均值超过30项。

（四）不合格项分级

不合格项可根据产生后果、发生频次进行分级。多数血站根据不合格项的产生后果分为一般不合格和严重不合格，或根据《血液安全技术核查指南（2017）》，分A、B、C三类，也有少数血站不进行分级。

五 对策与建议

（一）加快标准化建设，提升质量管理水平

标准化工作是提高产品质量安全、卫生技术的保证。各国均高度关注规范标准体系的建设。FDA采用多种形式对血液管理法规及其政策的具体执行做出释义和补充：对其制定的法规及相关政策做出释义，提出符合法规及其相关政策和执法行动的指导意见，这些意见在FDA开展血站现场审查工作时将会被采用；同时，其也制定了大量的与血液管理法规配套的血液行业指南，每项指南针对血液法规的一项原则性要求提出具有操作性的推荐意见或建议。欧盟国家制定了一系列与血液管理法规配套的实施标准和血液管理法规。《血液成分的制备、使用和质量保证指南》是欧洲委员会下属欧洲药品和医疗质量理事会出版的技术文件，属于推荐性标准，包括献血者选择、不同血液成分输注原则、采集标准等各个方面，是输血服务机构编制标准操作规程的基础[1]。指南基本上每两年更新1版，目前浙江省血液中牵头翻译出版了《血液成分制备、使用和质量保证指南》（第19版），为我国血站同行提供

---

① 郭永建：《综合标准化方法在血液专业标准体系规划研究中的应用（上）》，《中国输血杂志》2014年8月第27卷第8期。

一系列与其相关的标准和导则，加快推进成分输血行业由量变到质变的提升。

血液管理法规需要通过标准对其支撑的内容进行识别，逐条分析"一法两规"和《血站技术操作规程》条款规定内容[1]，识别制定配套标准的需求。如果法规条款只是做出原则性规定，没有对具体要求、程序或技术路径和方法做出规定，那么就需要通过制定相应的标准，给予细化和补充。目前我国血站系统缺乏系统性支撑"一法两规"和《血站技术操作规程》的指南和规范。由于发展国家标准、行业标准专业要求高、跨度时间长，一般1项行业标准从立项到发布需经历2~3年，最长的可至5年，致使行业标准发展缓慢。目前我国血液相关的国家标准仅2项、行业标准仅7项。2018年1月1日全国人大常务委员会修订实施《中华人民共和国标准化法》，新《中华人民共和国标准化法》对标准的制定、实施和监督管理做了全方位、全过程的规定，强化标准引领，在完善工业品标准的同时，着力开展服务标准制修订，团体标准逐步成为标准体系重要组成部分。为实现血液专业标准体系规划与建设综合标准化原则，应借助协会分支机构平台系统性、有针对性地发布指南和共识。同时，加快团体标准的建设工作。建立以"一法两规"、《血站技术操作规程》为基础，系统规划配套标准、指南和共识，全方位、全过程地引领行业发展。

（二）细化过程指标，优化监控方法

随着血站管理模式的不断提升，越来越多的血站开始引入ISO15189认证体系。ISO 15189要求实验室建立质量指标，用于监测和评价检验全过程中各个关键步骤的性能满足要求的程度，如实验室安全和环境、设备和人员记录的完整性以及文件控制系统的有效性等，提供有价值的管理信息。血站遵循此原则并将其运用于采供血业务活动中，在血液采集、血液加工、血液检测、血液发放和血液质控活动中建立质量监测指标。例如：岳阳市中心血站将血型初筛正确率作为血液采集环节的质量监测制标。北京市红十字血液中心将离心破损率作为血液加工环节的质量监测指标。大连市血液中心实验室建立了包括室内质控失控率、核酸检测鉴别拆分阳性率、设备故障率和报告发放准确率等18

---

[1] 郭永建：《综合标准化方法在血液专业标准体系规划研究中的应用（下）》，《中国输血杂志》2014年9月第27卷第9期。

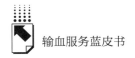

个实验室质量监控指标。青岛市中心血站将临床供血零差错作为血液供应的质量监测指标。河北省血液中心将血液产品质量抽检率作为血液质控的质量监测指标。调研中60%的血站在采供血业务活动中建立了质量监控指标，但质量监控指标缺乏系统性，质量监控指标有公式和定期统计，缺乏定义、监测目的和意义、分析方法的表述和规定。为控制采供血业务过程活动，及时识别和降低过程风险，应系统规划，在采供血业务活动各环节建立有效的质量监测指标，并对指标进行定义，明确监测目的和意义，规范分析方法和评价标准。

（三）规范确认要点，降低执行风险

随着管理模式的不断优化，更多体系引入质量风险管理模式。风险管理是对各种风险的识别、估测、评价、控制和处理的主动行为。质量风险管理是在风险识别和风险估测的基础上，对风险发生的概率、损失程度，结合其他因素进行全面考虑，评估发生风险的可能性及其危害程度，并与公认的安全指标相比较，以衡量风险的程度，并决定是否需要采取相应的措施的过程。质量风险管理模式是确定需采取行动的事件或确定发生了什么；收集相关数据和信息，分析并找出事件发生的原因，实施改进行动；通过识别风险、分析风险、评估风险的严重程度及采取措施控制风险。

《血站质量管理规范》要求建立实施确认程序，对新的或者有变化的过程、程序、设备、软件或者其他关键物料进行系统检查，以保证在正式使用前符合预期的要求。但《血站质量管理规范》未给出具体路径，明确其执行要点。致使各级血站根据实际情况开展确认活动，其确认要点有差异。例如酶免系统加样仪确认内容中大多数血站会选择加样过程，阴阳性对照，质控品板内CV值、板间CV值，试验交叉污染率，阴性样本、阳性样本符合率为性能评价指标，也有极个别血站只选择加样过程，以试验交叉污染率为性能评价指标。确认执行的差异将给血站采供血业务活动带来运营风险。规范确认要点，需明确确认目的和确认职责，识别确认环节，根据设备、物料、软件、过程等确认特性，将确认内容分解为最小的运作单位，结合期望要求和实际需要及技术标准设定执行项目及其目标值，同时识别并对其他相关活动开展风险评估，将其他相关活动影响降至最小。

（四）加大资源投入，培养多元化人才梯队

目前血站普遍存在工作人员不足和待遇偏低的现状。由于血站发展属于快速攀升期，新进人员较多，在编制有限的基础上，新聘用人员只能作为非编人员进入血站工作。重庆市血液中心 2016 年人员总数为 316 人，其中非编人员 110 人，非编占比 35%[①]。陕西省人员编制严重不足，非编人员达到全省工作人员总数 45.51%[②]。山东省血液中心，济南、青岛、烟台和淄博等中心血站属于全额事业单位，按照事业单位分类改革方案，如完全按照一类公益事业单位管理，没有绩效激励机制，难以调动员工积极性[③]。大连血液中心卫生技术专业人员比例逐年上升趋势缓慢，2009～2014 年增长了 4.12%，但 2011～2014 年仅增长 0.92%，显示出后劲乏力[④]。待遇薪酬偏低导致人员流动性大，专业人才难以保留，高学历、高职称人员相对较少。非编人员占比不断增大，薪酬待遇偏低、专业人才难以保留的现状增加了质量运行的安全风险和技术风险，也给血站队伍的稳定性、血液质量和服务能力增添了诸多不确定性。

业务发展离不开人力资源的保证，质量管理需要高素质多元化人才梯队的运作。随着采供血机构职能的不断增加，质量管理工作的不断发展与深入，需要配备多元化、高素质的人才梯队，血站应提升高、中级卫生专业技术人员比例，适时引入管理学、统计学专业人才提升质量管理的手段，优化质量管理的模式，不断提升团队整体素养。

（在本文的调研过程中，中国输血协会血液质量专业委员会各委员单位给予了大力支持，在此表示感谢！）

[①] 何涛：《2016 年重庆市采供血发展报告》，《中国输血行业发展报告（2017）》，社会科学文献出版社，2017，第 151 页。

[②] 叶世辉：《2016 年陕西省采供血发展报告》，《中国输血行业发展报告（2017）》，社会科学文献出版社，2017，第 221 页。

[③] 刘晓卫：《2016 年山东省采供血发展报告》，《中国输血行业发展报告（2017）》，社会科学文献出版社，2017，第 189 页。

[④] 孟庆丽、董雯、高勇、安万新、梁晓华：《全国省市两级采供血机构人力资源现状及趋势分析》，《中国输血杂志》2017 年 5 月第 30 卷第 5 期。

B.4
我国输血行业信息化发展现状及趋势

冯书礼*

摘　要： 我国输血行业信息化工作在经历了起步和快速发展之后，目前已经进入现代信息化阶段，采供血服务相关业务应用日趋成熟，信息互联互通取得了阶段性成效，现代信息技术应用开始起步。但也存在对信息化工作认识不足，缺乏整体发展规划和战略，缺少统一的行业信息化标准等问题。本文对输血行业信息化发展的阶段性特征和主要领域的发展现状进行分析，从而认识到输血行业信息化面临的主要困难和障碍，并对未来工工进行展望。

关键词： 输血　信息化　业务智能化

采供血服务具有高社会互动和全链条管理的基本特征，基于上述特征，行业对信息化的需求及依赖性较高。自20世纪90年代以来，尤其是《中华人民共和国献血法》实施以来，各级政府和采供血机构对信息化工作十分重视，行业信息化不断取得进展，有力助推了业务和质量管理水平的提高。但随着现代信息技术的迅猛发展，输血行业的信息化正面临新的机遇和挑战。

一　输血行业信息化发展的阶段性特征

（一）起步阶段

从20世纪90年代开始，随着计算机技术不断发展，我国采供血机构建设

---

* 冯书礼，中国输血协会信息化专业委员会主任委员，安徽省卫生监督所所长，卫生标准委员会血液专业委员会委员。

和采供血全面质量管理理念的引入，客观上造就了业务和质量管理的电子化需求，推动了行业信息化的起步。这一阶段的显著特点是以血站信息系统、单采血浆站信息系统为代表的行业应用业务系统得到快速开发和推广；应用系统主要是满足电子化记录和统计决策分析，功能相对单一；应用系统开发多样化，包括自行开发、设备供应商以及专业软件服务商等，以唐山现代和广东穿越为代表的一批输血行业应用软件开发企业应运而生。

（二）快速发展阶段

从 21 世纪第一个十年的中期开始，互联网技术的不断发展、采供血服务规范化要求的不断提高，加速了血液行业信息化的发展步伐，信息化覆盖的领域、功能得到广泛拓展。主要特征包括信息化从血站、单采血浆站，拓展到医疗服务机构甚至行业管理部门；业务应用系统日趋成熟，功能不断拓展并模块化；采供血机构内部联网、跨机构、跨区域联网不断取得进展；信息化服务企业呈现出明显集中化和专业化分工趋势。

（三）现代信息化阶段

近年来，随着现代互联网、云计算、大数据、人工智能、物联网等现代信息技术的发展，输血行业信息化也开始呈现创新发展趋势。主要特征包括业务应用系统更加成熟和趋同化，从基于业务系统和行业内应用开始向基于互联网开放性服务模式转变，从重内部业务、质量管理开始向重献血体验以及献血服务场所、流程的优化转变，App、微信公众号等基于现代互联网服务的应用不断推出。

二 输血行业信息化主要领域的发展现状

（一）业务应用系统

1. 血站业务应用系统

血站业务系统是输血行业信息化的基础和核心，也是行业信息化发展的风向标。20 世纪 90 年代，血站业务系统从献血者档案、血液库存管理开始起步，逐步发展到基于数据编码、条形码技术，服务于全业务流程的血站管理信息系统；从基于业务和产品管理逐步发展到涵盖重点质量节点、预警管理的自动控制系统；从单一业务管理发展到涵盖决策分析、献血者招募、业务流程管理、物料、质控、实验室管理等全过程、全要素、模块化的信息管理系统。目前，血站业务系统主要由唐山启奥科技、广东穿越医疗科技、贵州精英天成科技、广东迈科医学科技、烟台海默软件科技等软件服务商提供。其中以唐山启奥血站管理信息系统 SHINOW9.0 和广东穿越安全输血标准化系统 SPRING7.0 最具代表性。

2. 单采血浆业务应用系统

与血站业务应用系统不同，单采血浆站业务应用系统开发与推广过程中，多数由血液制品企业主导。除企业自行开发外，深圳朗程网络、贵州精英天成科技有限公司是这一领域的主要软件服务商。少数省份，如安徽等省在政府管理部门主导下，统一了全省单采血浆站业务应用系统，为单采血浆联网和管理奠定了基础。与血站业务应用系统相比，单采血浆站业务应用系统相对比较简化，成熟度也相对较低，尤其在物联、LIS 融合等方面相对滞后。

3. 医院输血科管理信息系统

目前多数医院输血科管理信息系统依赖于医院 HIS，主要原因除了 HIS 服务商市场先入和系统的运行与 HIS 关系密切外，临床输血相关技术的现代化、自动化，HIS 系统的专业壁垒都增加了输血科管理信息系统的开发、推广难度。在行业软件服务企业中，唐山启奥科技、广东穿越医疗科技、贵州精英天成科技等均涉足医院输血科管理信息系统。安徽推广使用了全省统一的输血科管理软件。

4. 专项业务应用

随着输血行业的不断发展，信息化覆盖的领域不断拓展，以专项业务功能为基础的开发应用也不断涌现，包括献血者招募、后勤物料管理、用血费用返还、临床用血评价、温控设备监控等。其中部分应用呈现客户移动终端化、App 化趋势，如浙江等省推行使用了临床用血返还手机 App，安徽等省推广使用供血浆者登记手机 App 等。深圳雪莲花则通过微信公众号向社会和献血者提供宣传展示、献血预约、自助填表、献血查询、服务评价、费用报销、体验互动等线上服务。

（二）信息互联互通

1. 血站内部业务联网

全国 352 家血站基本实现了本机构献血点联网，实现了就地献血登记、献血者身份认定和数据传输、比对服务，为内部业务流程和质量控制，避免短间隔、不符合条件献血者献血，防控恶意献血等提供了技术手段。

2. 血站内部物联网

全国绝大多数血站以及部分单采血浆站、医疗机构实现了本机构内部的主要设备物联。从早期以检验设备为主，到目前覆盖采集、机采、成分制备、检验、物资、库房等全套设备。部分采供血机构建设了招募服务、贴签包装、储血发血的物联网平台，探索采供血流程再造，打通血液生产全链条。

3. 医疗机构联网

多数省份全部或部分实现了血站与医院输血科联网，为"从血管（献血者）到血管（用血者）"闭环管理奠定了信息化基础。安徽等少数省份采用了统一的医疗机构临床用血管理信息系统，省域内二级以上医疗机构信息联网基本实现了全覆盖。

4. 省域联网

自 21 世纪初浙江、河北、安徽等省开展省域血液信息联网以来，全国已有上海、北京、天津、内蒙古、山东、江苏、江西、河南、湖北、湖南、宁夏、西藏、青海、贵州、广西、云南、新疆等 20 多个省份基本实现了全省血站血液信息联网管理。在省域联网中，各地根据自身管理实践和工作需要，建立了各具特色的联网工作平台，通过平台开展献血者信息核查比对、血液资源调配管理、库存预警、用血费用异地报销返还等管理功能。2007 年，安徽省血液管理信息系统实现了血液管理行政部门、血站、医疗机构、单采血浆站、血液制品企业全要素联网，推动了全省血液管理信息一体化。

5. 跨省区域联网

继江浙沪长跨省级行政区域 HIV 确认阳性献血者的联合屏蔽信息共享之后，2015 年起，京津冀启动了跨省区域的血液信息联网，建设京津冀血液专网、血液数据中心和协同工作平台，20 家血站参与其中，实现了跨省域献血者档案管理、不宜献血者屏蔽、稀有血型之家、血液调剂、血站指标管理功

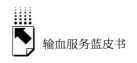

能。2016 年，深圳、大连、青岛、宁波、厦门 5 个计划单列市完成了血液信息联网平台建设，针对血站管理者、行业专家、血站和医院输血科从业者、科研人员，提供业务管理分析和知识分享与交流平台。

（三）现代信息技术应用

1. 现代互联网技术

全国多数血站通过开设门户网站、微信公众号为献血者和全社会提供信息服务，包括血液库存、献血者信息查询、献血预约等。深圳雪莲花建设的社会媒体平台，通过为血站和献血者提供跨血站、跨区域，多功能的线上服务，为现代互联网技术在血液行业的应用开辟了一条新的形式和通道。2018 年 4 月26 日，高德地图与中国输血协会及雪莲花合作，上线了全国无偿献血公益地图，开启了输血行业与互联网企业合作的新模式。

2. 虚拟化技术

继 2014 年北京血液中心引入虚拟化技术用于服务器、存储器和机房管理开始，虚拟化技术在全国血站得到了较为快速的发展，目前，全国约有 30%的血站采用虚拟化技术管理服务器、存储器和桌面。

3. 人工智能

以智能监控、服务机器人、语音识别、图像识别为代表的人工智能技术已开始引起行业信息化的重视。宜昌市中心血站开展了献血服务智慧化、血液管理智能化、区域联动一体化的"智慧血站"建设。指纹识别技术在单采血浆站得到较为广泛的使用。安徽等省采用人脸识别技术用于供血浆者身份识别。

4. 物联网技术

基于 PDA 和条形码技术的血液产品物联和基于局域网的血站温控设备、检验设备物联管理系统已经在血站、单采血浆站得到较为广泛的应用。但基于RFID 技术的血液产品物联和基于互联网客户端的献血服务物联网建设尚待起步。

三 输血行业信息化的主要困难和障碍

（一）对信息化工作的意义认识不足

从单机数据处理开始，血液行业信息化起步较早，早期发展较快较好。但在经历了快速发展，进入现代信息化阶段以来，行业对现代信息化在采供血服务工作中的地位和作用，对快速发展的信息技术以及即将或正在进行的信息化变革认识不足，制约了行业信息化的发展步伐。

（二）缺乏整体发展规划和战略

行业内多以单一机构或行政区域为单元进行应用开发，虽然近年来通过省域或跨省域联网，实现了部分信息资源的互联互通，但作用和功能有限。这种"单打独斗"的发展格局，不仅制约了行业内信息资源共享、利用，压缩了信息化发展的空间，增加了开发运行成本，还将使行业在与互联网媒体、企业合作过程中丧失优势甚至机会。

（三）缺乏统一的行业信息化标准

到目前为止，业内没有出台任何全国性的行业信息技术和管理标准。由于缺乏统一的标准，行业内部信息孤岛现象凸显，跨机构、跨行业、跨区域信息交互和利用障碍严重，强化了先入者和跨部门之间技术壁垒效应。

四　输血行业信息化工作展望

（一）资源云端化

随着政府、企业及各类云计算中心的快速发展，血液行业信息资源云端化的趋势势必加快。资源的云端化，将进一步加速数据平台化，有效缩短业务应用开发和更新周期，减少建设和运维成本。如能结合区块链技术，则可以改变现有的信息化运行模式，加速跨行业、跨区域甚至全国范围内的资源和信息共享。

（二）应用趋同化

随着业务、质量管理水平的不断提升，行业内部的业务和质量管理也将趋于同质化。软件功能的模块化开发为同质化条件下的业务功能搭配和选择提供了便利和空间。因此，行业内业务应用可能逐步趋同。

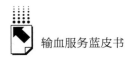

（三）数据标准化

一方面为便于同各类数据平台间的数据交换，将大量采用已有的各级、各类数据标准；另一方面，《标准化法》修订后，团体标准的地位和作用得到强化，为输血行业信息团体标准的拟标、采用和推广提供了空间，势必加快业内信息数据标准化的步伐。

（四）业务智能化

随着现代互联网、云计算、大数据、人工智能、物联网等现代信息技术的不断发展，智慧血站建设、AI 诊断、人脸识别、语音识别、智能终端设备等将有可能在业务的各个层面逐步得到推广和应用。

（五）服务社会化

随着现代互联网技术的发展，通过行业大数据和互联网企业客户大数据的有效融合利用，采供血服务将进一步去边界化、去围墙化。为社会和献血者提供服务的将不仅仅有政府和采供血机构，社交媒体、互联网企业也将参与其中。服务的领域将主要集中在献血服务流程和环境改造，献血者健康管理、献血排队管理、智能终端 AI 服务，献血招募精准信息推送等。

B.5

2017年我国血液制品行业
发展现状和展望

李长清　刘彬　王娅　黄晓倩*

摘　要： 血液制品属于生物制品范畴，而且是一种特殊的药品，主要以健康人血浆为原料，是采用分离、纯化技术或生物工程技术以及多步血源性病毒灭活方法制备的有生物活性的制品。本文叙述了国内的血液制品行业的发展历程，比较了国内外血液制品行业的发展差异，通过客观翔实的数据分析了国内原料血浆采集和血液制品的供应现状，评估了血液制品相关新政策情况及其实施效果，预测了国内血液制品未来的发展趋势。

关键词： 血液制品　原料血浆　生产供应

血液制品属于生物制品范畴，而且是一种特殊的药品，主要以健康人血浆为原料，是采用分离、纯化技术或生物工程技术以及多步病毒灭活方法制备的有生物活性的制品。因此，血液制品在医疗急救、抢救生命以及某些特定遗传疾病的预防和治疗上，有着其他药品不可替代的作用。输注血液制品也是现代成分输血的重要内容之一。自《中华人民共和国献血法》和《血液制品管理条例》颁布实施以来，在各级政府的领导下，通过各部门密切协作和全社会广泛参与，我国血液制品事业取得了长足的发展，供应能力有了极大提高，产

---

* 李长清，科技处处长，教授；刘彬，主管，助理研究员，博士；王娅，主任，副研究员；黄晓倩，主管，助理研究员。

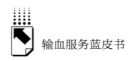
品安全水平得到有力保证。随着深化医药卫生体制改革的持续推进，各地医疗服务能力不断增强，医疗保障水平不断提升，血液制品的需求逐年上升，进口人血白蛋白总量持续增加，与自给自足仍有相当的差距。本文通过回顾中国血液制品的发展，对比国外的发展状况，分析近年来国产血液制品的生产现状和面临的形势，展望未来的发展趋势。

一　我国血液制品发展概况

（一）血液制品行业发展历程

为了解决医疗急救和战备储备的需要，我国从 20 世纪 50 年代起，原国家卫生部所属 6 家生物制品研究所和中国医学科学院输血研究所便开始了血液制品的研制生产。1959 年，中国医学科学院输血研究所的梁文熙等人在中国首次成功分离出人血白蛋白、人免疫球蛋白、人凝血酶原和纤维蛋白原等血浆蛋白成分。1966 年，梁文熙等人研究的"冻干血浆"和"血浆蛋白制品"通过国家部级鉴定。由于其供应远远不能满足社会需求，我国在 20 世纪 80 年代初，从奥地利、法国、美国、西班牙等国进口大量血液制品。为控制经血液传播病毒风险及保障国民健康，原国家卫生部、外经贸部、海关总署等部门分别在 1984 年、1988 年两次联合下发通知，禁止或限制进口原料血浆、人血白蛋白、人免疫球蛋白等血液制品①。改革开放后，随着相关法规的颁布与实施、GMP 的认证，单采血浆设备的广泛应用、生产工艺技术的革新、单采血浆站的转制等，形成了一个较为完善、具有中国特色的血液制品产业体系。

1. 单采血浆机的应用

原国家卫生部于 1982 年举行了全国单采浆技术经验交流会，会后各地纷纷引入单采血浆术。自 1998 年 1 月 1 日起，机器单采血浆技术在全国正式施行。机器单采技术的应用是我国防止献血浆者交叉感染，推动中国血液制品行业得以快速发展的关键。当时的血液制品生产单位主要分为三大类：一是生物

---

① 海关总署：《〈关于禁止进口Ⅷ因子制剂等血液制品的通告〉的通知》，1986。

制品研究所，二是中国医学科学院输血研究所和一些省、市血液中心或血站，三是军队采供血机构。

2. 生产工艺的演变

1966 年上半年，原国家卫生部在天津组织通过了"低温乙醇法分离血浆蛋白及临床应用"技术鉴定。中国医学科学院输血研究所和上海生物制品研究所分别采用"Kister"和"Cohn"低温乙醇法生产人免疫球蛋白。1984 年，中国医学科学院输血研究所王清和、刘文芳等人通过利凡诺法制备静脉注射免疫球蛋白（液体），并取得生产文号，成功实现规模化生产。1987 年，中国医学科学院输血研究所王憬惺等人开始研究利用巴氏灭菌法对人静脉注射免疫球蛋白进行病毒灭活，1991 年获得国家发明专利，并于 1992 年实现规模化生产。盐析法易引起产品热源和杂质蛋白难控制，导致严重不良反应；利凡诺法存在热源、纯度、变性蛋白等问题，两种方法相继被淘汰。1996 年，原国家卫生部要求企业实行 Cohn 低温乙醇分离技术进行生产，该纯化技术是世界血浆蛋白分离规模化生产的基础。随着现代科技的进步，目前离心法、辛酸盐沉淀法、压滤法、层析法、超滤法等新技术已广泛应用于血液制品规模化生产。

3. 行业发展的规范化管理

为规范行业管理，涉及献血浆者管理、生产质量规范、浆站转制、药品批签发等方面的法律法规陆续出台，如 1996 年国务院颁布的《血液制品管理条例》、1998 年的《药品生产质量管理规范》（GMP）、2000 年的《生物制品规范》[①]。1999 年，36 家企业全部通过 GMP 认证，血液制品行业成为中国第一个达标的医药子行业。2006 年，国家九部委联合颁发《关于单采血浆站转制工作方案》，将单采血浆站划归生产单位设置管理。2008 年又颁布实施《单采血浆站质量管理规范》《关于实施血液制品生产用原料血浆检疫期的通知》等规定，从 2008 年 7 月 1 日起，血液制品生产用的原料血浆必须是检疫期后的合格原料血浆，未实行检疫期的原料血浆不得投料生产。

---

① 邢大立、赵扬、江燕生：《血液制品管理进入法制化轨道》，《中国药事》1998 年第 2 期，第 73～74 页。

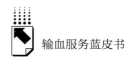

（二）国内外血液制品行业的发展比较

欧美血液制品行业也经历了从产品供不应求、无序扩张导致安全问题后政府全面整顿，到再次进入快速发展的高速增长阶段，目前已经进入成熟期，其增速逐渐放缓。

1. 自给自足程度

美国年原料血浆采集量约占全球的70%，一半满足本国，一半供出口。欧洲大多数国家和我国类似，单采血浆资源由本国严格控制，除德国、奥地利、匈牙利、捷克等国家在原料血浆资源的控制上相对开放外，其他国家和地区控制比较严格，浆站核准数量有限，大多数国家需要进口原料血浆和或血液制品。亚洲的日本和韩国，血液制品基本实现自给，个别品种如人凝血因子等，采用进口的方式以解决其国内供应不足的问题。印度人口多，对血液制品的需求和我国类似。澳大利亚血浆量供不应求，每年都会有一定的进口①。我国的人血白蛋白约60%依赖欧美进口。

2. 运行模式

中国实行血站和单采血浆站二者并行的"双轨制"运行架构，血液制品生产用血浆全部来源于单采血浆站采集的原料血浆。而国际血液制品工业生产用血浆来源既有单采血浆，也有回收血浆（全血提取血细胞后获得的血浆，约占全球原料血浆总量的30%）；采血中心（血站）既可以采集全血，也可以单采血浆，且献浆量和献浆频率规定也较宽松，血浆采集量高于我国。

3. 市场成熟度

国际血液制品市场增长主要靠新产品的推出和临床新适应证的拓展，血液制品的价格和供给均由市场需求决定，市场发展相对更为成熟。而国内血液制品市场受政策影响较大，市场增长主要依靠投浆量（生产规模）和产品价格的增长。目前我国仅允许人血白蛋白和重组人凝血Ⅶ、Ⅷ和Ⅸ因子等产品进口，市场受国际影响相对较小。

4. 行业集中度

全球血液制品行业除中国外，最初有102家血液制品企业，随着各地血液

---

① 刘通一、刘文芳：《世界原料血浆采集及其管理概况》，《中国输血杂志》2009年第2期，第165~167页。

制品安全事件的发生，各国对血液制品行业加强了监管，再加上市场竞争，并购不断，目前仅剩下不足 30 家企业，且排名前 5 位的血液制品企业市场占有率在 80% 左右，垄断格局非常明显。国内血液制品企业数量约 30 家，相对分散，大多数企业生产规模较小。从 2001 年起就不再审批新的血液制品企业，行业政策引导生产资源不断向大企业集团聚集，行业集中度逐步提升。

5. 生产工艺

全球主要血液制品生产企业的技术工艺均类似，在低温乙醇分离技术的基础上演变而来。其中，一部分人凝血因子可由健康人血浆提取，也可通过 DNA 重组技术在其他生物细胞中表达获得，国外多数企业采用后者，人凝血因子的供应充分；国内的血浆分离，主要还是应用低温乙醇工艺，仅有少数企业在人免疫球蛋白的后序工艺加入层析法。而国外目前主流的人免疫球蛋白工艺技术已采用全层析法，其产品质量也有较大程度的提高。国内的静注人免疫球蛋白制品浓度基本上为 5%，而国外的产品浓度多以 10% 为主。

6. 产品数量

国外已经上市或正在进行临床试验的血浆蛋白产品约 30 种，国际一流厂商均可以分离和生产 20 种以上的血浆组分产品。相较之下，国内企业对血浆的综合利用不佳，最多只能生产 11 种血浆组分产品，且大部分以人血白蛋白、静注人免疫球蛋白和特异性人免疫球蛋白（乙型肝炎人免疫球蛋白、狂犬病人免疫球蛋白，破伤风人免疫球蛋白）为主，小部分生产能力较强的还可以生产人凝血因子类产品（凝血因子Ⅷ、凝血酶原复合物、纤维蛋白原等）。

7. 品种结构

国外从 20 世纪 90 年代开始，人免疫球蛋白和人凝血因子等品种就已经取代人血白蛋白在血液制品产品结构中占据主导地位，而我国人血白蛋白市场占比接近 70%，人凝血因子等小品种比例非常小。价格上，我国人血白蛋白价格高于国外，人免疫球蛋白、凝血因子和小品种则远低于国外。

二　原料血浆采集概况

（一）国内原料血浆的采集概况

我国的血液制品生产原料来源于单采血浆站采集的单采血浆。2017 年

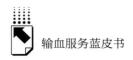
度，全国 249 家浆站采集血浆约 778 万升（折合 8050 吨），较 2016 年增长 13%。献浆人群依然以农民为主，全国各单采血浆站登记在册的合格献血浆者数量接近 300 万人。全国有 24 个省（区、市）设置了单采血浆站，主要分布于广东、四川和广西等地；原料血浆采集量最大的是广西壮族自治区，约 135 万升（折合 1400 吨），其次是四川省，约 133 万升（折合 1380 吨），最少的是福建省，约 0.68 万升（折合 7 吨）。原料血浆年采集量超过 9.7 万升（折合 100 吨）的浆站有 4 家，采浆量不足 2.9 万升（折合 30 吨）的浆站占比约 54%。

（二）国外原料血浆的采集概况

依据世界卫生组织（WHO）最新发布的《2016 年全球血液安全与供应报告》，2013 年度，44 个国家和地区的血浆采集总量为 1440 万升。国外的血浆采集方式包括全血分离的回收血浆和单采血浆，其中回收血浆占 41%。各国之间，每千人口的血浆采集量为 0.4 ~ 53.7 升，中位数为 5.7 升①。

1. 美国

根据国际血浆蛋白治疗协会（PPTA）统计，2016 年全美国有 39296234 人次捐献血浆。按照 0.825 升/人次或 845 克/人次的中位数标准推算，原料血浆采集总量约 33000 吨（折合 3235.3 万升），占用于血液制品生产的血浆总量的 90%，另 10% 来自无偿献血的全血分离出的回收血浆。

2. 德国

根据德国输血法报告，德国在欧洲生产用血浆首屈一指，欧洲 50% 的血浆制品出自德国。2015 年，德国采集生产用血浆 291 万升（折合 2997 吨），较 2014 年的 321 万升有所下降，回收血浆约占 35%。

3. 澳大利亚

根据澳大利亚红十字会血液服务部 2015 ~ 2016 财年报告，其单采血浆献血数量达到创纪录的 548285 人次；收集的血液制品生产用血浆（包括单采血

---

① 《全球血液安全和可获得性现状报告》，WHO。

浆和回收血浆）创下历史新高，达 601.5 吨（折合约 589.7 万 L）；血液制品生产用血浆供给水平高达 42.3L/1000 人口。

三 国内血液制品的供应情况

（一）血液制品生产情况概述

我国血液制品种类主要有三大类型，共计 11 个品种，包括人血白蛋白、人免疫球蛋白、（冻干）静注人免疫球蛋白（pH4）、人凝血酶原复合物、人凝血因子Ⅷ、破伤风人免疫球蛋白、狂犬病人免疫球蛋白、乙型肝炎人免疫球蛋白、（冻干）静注乙型肝炎人免疫球蛋白、人纤维蛋白原和纤维蛋白止血胶等。

2017 年，新疆德源生物制品有限公司通过了 GMP 认证，通过 GMP 认证的血液制品企业现有 29 家，仅有 3 家企业获得三大类（白蛋白类、免疫球蛋白类、凝血因子类）制品，共九个品种以上的生产批文。70% 以上的企业具备 6 个品种以上的生产批文，但仍有少部分血液制品企业仅能够生产人血白蛋白、静注人免疫球蛋白等品种。虽然我国血液制品生产能力较以往已取得长足进步，但与发达国家相比仍有不小差距。国外目前用于临床的血液制品品种已有二十余种，如何提升科技创新能力，提高血浆资源的综合利用率仍是我国亟待解决的问题。[1]

（二）血液制品供应情况

1. 血液制品批签发情况概述

本报告中批签发数据来源于《中国输血行业发展报告（2016）》[2]、《2016 年生物制品批签发年报》[3]，以及《2017 年血液制品批签发数据分析报告》[4]。

① 陈奋则：《国内外原料血浆综合利用水平的比较》，《微生物学免疫学进展》2010 年第 3 期，第 67~73 页。
② 朱永明：《中国输血行业发展报告（2016）》，社会科学文献出版社，2016。
③ 中国食品药品检定研究院：《2016 年生物制品批签发年报》。
④ 英特生物：《2017 年血液制品批签发数据分析报告》。

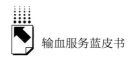

由于进口重组人凝血因子Ⅷ未纳入批签发系统，而按照常规进口制品检验，因此未计入统计范围内。

2017 年我国血液制品品种结构仍以人血白蛋白为主（含进口，占比62%），而人免疫球蛋白类和凝血因子类制品占比均有进一步提升。特别是作为血友病病人"救命"药物的人凝血因子Ⅷ占比由 2015 年的 1.5% 提升至 2017 年的 2.0%，说明我国血液制品品种结构已开始逐步优化，生产资源将进一步向生产规模更大、血浆综合利用能力更强的企业集中（见图1）。

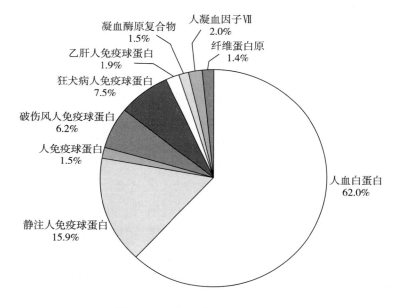

凝血酶原复合物 1.5%
人凝血因子Ⅷ 2.0%
乙肝人免疫球蛋白 1.9%
纤维蛋白原 1.4%
狂犬病人免疫球蛋白 7.5%
破伤风人免疫球蛋白 6.2%
人免疫球蛋白 1.5%
人血白蛋白 62.0%
静注人免疫球蛋白 15.9%

图1 2017 年血液制品品种结构

（1）人血白蛋白。2017 年人血白蛋白批签发总数约 4120.2 万瓶（折合规格 10g/瓶）。其中批签发数量排名前三的全部为欧美血液制品企业，其占比超过 50%（见图2）。如图3 所示，人血白蛋白进口比例在 2017 年又进一步提升，达到近 5 年来的最高点，但基本维持在 60% 左右。

2017 年国产人血白蛋白总量为 1655.2 万瓶。其中产量排名前 4 的血液制品企业批签发总和占全年总量的 65% 以上，其余血液制品企业仅占全年总量的34%，可以看出优势资源仍然掌握在少数大型企业手中。由于目前血液制品行业的原料来源是行业发展瓶颈。预测未来几年，大型企业与小型企业间的产能差距将进一步扩大。

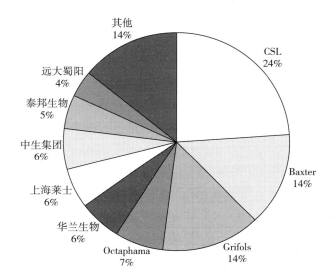

图2　2017年人血白蛋白量各企业比例分布

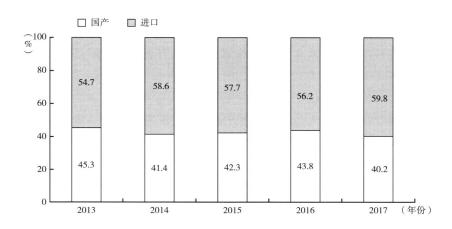

图3　2013~2017年人血白蛋白国产/进口比例

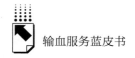

如图 4 所示，进口人血白蛋白和国产人血白蛋白近 5 年均保持增长的态势，年均增长率保持在 12% 左右；其中，进口人血白蛋白增长率在 2017 年度达到 20.3%，出现较大幅度增长，国产人血白蛋白本年度增长率仅 3.9%，连续两年增幅放缓，可能是由于产品批签发的缘故。

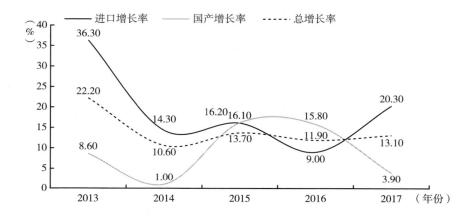

图 4 2013～2017 年人血白蛋白（折合 10g/瓶）批签发增长情况

（2）静注人免疫球蛋白（pH4）。2017 年静注人免疫球蛋白（pH4）批签发总数约 1059.4 万瓶（折合 2.5g/瓶）。批签发量排名前 3 的企业分别为泰邦生物、华兰生物、成都蓉生，其批签发量总和占比接近 50%（见图 5），同 2015 年的 40.5% 相比，占比进一步提升，表明资源进一步向大型血液制品企业集中。

2014 年以前，静注人免疫球蛋白（pH4）产量增长缓慢，甚至略有回落。但随着我国社会经济的发展、临床认知度的提升，对静注人免疫球蛋白（pH4）的需求量也不断上升。2015 年则开始出现较大增幅（见图 6）。特别是2017 年 2 月，国家新版医保目录发布①，其中对静注人免疫球蛋白（pH4）报销范围进行调整，由"限儿童重度病毒感染和工伤保险"变更为"限原发性免疫球蛋白缺乏症；重型原发性免疫性血小板减少症；新生儿败血症；川崎

---

① 人力资源社会保障部：《国家基本医疗保险、工伤保险和生育保险药品目录（2017 年版）》。

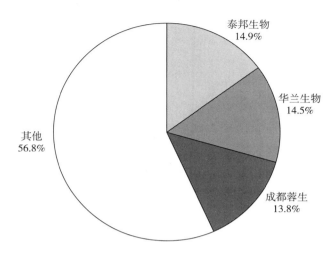

图5　2017 年静注人免疫球蛋白（pH4）各企业比例分布

病；全身型重症肌无力；急性格林巴利综合征"。医保支付范围的拓宽将促进静注人免疫球蛋白临床使用量扩张，预计未来几年其增长率将进一步提升。

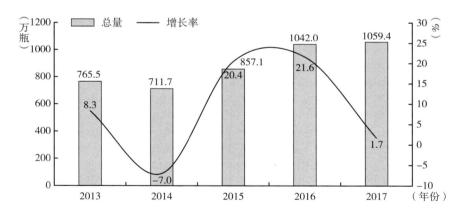

图6　2013 ~ 2017 年静注人免疫球蛋白（pH4）批签发

（3）破伤风人免疫球蛋白。2017 年破伤风人免疫球蛋白批签发总数约 412.9 万瓶（折合规格 250IU/瓶）。批签发量排名前三位的企业分别是华兰生物、泰邦生物、广东双林，与 2015 年相比，排名有所变化，其中前二者批签发总量占比超过 50%（见图 7）。

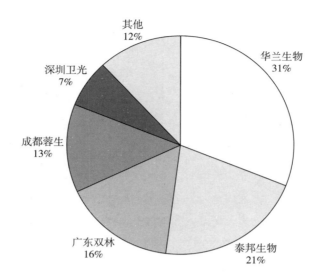

图7 2017年破伤风人免疫球蛋白各企业比例分布

自2014年起，破伤风人免疫球蛋白呈现明显的阶梯式增长，2015～2016年连续两年增幅超过25%（见图8）。虽然总量逐年上升，但仍然出现了市场紧缺的现象，其供需关系依然紧张。

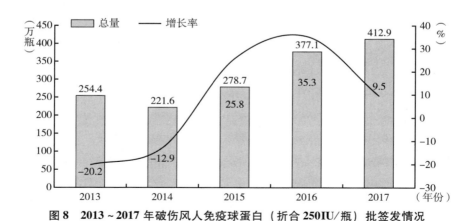

图8 2013～2017年破伤风人免疫球蛋白（折合250IU/瓶）批签发情况

（4）狂犬病人免疫球蛋白。2017年狂犬病人免疫球蛋白批签发总数约501.1万瓶（折合规格200IU/瓶）。批签发量排名前三位的生产企业分别为广东双林、泰邦生物和远大蜀阳，三者批签发总和占比近60％（见图9）。

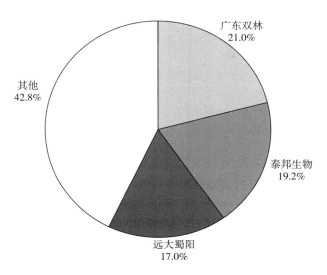

图9 2017年狂犬病人免疫球蛋白各企业比例分布

2017年，狂犬病人免疫球蛋白出现了较大幅度的增长，增长率达38.4％。2014年，产量激增、市场供过于求导致随后两年产量大幅度下降以后，狂犬病人免疫球蛋白供应量逐步回升，恢复稳定，基本满足市场需求（见图10）。

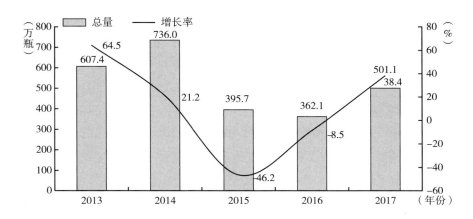

图10 2013～2017年狂犬病人免疫球蛋白（折合200IU/瓶）批签发

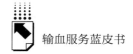
（5）乙型肝炎人免疫球蛋白。2017年乙型肝炎人免疫球蛋白批签发总数约124.2万瓶（折合规格200IU/瓶）。批签发量排名前三位的企业分别为华兰生物、同路生物和成都蓉生，分别占全年批签发总量的32.2%、28.7%和14.2%，合计占比超过75%，分布规律同其他品种基本一致（见图11）。

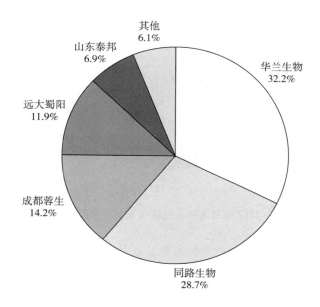

图11 2017年乙型肝炎人免疫球蛋白各企业比例分布

2013~2017年乙型肝炎人免疫球蛋白批签发总量呈明显下滑趋势（见图12）。由于乙型肝炎疫苗被纳入国家计划免疫接种目录中，随着乙肝表面抗原阳性产妇数量逐年下降，人乙型肝炎免疫球蛋白（小规格）的市场需求量也将减少，目前供需平衡、基本稳定，可能有进一步减少的趋势。

（6）静注乙型肝炎人免疫球蛋白。2017年，静注乙型肝炎人免疫球蛋白批签发总数约为2.89万瓶折合规格200IU/瓶。2014年，静注乙型肝炎人免疫球蛋白的批签发量显著下降了74.41%，2015年又出现了快速增长，增长了80.46%，近三年批签发总量总体呈现上升趋势，2017年增长了约29%。

（7）人纤维蛋白原。2017年人纤维蛋白原批签发总数约94.1万瓶（折合规格

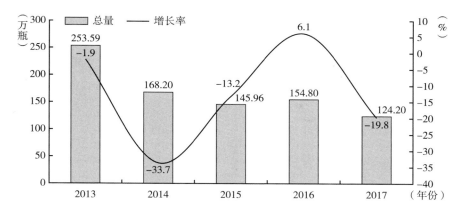

图12 2013～2017年乙型肝炎人免疫球蛋白（折合200IU/瓶）批签发情况

0.5g/瓶）。批签发量排名前三位的企业分别为上海莱士、江西博雅和华兰生物，其中上海莱士批签发数占比超过全年总量的50%（见图13）。同2015年相比，出现较大变化。上海莱士人纤维蛋白原批签发量从2015年的13.11万瓶增长至2017年48.9万瓶，提升近2.7倍；其2015年占比仅26.1%，而2017年占比已达到51.9%，随着企业间的并购重组，产能差距可能将进一步扩大。

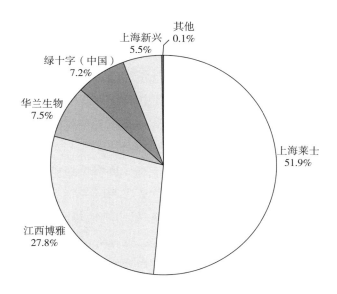

图13 2017年人纤维蛋白原各企业比例分布

近 5 年来，人纤维蛋白原批签发量出现了较大幅度的增长，从 2013 年的
29.43 万瓶上升至 2017 年的 94.1 万瓶，2016 年批签发量一度接近 100 万瓶，
同比涨幅近 2 倍（见图 14）。其原因可能是 2015 年国家七部委发布关于《推
进药品价格改革的意见》后，市场紧缺程度不断加大，市场价格不断攀升，
促使各生产企业调整生产结构。但随着需求量的不断攀升，预计未来几年人纤
维蛋白原批签发量将维持在较高水平，且存在一定的上升空间。

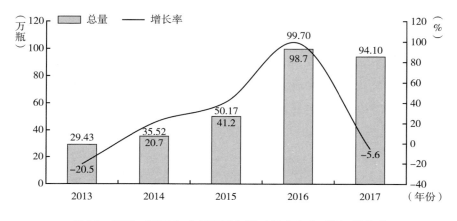

图 14　2013～2017 年人纤维蛋白原（折合 0.5g/瓶）批签发

（8）人凝血酶原复合物。2017 年人凝血酶原复合物批签发总数约 98.9 万
瓶（折合规格 200IU/瓶）。仅有三家血液制品企业生产人凝血酶原复合物，分
别为华兰生物、泰邦生物和上海新兴，其中华兰生物占全年批签发总量 60%
以上（图 15），其占比同 2015 年（56.1%）相比进一步增加。整体而言，同
其他品种一致，符合优势资源向大型企业倾斜的规律。

2013～2017 年，人凝血酶原复合物一直保持增长趋势，特别是 2017 年，
年增长率高达 44.0%。2017 年度批签发总量是 2013 年批签发总量的两倍以上
（见图 16）。作为乙型血友病患者的"救命药"，其市场需求量多年持续紧张，
近年来生产总量的不断提升，在一定程度上缓解了市场供需紧张的状况。然
而，近年来，国内能够生产人凝血酶原复合物的血液制品企业仍然仅有三家，技
术落后、血浆综合利用率低，依然是我国血液制品行业存在的主要问题之一。

（9）人凝血因子Ⅷ。2017 年人凝血因子Ⅷ批签发总数约 133.4 万瓶（折

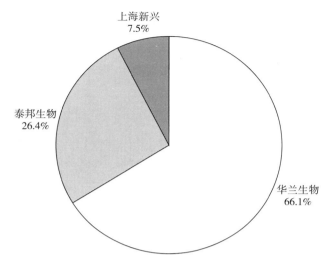

图15 2017年人凝血酶原复合物各企业比例分布

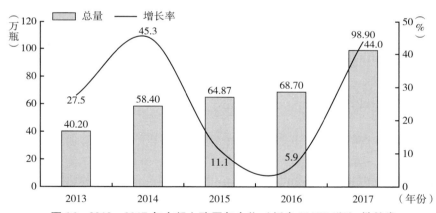

图16 2013～2017年人凝血酶原复合物（折合200IU/瓶）批签发

合规格200IU/瓶）。批签发量排名前三位的企业分别为华兰生物、绿十字（中国）和上海莱士，其批签发量合计占比超过80%（见图17），排名前四位的企业其批签发量总和占比达到了98%以上。

2013～2017年人凝血因子Ⅷ批签发总量呈明显的阶梯式递增趋势（2015年除外），2017年批签发总量近两倍于2013年批签发总量（见图18）。我国血友病患者约10万人，人凝血因子Ⅷ的供给直接影响到患者的

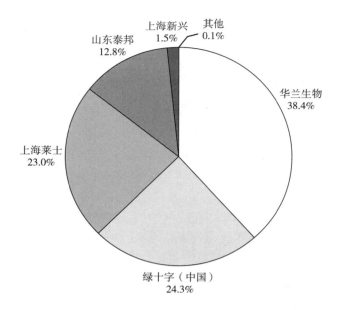

图17　2017年人凝血因子Ⅷ各企业比例分布

用药保障，而市场供需关系仍然紧张，如何在保证产品质量的前提下，广泛实行价拨血浆冷沉淀组分，提升血浆综合利用率和产品供应量仍是目前需要解决的问题。

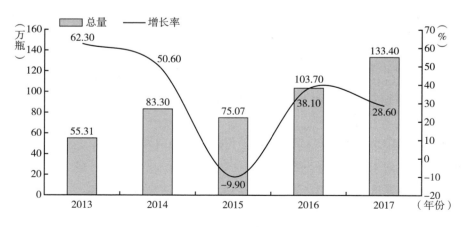

图18　2013～2017年人凝血因子Ⅷ（折合200IU/瓶）批签发

（10）人免疫球蛋白。2017年人免疫球蛋白批签发总数约99.6万瓶（折合规格300mg/瓶）。批签发量排名前三位的企业除其他以外，分别为河北大安、深圳卫光和华兰生物，其占比分别为52.2%、18.3%和10.9%（见图19）。其中，河北大安的批签发量超过了总量的50%。

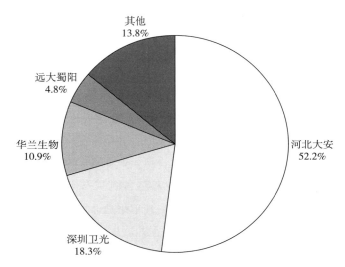

图19　2017年人免疫球蛋白各企业比例分布

2013～2017年整体批签发量有升有落，未出现明显的上升趋势（见图20）。由于人免疫球蛋白临床使用量较少，目前能够满足市场需求。

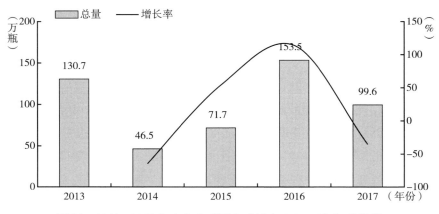

图20　2013～2017年人免疫球蛋白（折合300mg/瓶）批签发

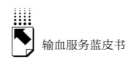

四　血液制品相关新政策情况及其实施效果

（一）核酸检测全覆盖

为进一步保障原料血浆供应和质量，落实血液制品生产企业的主体责任，促进行业自律，提升单采血浆站业务能力，2016年底，原国家卫生计生委与国家食品药品监督管理总局联合发布了《关于促进单采血浆站健康发展的意见（国卫国医发〔2016〕66号）》。对完善单采血浆站设置规划，严格审批制度，保障献血浆者健康权益，确保原料血浆质量安全，强化企业责任，强化行业监管等方面均提出相应要求。

其中最重要的一点是，要求"血液制品生产企业应当在单采血浆站开展核酸检测试点工作，探索建立单采血浆站核酸检测工作流程、质量管理和控制体系；逐步扩大试点范围，至2019年底实现单采血浆站核酸检测全覆盖"。上海莱士血液制品股份有限公司近年来一直在开展核酸检测工作，成都蓉生、江西博雅和华南生物等8家企业正在进行核酸检测试点工作。

艾滋病窗口期是指从艾滋病病毒进入人体到能从血液中检测抗体之间的时间，目前为20天左右。在该时间段内，如血液筛查采用传统酶免方法难以检测到病毒。而通过核酸检测的方法，可能10天左右即能够检测到艾滋病病毒，显著缩短其检测窗口期，大大降低包括艾滋病、肝炎等经输血传播疾病的风险，进一步保障原料血浆质量安全。

（二）生物制品批签发办法修订

2017年12月，原国家食品药品监督管理总局发布了新版《生物制品批签发管理办法（国家食品药品监督管理总局令第39号）》。根据规定，疫苗类制品、用于血源筛查的体外诊断试剂、血液制品以及规定的其他生物制品，在每批产品上市销售前或进口时，都应当通过批签发审核检验。未通过批签发则不得上市销售或进口。新版办法主要修改内容包括[①]：进一步明确了批签发相关

---

① 国家食品药品监督管理总局：《〈生物制品批签发管理办法〉相关问题解读》。

单位职责；进一步细化了批签发工作流程；进一步强化了批签发申请人的主体责任；进一步明确了批签发工作时限要求；进一步强化了批签发机构管理；进一步增强了批签发工作的透明度。

（三）医药改革两票制实施

"两票制"是指药品生产企业到流通企业开一次发票，流通企业到医疗机构开一次发票。自 2017 年起，"两票制"将在公立医疗机构药品采购中推行①。"两票制"是国家为减少药品流通环节，使药品中间价格透明化而采取的一项重要改革举措，其目的是降低药品虚高价格，减轻群众用药负担。我国医药行业同质化竞争十分严重，存在企业规模小、市场分散、药品流通渠道杂乱等问题，因此为了在竞争激烈的医药市场抢占一席之地，大部分医药企业要依靠拥有医院销售网络的中间商提升药品销量。推行"两票制"，能够抑制医药企业渠道管理中的窜货问题。窜货又称冲货，即药品越界销售，是渠道管理的瓶颈问题，也是目前许多医药企业销售工作中的顽疾之一。"两票制"的实施，统一了流通环节中的商业性"垄断"，每个省将只有一个总物流配送商，物流环节透明，货物流向清楚，对于规范药品流通行业的经营行为具有十分重大的意义。

目前全国共有 12975 家药品经营企业。通过"两票制"的推行，将会淘汰一些不规范的企业，使医药市场更加规范化、合理化。国家食品药品监管部门承诺把"两票制"执行情况纳入监管内容，在将来的日常检查、跟踪检查、飞行检查等检查中，把药品流通中货、账、票、款、证的一致性作为重点检查内容。对于发现问题的企业，会向当地省级招采部门通报情况；涉嫌违反药品有关规定的，将依法严肃查处并且予以曝光。

五　国内血液制品未来发展趋势

（一）加大市场投入，加强临床医学推广

由于近期国家相继出台"药占比""两票制"等系列政策，加上进口血液

---

① 国务院医改办、国家卫生计生委、食品药品监管总局等：《关于在公立医疗机构药品采购中推行"两票制"的实施意见（试行）（国医改办发〔2016〕4 号）》。

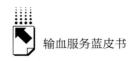

制品数量逐年增加和国内原料血浆采集量年均两位数的增长，市场供需矛盾正在发生改变。为了中国血液制品行业健康可持续发展，应积极整合国内血液制品生产厂家、科研院所、临床医院及检验机构等优势资源，以学术宣传和医学推广等模式，进一步教育、引导和培育血液制品市场，指导临床科室合理用药，挖掘血液制品临床适应证，千方百计将中国血液制品市场蛋糕做大，推动中国血液制品行业做大做强。

（二）建立行业监管长效机制，提升管理水平

针对国内目前血液制品行业法规滞后、单采血浆站标准严重缺失、信息化管理水平低下，无法保障全过程有效监控等问题。应尽快建立和完善相关法规标准，运用现代信息化技术和生物识别等智能化手段，建立全国单采血浆站与献血浆者信息化联网和不合格献血浆者数据库等，落实行业的有效监管，促进中国血液制品行业健康可持续发展。

（三）整合资源，推动行业并购提速

由于血浆来源受限，因此浆站数量多、采浆量大、血浆综合利用率高的企业具备明显的竞争优势，规模经济效益明显。目前我国血液制品行业集中度仍明显偏低，国内大型血液制品企业年投浆量一般为 300～500 吨，与国外血液制品巨头体量差距较大，企业间的兼并整合仍有很大空间。随着国家引导性政策不断出台以及行业自身的发展，近年来，我国血液制品企业之间的并购行为逐渐增多，行业集中度将会进一步提高。

（四）提高血浆综合利用率，开发新产品

为了充分合理地利用宝贵的血浆资源，各生产厂家应升级生产设备，提高生产工艺技术水平。积极采用新的蛋白分离纯化技术和方法，以提高产品的收率和纯度，推进原有产品和生产技术的升级换代，同时积极开展血浆蛋白的综合利用，大力研究开发新产品，并根据市场需要调整产品结构。另外鼓励和引导基因工程技术在血液制品生产中的应用，有重点地开展重组血浆蛋白的研制工作。

（五）积极开展国内外交流合作，引进先进技术和管理

创造条件和机会参加国际交流，有目标地进行技术引进。要建立信息网和数据库，对国际国内血液制品生产能力、水平、发展方向和路线有一个较为全面的资料、数据和信息的收集体系。投入资金和制定有利发展的政策，促进新技术的引进、使用和升级。对一些凝血因子类制品和微量蛋白成分的提取和纯化，选择合适的层析方法将显得尤为重要。

（十分感谢刘嘉馨、李文慧等多人在本文撰写过程中给予大力支持与帮助！）

B.6
2017年我国输血行业
单采血小板的现状与展望

邱　峰　孔令粤　张建强*

摘　要： 血液单采在我国的普及程度越来越高，单采血小板作为单采的重要形式，在临床上有着广泛应用。单采血小板由于纯度高、输血副作用较小、治疗效果好的优点，备受欢迎。目前国内主流的血细胞分离机均为美德日三国品牌，国产设备处于起步阶段，需要加大自主创新的力度。我国全血总量以及单采血小板总量虽有逐年增长趋势，但跟临床对血小板的需求还有比较大的差距。本文对血液单采相关概念、历史进行梳理，分析了国内外单采的情况及机关法律法规，我们认为可以通过加强人员培训、加大宣传力度等方面的努力，不断提高单采血小板的数量和质量，促进我国输血事业的发展。

关键词： 单采血小板　血细胞分离机　国产设备

一　血液单采概述

（一）相关概念

血液单采（Apheresis，来源于希腊语，意思是"去除"或"提取"）是去

---

* 邱峰，唯美（上海）管理有限公司亚洲区血站业务副总裁；孔令粤，唯美（上海）管理有限公司中国区血站业务全国销售经理；张建强，唯美（上海）管理有限公司中国区血站业务临床培训经理。

除或提取血液中的特定成分，如血小板、红细胞、血浆或粒细胞（白细胞），并将剩下的血液成分回输给捐献者，达到采集血液特定成分的目的[①]。

单采血小板（Apheresis platelets），又称为机采血小板，是使用血细胞分离机在无菌密闭的条件下，从单个供体内分离采集血小板成分，并即刻回输该供体的其他血液成分[②]。

（二）血液单采的发展简史

血液分离的历史可追溯至1940年，美国军方向国家研究理事会（NRC）提出了在遥远的战场需要大量血浆的提议，即"为英国采集血浆计划"。受军方委托，1940年哈佛医学院生物化学系教授 Edwin J. Cohn 研发出低温乙醇分馏法，并首次从血液中成功分离出白蛋白、丙种球蛋白和纤维蛋白原，该方法分离到的白蛋白容易储存和运输，在二战中被用作受伤人员的抗休克药，疗效显著[③]。1949年，Edwin J. Cohn 与他的同事研究了一种新的细胞分离技术：离心分离。1950年 Carl Walter 和 W. P. Murphy 研发出用于血液收集的塑料袋，从此耐用的塑料袋代替了易碎的玻璃瓶，为血液收集系统的进步奠定了基础，从血液中分离出多种血液成分变得更加安全和便捷。1953年初，Cohn 向 Arthur D. Little，Inc. 公司寻求援助。Allen "Jack" Latham，Jr.（后来成为 Haemonetics 公司创始人）作为一名机械工程师被派去提供帮助。在研究人员的共同努力下，一台基础的离心机诞生了——双杯结构离心机，双杯结构离心机可以迅速降温至4℃左右。

1960年 A. Solomon 和 J. L. Fahey 报道了第一个治疗性血浆单采程序，用于分离血浆和红细胞。1962年，IBM 工程师 George T. Judson 17 岁的儿子 Tom 被美国国家癌症研究所（NCI）确诊患有白血病。在当时 IBM 试验室开发主管 James J. Troy 的同意下，George T. Judson 开始与美国国家癌症研究所

---

① AABB：Blood FAQ. Transfusion Medicine. Available at http：//www. aabb. org/tm/Pages/bloodfaq. aspx.

② 仇铭华：《机采血小板的采集与质量研究进展》，《中国输血杂志》2005年第3期，第258～262页。

③ AABB：Highlights of Transfusion Medicine History. Transfusion Medicine. Available at http：//www. aabb. org/tm/Pages/highlights. aspx. Angela N. H. Creager. 'What Blood Told Dr Cohn'：World War II, Plasma Fractionation, and the Growth of Human Blood Research. Stud. Hist. Phil. Biol. & Biomed. Sci. , 1999. 30（3）：377 – 405.

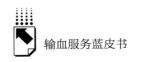

（NCI）合作研发血细胞分离机，用于单采白细胞，并且 IBM 公司参与此项目。经过大量的试验，18 个月后，第一台在人身上使用的血细胞分离机诞生。

1964 年 1 月，IBM 公司成立了生物医学部。1965 年，首台血细胞分离机经过不断的改进，最终命名为 IBM 2990 试验血细胞分离机。

（三）单采血小板的发展

血小板的手工分离收集开始于塑料容器技术的广泛应用，20 世纪 60 年代初期手工浓缩血小板治疗白血病的效果得到了公认，可以明显降低由出血、感染引起的死亡率。手工浓缩血小板由开放的单袋发展到密闭的联袋系统经历了从 60 年代初期直到 70 年代中期的缓慢发展时期。

有些难治性异体免疫的病人需要多个单位的血小板来源于同一个供体，于是自动加速单采系统应运而生，从而在家庭成员或 HLA 匹配的同一捐献者中采集到了充足的血小板。从 1975 年开始，自动单采血小板技术应用于临床实践。1985 年以后，越来越多的血液中心发现手工浓缩血小板已经不能满足需要，与此同时，单采血小板设备发展迅猛，技术也越来越先进，可以采集出减少细胞交叉感染和预测产量的单采血小板[1]。研究表明，手工浓缩血小板不仅产量低，需要多次捐献全血，而且疾病传播风险至少比单采血小板增加两倍，因此应尽量使用单采血小板设备进行采集[2]。

1972 年 Allen "Jack" Latham, Jr. 博士创立美国 Haemonetics 公司，1973 年 Haemonetics 公司生产的一次性耗材和设备 Model 30（H30）上市。1992 年，Haemonetics 公司推出 MCS 3p 血细胞单采系统。1995 年推出更加智能的全自动血细胞分离机 MCS + 。

1979 年 Baxter 公司（1931 年成立于美国）的 Fenwal 实验室推出 CS3000 血细胞分离机。该设备是连续采集，可用于细胞单采和处理多种血液分离治疗项目。1986 年，升级版 CS3000 + 问世，1997 年，在 CS3000 的基础上，更加自动化

---

① TL Simon. The collection of platelets by apheresis procedures. Transfusion Medicine Reviews, 1994, 8 (2): 132 – 145.

② van der Meer PF. Platelet concentrates, from whole blood or collected by apheresis? Transfus and Apheresis Science, 2013, 48 (2): 129 – 131.

的 Amicus 研发成功。2007 年 Fenwal 从 Baxter 公司独立出来，成立 Fenwal 公司。2012 年，Fenwal 公司被 Fresenius Kabi 公司（1912 年成立于德国）收购。

1984 年，IBM 公司把医疗业务卖给了 COBE 公司（1964 年成立于美国）。1987 年，COBE 公司推出 COBE Spectra 血细胞分离机。1990 年 Gambro 公司（1964 年成立于瑞典）收购 COBE 公司，1997 年 Gambro BCT 公司在 COBE Spectra 的基础上推出全自动血液成分分离机 Trima。2008 年，Gambro BCT 被收购，更名为 Caridian BCT。2011 年，Terumo 公司（1921 年成立于日本）收购 Caridian BCT 公司，更名为 Terumo BCT[①]。

二 国内外单采情况

（一）国内血细胞分离机的应用情况

国内使用的血细胞分离机多购于以下四个厂家。HAEMONETICS、FRESENIUS、TERUMO 和四川南格尔（Nigale）。截至 2018 年 4 月的统计显示四个厂家的设备占有份额如图 1 所示。

HAEMONETICS 即美国血液技术公司，创立于 1971 年，在国际范围内具有很高的地位，约占我国血细胞分离机总量的 46%。FRESENIUS 隶属德国费森尤斯集团，是欧洲医疗市场临床输液领域的领导者，占我国血细胞分离机总量的 24%。TERUMO 即泰尔茂株式会社，成立于 1921 年，总部位于日本东京都涩谷区，占我国血细胞分离机总量的 27%。南格尔成立于 1994 年，由四川省医学科学院及其附属医院共同创建，是中国唯一能全系统提供输采血装备的制造商，总部位于四川成都高新区。我国自主研发血细胞分离机的起步比较晚，市场占有率相对较低。

截至 2018 年 4 月，统计显示：人口众多、经济发达的华东地区和中南地

---

① Alan L. Jones. ISM, Endicott, New York, The IBM Blood Cell Separator and Blood Cell Processor: A Personal Perspective. Journal of Clinical Apheresis, 1988, 4: 171 - 182. Jeane P. Hester a, Gail Rock, Cohn de Laval Award Lectureship: The Science Behind the Success Development of a Continuous Flow Blood Cell Separator, Transfusion and Apheresis Science. 2015, 52: 2 - 7.

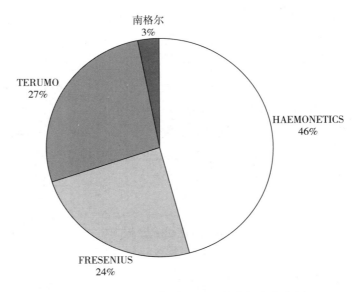

图1 血细胞分离机四个厂家设备市场占有比例

资料来源:唯美(上海)管理有限公司2018年市场调研内部报
告,数据截至2018年4月。

区拥有全国较多的血细胞分离机,占比为58%,超过了其他地区的总和,其
中华东地区包括上海、江苏、浙江、山东、安徽、江西、福建;中南地区包
括河南、湖北、湖南、广东、广西、海南;华北地区包括北京、天津、河
北、山西、内蒙古;东北地区包括辽宁、吉林、黑龙江;西南地区包括四
川、重庆、云南、贵州、西藏;西北地区包括陕西、甘肃、宁夏、青海、新
疆。

全国31家血液中心单采血小板的采集量如表1所示,其中北京、广州、
武汉血液中心的采集量稳居三甲。2016年我国省级血液中心单采血小板采集
总量为682250.4治疗量,2017年省级血液中心单采血小板总量为740893.2治
疗量。

2008~2014年我国献血总量呈现稳定增长趋势,年平均增长率为4.83%。
成分献血总量除2012年略有下降之外,其他年份都表现出大幅增长态势,
2013年增长率最高,为13.99%,年平均增长率达到6.97%,高于献血总量的
年平均增长率(见图2)。

表1 2016～2017年全国31家血液中心单采血小板数量

单位：治疗量

血液中心 \ 年份	2016	2017
北京市红十字血液中心	65398	68098
广州血液中心	63500	66740
武汉血液中心	54508	61082
河南省红十字血液中心	52159	58188
天津市血液中心	44573	48343
上海市血液中心	33656	36250
浙江省血液中心	30572.9	34677.1
成都市血液中心	28049	31368
河北省血液中心	26800	30300
江苏省血液中心	22934	25154
长沙血液中心	21386	24207.5
陕西省血液中心	22001	23639
黑龙江省血液中心	19328	21525
辽宁省血液中心	17637	19206
重庆市血液中心	15272	19121
昆明血液中心	14471	17798
山东省血液中心	15338	16100
吉林省血液中心	18389	16036
太原市红十字血液中心	16047	15484
福建省血液中心	13998.5	14760.6
安徽省血液中心	14905	13545
乌鲁木齐市血液中心	11932	13012
贵州省血液中心	10393	11999
江西省血液中心	10663	11576
海南省血液中心	9364	11200
甘肃省血液中心	8140	8800
广西壮族自治区血液中心	7250	8309
宁夏回族自治区血液中心	5869	5927
内蒙古自治区血液中心	5054	5527
青海省血液中心	2663	2921
西藏自治区血液中心	0	0
总和	682250.4	740893.2

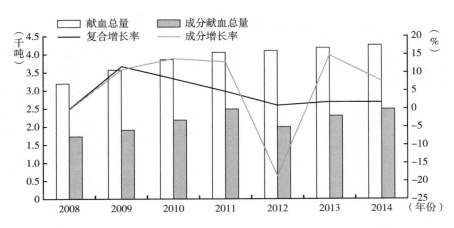

图2 2008～2014年我国献血总量及成分献血总量数据

资料来源：梁晓华、孟庆丽、安万新：《采供血机构无偿献血现状调研分析》，《中国输血行业发展报告（2016）》。

2007～2014年我国总献血人次和成分献血人次增长率都表现出正增长。2007～2014年成分献血人次增长率都高于同年的总献血人次增长率表明，成分献血人次和总献血人次年增长率的平均值分别为14.67%和5.98%（见图3）。

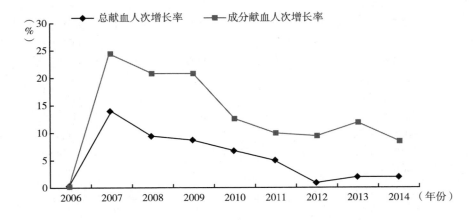

图3 2007～2014年总献血人次与成分献血人次增长率变化

（二）国外单采的统计数据

2013～2016年加拿大、日本、中国台湾地区全血采集量并未发生明显波动，跟自身相比每年全血采集量基本一致（见图4）。这反映出这些国家或地区的血液供需情况稳定，血液服务市场发展比较成熟。

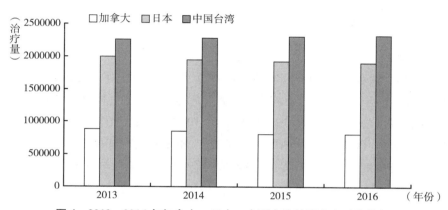

图4 2013～2016年加拿大、日本、中国台湾地区全血采集数据

资料来源：Canadian Blood Service annual report 2014，2015，2016；日本赤十字社血液事业部平成25，26，27，28年血液事业统计资料；TBSF annual report 2016，annual report 2015，annual report 2014。

2013～2016年加拿大、日本、中国台湾地区成分采血量并未发生明显波动，跟自身相比每年成分采血量基本一致（见图5）。2013年美国全血采集量

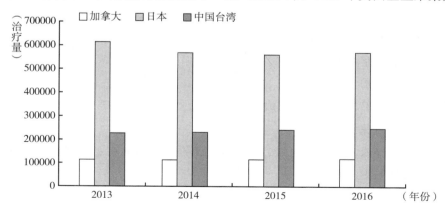

图5 2013～2016年加拿大、日本、中国台湾地区成分采血数据

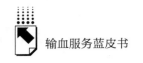

为13600000治疗量，单采血小板数量1300000治疗量[①]，远超过加拿大、日本、中国台湾地区，这可能跟美国人口多、输血服务水平高有一定关系。

三　国内应用的主要血细胞分离机介绍

（一）MCS®＋多功能血细胞分离机

1. 概述

美国血液技术公司（HAEMONETICS®）成立于1971年，总部设在美国波士顿，是从事开发、生产与血液成分分离及保存有关设备、耗材的专业化公司。美国血液技术公司（HAEMONETICS®）自70年代开始，在中国市场陆续推出过M30、V50、PCS、PCS2、PCS＋、MCS2p、MCS3p及MCS＋等多种逐渐换代的血细胞分离机，为中国单采事业及血液病治疗康复事业做出了贡献。

1999年以来，Haemonetics始终占据中国单采血小板市场50%以上份额。良好的技术支持和维修服务，更为使用者所关注。美国血液技术公司在中国采用耗材现货供应；北京维修站设立备件仓库；在北京、上海，成都及广州设立维修站，快捷地提供保修期内（外）设备的维护和护理。

2. 工作原理

操作人员启动MCS＋后血液成分采集程序即自动进行。适量抗凝剂与献血员的全血在一次性管道中混合，把这种抗凝血抽入一次性采集离心杯，用离心力把它分离成不同成分。离心杯达到其采集容量后，分离的血液成分从离心杯排出，流入采集容器保存，或回输给献血员。这种循环反复进行直至采集到所需量的选定血液成分。

3. 技术性能

（1）配备智能卡，用以完成相应程序。

（2）单针采集程序。

（3）便于移动的采集系统，满足移动采血车、献血屋、校园、军营以及单位等实地采集成分血的需求。

---

① The 2013 AABB Blood Collection, Utilization and Patient Blood Management Survey Report.

（4）Optical Sensor/Line Sensor 双重监测，质控准确。

（5）具备去白细胞装置管路：994CF – E、血小板采集白细胞 1×10^6 （避免 CMV 传播）。

（6）密闭式血小板耗材，特有的选择性双份（LN995E2）及单份（LN995E）两种耗材，更趋经济、合理。

（7）独特的 Haemo Calculator 设计，实现人机对话，依据献血员/患者个体条件做出参数自动调整。

4. 多功能型号

配备多种用途选择的血小板耗材，耗材全部为密闭系统，是目前可以同时满足血小板单采以及血液成分治疗的机器，为献血者提供安全舒适的献血条件。

5. 性价比高

在未来实际工作中，耗材的成本将直接涉及患者的负担、单位的效益等重要因素，MCS + 提供了当今价格最优的、多种选择的耗材管路，方便使用，减少浪费，优势明显。

（二）Amicus 血细胞分离机

1. 概述

Amicus 血细胞分离机，采用先进科技与专利，充分考虑到采集时间、产品采集效率、产品纯度等因素，最大限度地满足血站系统的需求，确保献血员的安全与舒适。

2. 工作原理

利用梯度离心、界面监测、连续分离技术，再结合流体动力学原理，通过对分离腔和收集腔设计，以获得优化采集效果。采集流程如图6所示。

3. 技术性能

（1）产品纯度比较高：由于采用了两步分离、血浆再循环设计、涡流断层动力学以及独特离心机设计，使收集效率达到较高水平（采集效率70%以上），血小板产品中的白细胞污染量少（小于 1×10^6）。

（2）采集时间较短：由于提高了采集效率，并采用连续式分离血小板，因而缩短了采集时间。

（3）终产品体积小且恒定。

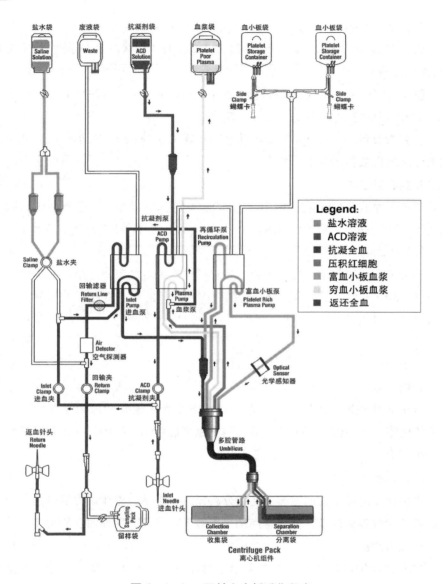

图 6　Amicus 双针血小板采集程序

4. 安全性

（1）体外血容量较小。

（2）采集时间较少。

（3）全方位监控系统，为采集程序提供准确的数据和信息，防止各种意外发生。

（4）根据献血员条件，全程、自动、精确地计算抗凝剂用量，以减少抗凝剂用量，降低枸橼酸反应的发生。

5. 单/双针程序选择

可以根据献血者的时间、静脉通路情况、血小板采前计数、体重及抗凝剂的敏感性进行选择，确保采集的安全、舒适。

6. 灵活多样的采集方案，可以实现多成分、多剂量同步采集

（1）单针血小板采集（单份，双份）。

（2）双针血小板采集（单份，双份）。

（3）血小板（单份）＋血浆采集。

（4）血小板（单份）＋血浆＋红细胞采集（单份（200ml），双份）。

（5）单个核细胞采集。

（三）Trima 全自动血细胞分离机

1. 概述

1997 年 Gambro BCT（Lakewood，CO）公司推出全自动血液成分分离机 COBE Trima（版本 4），它是一个自动化的血液成分采集系统，将全血分离成血小板、血浆和红细胞成分。

2002 年 Gambro BCT 为了提高血小板采集效率和献血者的舒适性，推出 Trima Accel（版本 5）。全血进入通道并逆时针流动，由于所有流动的血液成分的离心力都朝一个方向，红细胞、白细胞、血小板、血浆按比重分层，白膜层通过一个大容量的 LRS 舱（对比版本 4）去除白细胞。

2. Trima 全自动血细胞分离机包含三部分

（1）Trima 机器。

（2）嵌入式软件。

（3）一次性使用管路。

3. 所收集的产品取决于所使用的一次性管路，可单独或组合收集下列产品

单采血小板（单份、双份或 3 个单位）、少白单采血小板（单份、双份或 3 个单位）、血浆、少白血浆、红血细胞（1 个或 2 个单位）、少白红细胞（1

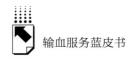

个或 2 个单位）。

4. 重要参数

（1）离心机最快转速可达每分钟 3000 转。

（2）10.5 英寸大屏幕液晶显示（LCD），中文版触摸操作系统。

（3）最大抽血流速 142 毫升/分钟。

（4）抗凝剂比率设置范围 1∶6.0～1∶13.7。

（5）白细胞混入量≤1.0×10^6/袋。

（6）离体血量 196 毫升。

5. 安全性

Trima Accel 设计有"采集安全盒"，通过绝对限制参数设置范围来保护献血者的安全，是一款离体血量少、采集快速的血细胞分离机[1]。

四　血液单采法律法规

（一）《中华人民共和国献血法》

《中华人民共和国献血法》是为保证医疗临床用血需要和安全，保障献血者和用血者身体健康，发扬人道主义精神，促进社会主义物质文明和精神文明建设而制定的法规。由中华人民共和国第八届全国人民代表大会常务委员会第二十九次会议于 1997 年 12 月 29 日修订通过，自 1998 年 10 月 1 日起施行。该法第二条规定：国家实行无偿献血制度。国家提倡十八周岁至五十五周岁的健康公民自愿献血。

（二）《献血者健康检查要求》

《献血者健康检查要求》（GB18467－2011）由中华人民共和国卫生部和中国国家标准化管理委员会于 2011 年 12 月 30 日发布，2012 年 7 月 1 日起实施，

---

[1] Edwin A. Burgstaler, Jeffrey L. Winters, and Alvaro A. Pineda. Paired comparison of Gambro Trima Accel versus Baxter Amicus single-needle plateletpheresis. TRANSFUSION Volume 44, November 2004. 1612－1620. FDA：BK170059 Summary. June 6, 2017.

该要求规定了一般血站对献血者健康检查的项目和要求，单采血小板献血者健康征询及一般检查同全血献血者，同时需要满足第8.3条、第9.1.2条、第9.2.2~9.2.4条规定。

（三）《全血及成分血质量要求》

《全血及成分血质量要求》（GB18469－2012）由中华人民共和国卫生部和中国国家标准化管理委员会于2012年5月11日发布，2012年7月1日起实施，该要求规定了一般血站提供和临床输注用全血及成分血的质量要求。

（四）《血站技术操作规程（2015版）》

《血站技术操作规程（2015版）》（简称《规程》）是卫计委为进一步加强血站管理，提高血站工作质量组织制定的，该《规程》正文包括献血者健康检查、全血采集、血液成分制备、血液检测、血液隔离与放行和质量控制6个部分，对所涉及的关键技术要点做出了相应规定。附录F规定了血液质量控制检查方法。

五　讨论与展望

我国的血液单采始于20世纪80年代初，但直到1998年后才逐步开展血液成分单采及置换术方面的工作，虽然起步较晚，但是随着血细胞分离机的大量引进，发展速度很快。自动化血液单采具有诸多优点，例如：可以控制体积或剂量的组分、供体的有效使用、来自相同供体的多个组分、更好的库存控制和由于单个组分的较少操作而有更好的质量控制。因此血液单采迅速发展为快速、有效地为临床提供血液成分的主要方式。自动化血液单采的缺点包括对操作员的技术要求较高，同时对献血者的身体素质要求也比全血采集更高。2012~2014年我国的献血呈现稳步增长的趋势，捐献全血的形式是以个人无偿为主，占比超过70%；捐献单采血小板的献血形式以个人无偿为主，所占比例超过90%①。2017年全国省级血液中心单采血小板采集量达74万治疗量。

---

① 梁晓华、周世航、孟庆丽、高勇、范亚欣、安万新：《全国省市两级采供血机构无偿献血情况调查与分析》，《中国输血杂志》2017年第30卷第4期，第325~327页。

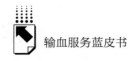

然而，近年来我国供血趋紧，这主要由三大原因导致：一是，随着我国诊疗水平和社会医疗保障体系水平的提高，血液及血液成分的临床需求量迅速增长；二是，无偿献血的群众基础薄弱；三是，患者流向医疗资源优厚的大城市导致局部地区血液缺口明显。例如在经济迅速发展的杭州，2011～2016年血小板采集、供应量年均增长分别为8.09%和8.47%，同期杭州所有医院血液需求表征指标均保持较快速增长，临床用血需求远远大于采供血数量增长①。

我国采供血事业发展时间较短，血液中心、中心血站的采供血服务能力和水平有待提高。调研结果显示，我国东部地区血液中心、中心血站采供血从业技术人员比例低，人才结构不合理，高学历人员缺乏②。西部地区以山西省为例，采血人员持证上岗率超过90%，省内没有违法违规的采供血行为，但从业技术人员普遍学历水平较低。

鉴于我国单采血小板面临的供需矛盾日益突出的问题，很有必要加快采供血机构建设步伐，不断加强采供血机构的队伍建设，不断完善薪酬和激励机制，加强无偿献血宣传和健康教育，鼓励更多献血适龄人群加入无偿献血者队伍。具体的执行建议有以下几点。

一是加强一线人员培训，严格执行血液单采标准操作规程，做好相关采血操作记录。

二是解决所谓"血荒"，也就是成分血的短缺的问题，献血者招募与保留是根本，必须让更多人积极参与到移动单采的项目中。一方面我们要加大宣传和动员力度，联合企业和社会的力量一起普及单采血小板的基本知识，让民众了解单采血小板、消除对献血的恐惧心理和疑虑，鼓励机关企事业单位和社会团体积极参与单采活动，并纳入绩效加分项目。另一方面，在我国互助献血取消以后，希望通过有效的教育宣传把原本跟随血头献血的那部分"有偿"献血者转化为"无偿"献血者队伍中的一员。更希望能够整体提高国民无偿献血的觉悟，让更多的人，包括数量庞大的"中产阶级"也都能成为经常献血者，让广大人民群众形成不为收益而献血，而是为了救死扶伤的信念而献血的良好风尚。

---

① 陈江天、潘凌凌、徐健、苏健、王争杨、毛燕娇、胡伟：《杭州市采供血与临床用血需求情况比较分析》，《中国输血杂志》2017年第30卷第7期，第757～759页。
② 刘青宁：《我国东部地区采供血机构人员现状分析》，吉林大学，2011。

在形式方面，我们要大力发展移动单采，让单采科走出去，走向学校，走向街头，走向民间，让更多人看到单采血小板是如何工作的，也方便更多爱心人士参与捐献血小板。北京市血液中心、江苏省血液中心等机构已经非常有效地开展了移动单采项目，硕果累累，为全国的其他血站树立了可复制的榜样。同时，建立更多的献血屋和大力开展各种形式的献血者活动也是十分有必要的。随着数字化生活的深入，各血站纷纷开始通过官网、官微等渠道宣传移动单采，这一点值得一提，但是就目前宣传的广度和深度还需要进一步提高。

三是建立全国血库数据信息系统，增加跨区调度，合理利用库存，尽量避免血制品因信息不对称导致的浪费。目前出现了少数献血者跨血站频采的献血情况，这既威胁自身健康也对血源的安全性带来风险，因此全省乃至全国献血者信息的联网至关重要。血站系统信息化管理希望能够更上一层楼，如果全国信息能够联网，这样各血站可以互通有无，全面掌握地域性缺血和库存的信息，从而可以互相补充调剂，达到合理采集和分配的目的。对献血者的身份验证，如指纹、人脸识别等辅助手段也要尽快普及应用。根据我国目前的政策规定，血小板两周可以献一次，通过全国信息的互联查询，可以有效避免出现过度献血的情况。

四是合理用血能有效"节流"。比如开展无血手术、积极动员病人自身输血等。希望更多的医院能开展无血手术，同时积极宣传自身输血的益处，指导择期手术病人进行自身输血，包括术前自身储血和术中自体回收血。

五是进一步完善输血相关的法律法规，积极制定关于单采血小板的卫生行业标准。

六是希望政府部门加大对无偿献血的政策扶持，在用血流程简化和减免用血开支方面给予献血者更多实质上的鼓励。

七是在血小板供不应求的形势下，建议适当增加手工血小板作为对单采血小板有益的补充。积极鼓励人造血小板的研发及生产，让安全有效、价格合理的人造血小板尽快走进人们的视野。

八是在增加血小板储备的基础上，还要注意增强单采血小板使用的安全性和有效性，可以从三方面着手解决：（1）积极采用先进的病原体灭活技术降低普通血源性病原微生物的传播风险；（2）鼓励输血前进行 ABO 血型相容性检查，以降低或减少免疫风险；（3）需要尽可能提高血小板的质量和有效输

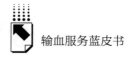

注率。可能的话能够检测血小板功能，避免输注后无效或者低效。在临床应用终点判断方面，除了用数据指标作为金标准以外，还应结合实际出血情况做综合判断。

九是根据我国目前的政策规定，血小板两周可以献一次。考虑到目前有些献血者每两周都先双份血小板，建议两周献一次这个指标能搭配捐献血小板的量一起考量，以避免过量献血。

十是期待未来生物化学方面的新科技新发展，比如人造血小板的发展与应用。

B.7
我国酶免诊断试剂在
输血领域应用的发展历程

卫　良*

摘　要： 我国输血事业从1918年上海首先报告中国人的血型开始，迄今已有100年的发展历史。为了保证输血安全，特别是防止经血传播病毒，各国已经采取了一系列措施，其中血液检测病毒标志物对保证输血安全起了重要的作用，包括乙型肝炎病毒表面抗原、丙型肝炎病毒抗体、人类免疫缺陷病毒抗体、梅毒螺旋体抗体这四项指标，这也是WHO血液筛查建议书里面明确提及的强制筛查的传染病项目。本文对我国乙型肝炎病毒、丙型肝炎病毒、人类免疫缺陷病毒、梅毒螺旋体筛查情况进行梳理，旨在反映酶免检测试剂在我国输血领域应用的发展情况。

关键词： 诊断试剂　血液筛查　输血安全

　　无偿献血是非营利性公益事业，同时也是公共安全应急体系的一部分，对社会安全与稳定起着举足轻重的作用。新中国成立至1978年不到30年的时间里，我国的输血事业有了长足发展，但从血液筛查的发展历史我们可以看到，在20世纪60年代，输血传播传染病的风险仍高达20%，原因在于缺乏统一行业管理标准。直至1998年，政府颁布实施《中华人民共和国献血法》，首次以法律形式确定了无偿献血制度，并对采供血工作做出了具体明确的规定，要求血站筛选血源必须采用初复检双试剂进行双重检测。2006年，卫生部颁布

---

* 卫良，北京万泰生物药业股份有限公司研究员，主管技师。

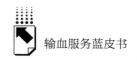

了《血站管理办法》、《血站质量管理规范》和《血站实验室质量管理规范》，简称"一法两规"，标志着中国输血行业进入法制、规范和科学管理的新阶段，我国血站的管理进入全面质量管理阶段。目前，全国有采供血机构400多家，采供血工作人员2万余人，我国的采供血机构建设快速发展，正在向国际输血先进国家行列迈进。

目前，随着社会经济的快速发展，医保覆盖范围的不断扩大和保障水平的逐步提高，国内无偿献血量不断上升，采血量自1998年的495万U增长至2017年的2478万U。更值得一提的是，输血传播疾病残余风险已下降到极低的水平。2015版《输血技术操作规程》要求，无偿献血者捐献的血液需经过两遍血清学检测和一遍核酸检测，血清学应采用2个不同生产厂家的试剂，结果均为阴性方可在临床上用于患者，对于酶免阳性的标本可不再进行核酸检测，直接视为不合格。因此，对于传染病筛查试剂的选择也至关重要，需要最大限度地避免假阳性和假阴性问题：假阴性势必会给输血安全带来极大威胁，而假阳问题不仅导致了大量的血源浪费，而且给献血者带来了极大的心理压力，不利于献血事业的可持续发展。因此，血液筛查需要选用符合国家要求的高敏感性和良好特异性的高质量试剂。根据我国《药品管理法》要求，用于血源筛查的体外诊断试剂必须按照药品管理，比应用于临床的诊断试剂要求更为严格。另外，还有其他一系列法律和法规也为输血安全提供了一系列保障，如2010版中国药典就对血筛四项诊断试剂的反应时间提出新要求，使得血筛酶免试剂的灵敏度明显提高，同时特异性也显著提高，减少了血源的浪费，提升了血液安全级别。本文主要对HIV、HBV、HCV和TP等四项重要的血筛酶免试剂在血站的应用发展历程进行梳理说明。

一 乙型肝炎病毒筛查

我国是乙型肝炎的大国，流行病学调查结果表明：我国1~59岁普通人群的乙型肝炎病毒表面抗原（HBsAg）携带率从1992年的9.75%降至2006年的7.18%[1]。提

---

[1] 中华医学会肝病学分会、中华医学会感染病学分会：《慢性乙型肝炎防治指南》2006年第27期。

示中国已从乙型肝炎病毒（HBV）感染高流行区转变为中度流行区。

HBsAg 检测是血站非常重要的传染病筛查项目之一，我国对 HBsAg 检测始于 20 世纪 60 年代末，当时引进了 Blumberg 等发现的澳大利亚抗原（简称"澳抗"），开创了我国对 HBsAg 的检测[①]。20 世纪 80 年代，随着人们对乙型肝炎认识的不断深入，抛弃了"澳抗"的概念，转而研究乙型肝炎的不同特征。但是，当时人们对乙型肝炎的研究仍较为肤浅，从技术层面上讲，HBsAg 检测的敏感性只有 $150\mu g/L$。这对于临床要求的 $50\mu g/L$ 来说，几乎没有应用价值。输血工作需要有一个可以有效避免交叉感染的工具——高敏感性和强特异性的乙肝诊断试剂，来解决输血带来的交叉感染问题。为此，国家在"七五"国家重大计划中，单独列出肝炎诊断试剂项目。该项目由中国药品生物制品检定所的李河民教授牵头负责，卫生部北京生物制品研究所负责生产出酶联免疫法（ELISA）乙肝表面抗原和表面抗体诊断试剂；中国预防科学院病毒学研究所刘教授和詹美云教授负责研究 e 抗原和 e 抗体原料，交由北京生研所生产出 e 抗原和 e 抗体诊断试剂，该病毒所同时还负责乙肝核心抗体的研究；北京医学院附属人民医院肝病研究所的陶其敏教授负责病原学的研究，以及诊断试剂应用的临床研究；卫生部兰州生物制品研究所刘新民教授负责研究血球凝集法乙肝表面抗原和表面抗体诊断试剂的研究。在当时，酶标仪依靠外汇购买，因此拥有酶联免疫试剂测试仪器的单位还非常少。后来在刘新民教授的努力下，使血球凝集法的敏感度达到 $0.28\mu g/L$，超过普通酶联试剂的敏感度水平，成为国际领先的诊断试剂，因此该项目获得卫生部颁发的科学技术成果奖。中国药品生物制品检定所负责国家标准品的研究和制备，以及协调各研究单位的进度。中国预防医学科学院代表卫生部进行项目管理。至此，研究乙型肝炎诊断试剂的国家队组成。从"七五"攻关课题的提出、论证、批准到实施，卫生部陈敏章部长逐条落实，卫生部科技司、防疫司和药证局也非常重视，选派专人跟踪项目进展情况。恰在此时，我们国家在输血工作中发生多起交叉感染乙型肝炎的事件。卫生部医政司、防疫司和科技司就此多次组织专家讨论，并通过流行病专家的论证，证明献血员感染乙型肝炎与输血交叉感染有极高的相关性。卫生部就此将献血员筛查乙型肝

---

① 汪承柏：《何谓"澳抗"？有何临床意义？》，《人民军医》1983 年第 4 期。

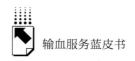
炎病毒的问题落实到血站工作条例中。献血工作不能停止，而每输一袋血就有感染乙型肝炎的风险，这也是卫生部开始将乙肝表面抗原作为献血员筛查项目的原因。

20 世纪 80 年代中期，酶联免疫吸附技术（ELISA）开始逐步取代之前的间接免疫凝集试验技术。1991 年，卫生部临检中心对 15 个血站 HBsAg 检测质量调查发现，采用 ELISA 方法明显比间接免疫凝集法有较高检出率，因此，建议血站正式采用 ELISA 试验取代间接免疫凝集法检测[①]。1993 年 10 月，在国家重点攻关项目取得初步进展的情况下，卫生部药政局联合医政司和防疫司及科技司，在民族文化宫礼堂进行隆重的新闻发布会，旨在对全国肝炎诊断试剂的乱象进行整顿，从全国的 150 多家试剂厂商中间选出 57 家，剩余企业均被淘汰。利用卫生部机关刊物《健康报》，整版篇幅刊登所有允许生产的 57 家免疫诊断试剂生产厂家的名称，批准生产的品种以及相应的批准文号，目的是不给造假贩子以可乘之机。该发布会还宣布卫生部将对诊断试剂的生产、销售和使用纳入药品的管理范畴，并规定乙肝酶免诊断试剂的敏感度要求为 15μg/L，这个检测水平与当年的国际水平相当。

乙型肝炎的研究也离不开流行病学的支持。北京医学院流行病教研室的庄辉院士，曾带领团队在全国范围内进行流行病学调查，使用不同企业生产的诊断试剂进行横向血清学比较，给几个主要生产企业标出了漏检率，以此促进企业在生产工艺研究方面加强工作，使得乙肝诊断试剂不断地优化改进。为确保输血安全，我们制定了进一步的工作细则。卫生部药政局起草文件，建议开展对献血员和供浆员筛查所使用的诊断试剂每一批都要通过国家药品检验机构的检验，合格后方可批准上市销售。卫生部领导非常重视这个建议，召开各司局领导参加部长办公会议，由药政局潘学田局长汇报建议内容，由生物制品处曹连芝处长汇报工作计划，医政司和防疫司详谈了对批批检工作的意见，经过细致的讨论，由陈敏章部长决定开展对用于血液采集输血和采集血浆工作所使用的免疫诊断试剂实行批批检，合格后方可上市销售，这就是血筛试剂批批检的由来。批批检工作委托中国药品生物制品检定

① 郑怀竞：《必须加强献血者筛查检验和质量保证》，《中华医学检验杂志》2001 年第 3 期。

所完成，这项工作烦琐细致，中检所生检处李成明处长对全国的相关工作人员进行培训，现场指导，制定详细的工作流程，确定每一个工作交接具体方法，引导了批批检工作的顺利开展。这和后来世界卫生组织 1998 年开展的疫苗批签发工作极其相似，也对 WHO 的批签发工作起到了很好的引领作用。

二 丙型肝炎病毒筛查

在开展市场清理整顿过程中，流行病学调查结果反应有一种非甲非乙型肝炎的存在，经科学家深入研究确认其为丙型肝炎。因此，我国又开始了丙型肝炎诊断试剂的研究。但丙型肝炎病毒不同于乙型肝炎病毒，结构相对复杂，而且美国凯龙公司当时持有 1988 年和 1992 年国家专利局发出的两项丙肝诊断技术的专利。高昂的专利费让我们面临困境：生产丙肝诊断试剂而不支付专利费就面临被起诉的风险；不生产丙肝诊断试剂就无法保证全国人民的用血安全。但科学无国界，通过卫生部人员的努力，中国企业还是成功地在无须支付专利费的情况下，开始研发和生产丙肝诊断试剂。同时，为了更好地进行丙肝试剂的研究，我们和国外专家进行了诸多的技术沟通。为了找到稀有血清进行试剂研发，全国的血站都动员起来，有些血液制品生产企业把保存多年的血清拿出来，无私的支持国家输血安全工作。1993 年 7 月起，卫生部发文要求全国采血机构检测抗 - HCV，自此国家正式在血站开始执行对献血员的丙肝抗体筛查。1995 年流调显示当年丙肝抗体的阳性率为 3.2%，丙肝发病形势较为严峻。1995 年以后，随着对输血的严格管控以及《中华人民共和国献血法》颁布与实施，我国对采供血机构的监管和血源管理越来越严格，丙肝感染率逐渐下降。2006 年的流调显示，1～59 岁人群丙肝抗体的阳性率已经降到 0.43%，跟 1995 年比已经下降了 86.56%，可见，严格的 HCV 输血筛查在很大程度上减少了丙肝的传播①。如今，HCV 抗体检测已全面成为血液强制筛查项目，根据中国药品生物制品检定所统计的数据，仅仅 2000 年 HCV 抗体检测试剂盒的

---

① 武海波、周紫霄、黄奕祥：《2004～2011 年中国丙型病毒性肝炎流行病学特征分析》，《现代预防医学》2015 年第 42 卷第 7 期。

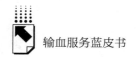
市场需求量就是 1995 年的 2.2 倍。

在丙肝抗体试剂的发展历程中，包被使用的抗原片段一直是影响试剂盒质量的关键因素。第一代抗 HCV – IgG 试剂的使用在一定程度上降低了丙型肝炎病毒输血感染率，总体降低了 80%，但存在灵敏度和特异性较差、窗口期长等缺点。第二代试剂出现在 1990 年，在一代试剂基础上增加了新抗原肽 C22 – 3、非结构区抗原 C33C 抗 – C22 – 3 和抗 – C33C，具有更好的特异性，并有效缩短了窗口期，检出率提高了 5% ~40%[1]。目前，国内外对献血者 HCV 的筛查主要采用第三代试剂，与前两代相比，由于生产原料和工艺的改进，抗原纯度更高，抗原活性更好，从而确保了更高的检出率，同时灵敏度和特异性也有所提升，窗口期又缩短了 1 周左右。值得一提的是，对生产与质量控制也更加看重，组装工艺方面第三代试剂盒也比前两代更好。但在低感染率人群中，间接法检测丙肝抗体仍存在较高的假阳性率。血站目前多数对血源进行两遍酶免 HCV 抗体筛查，其反应性样本确证阳性率仅 30% 左右；而单试剂反应性样本和灰区反应性样本的阳性率则更低，试剂特异性问题造成假阳性仍居高不下，极易造成献血者恐慌或血源的浪费。第四代夹心法试剂由于方法学上的双特异性，同时通过使用生物素 – 亲和素级联放大系统，试剂的特异性有了大幅度提升，使得检测的假阳率大大降低，减少血液资源的浪费。另外，相比三代试剂，四代试剂在间接法检测 IgG 的基础上，增加了 IgM 的检测，大大缩短了窗口期，提高了抗 – HCV 的检出率。有实验表明，夹心法试剂与 RIBA 的符合率为 78.8%、远高于国产或进口间接法与 RIBA 的符合率（60.5%，50.0%）[2]。目前，国内血站陆续应用第四代夹心法试剂，有血站研究指出不同类型 HCV 抗体检测试剂阳性检出率无统计学差异，但万泰双抗原夹心 ELISA 试剂检测精密度明显较好，在血清盘检测中呈现较好的特异性，检测结果的非特异性反应较少，可以有效减少不必要的血液报废。第四代双抗体夹心法及抗原抗体联合检测应是丙肝血筛的发展方向。

① 买制刚：《丙型肝炎临床检验技术现状与发展》，《中国卫生检验杂志》2008 年第 1 期。

② 刘保林：《双抗原夹心 ELISA 法检测 HCV 抗体在无偿献血中的应用探讨》，《北京医学》2013 年第 35 卷第 11 期。

三 人类免疫缺陷病毒筛查

HIV 经输血传播的概率很高，调查显示 95% 的 HIV 感染者是由输血导致的，因此建立一整套完善的检测模式对预防输血传播 HIV 意义重大[1]。1985年，我国在浙江省发现首例艾滋病病例，但艾滋病刚开始传入中国时，并没有引起国人的重视。1989~1994 年为我国艾滋病的流行期，静脉吸毒以及输血是 90 年代艾滋病病毒传播与流行的主要途径。而这项疾病引起重视，起因于40 个廊坊农民来北京献血，结果 36 人被确认为艾滋阳性，这立即引起中央的高度重视，组成专家组赶赴现场，24 小时轮流值班调查原因，紧接着还发现了河南省蔡县艾滋病问题。自 1993 年《血站基本标准》颁布以来，我国采用两种不同厂家的 ELISA 试剂对献血者进行 HIV 筛查，血液安全自此得到较大程度的保障。1995 年起要求全国供血系统检测 HIV 抗原和抗体，HIV P24 抗原检测将窗口期缩短为 20 天。2012 年颁布的《全血及成分血质量要求》对献血者 HIV 检测，增加了一遍酶免，一遍核酸检测（NAT）的模式，NAT 技术在献血者 HIV 检测中发挥了关键作用，把输血传播 HIV 的危险性降到最低。近年来，随着社会经济的发展和艾滋病防治工作的不断深入，献血员通过献血传播艾滋病已鲜有发生。

艾滋病诊断试剂在研发过程中，要寻找低滴度血清实为不易，一般发现HIV 感染时已是较高的滴度血清。中检所李成明处长曾在云南花了几个月时间找到了宝贵的 5mL 低滴度血清，但这仍不能满足中国建立艾滋病国家标准的要求。最终，通过与美国国家血清实验室取得联系，获取了低滴度血清，从而我们建立了中国的艾滋病国家标准。中国预防医学科学院曾毅院士对于艾滋病诊断试剂的研发也曾做出过突出贡献：当卫生部的报表中只有上千人的感染者，人们对艾滋病认识尚且不足时，曾毅院士就在首都宾馆发言，中国的艾滋病感染者有百万，而这一言论并非危言耸听。他还研究出介于诊断和确认之间的诊断试剂，给我们提供了又一个诊断艾滋病的有力工具。控制艾滋病传播的工作也是困难重重，例如，1995 年湖南产妇输血后感染艾滋，全国第一次出

---

[1] 王宏、王志梅：《输血传播疾病筛查项目的现状综述》，《中华现代临床医学杂志》2004。

现了把卫生部部长当作被告的事件，当时防艾工作的压力可想而知。1995 年在北京医学院礼堂召开会议，辽宁省卫生厅厅长对中国能否生产出合格的艾滋病诊断试剂持怀疑态度。陈敏章部长肯定地回答，中国一定能够生产出合格的艾滋病诊断试剂。最终，2009 年全世界前 20 名艾滋病诊断试剂生产厂商中，中国占了 4 名，北京万泰位列前五、上海科华位列第 13。这一数据有力地说明，十年前我们的艾滋病检测试剂生产水平已经达到世界前沿水平。

在 HIV 诊断试剂发展历程中，HIV 酶免筛查试剂主要经历了四代变迁[1]。第一代试剂包被的抗原为体外培养的 HIV 裂解物，但因工艺问题，表达蛋白的纯度和浓度均不能保证，因而敏感性和特异性都较低，窗口期长达 3 个月。另外，提取 HIV 抗原必须有 P3 实验室，但国内直到 2003 年 SARS 爆发才开始出现这种特殊的实验室。因此，我们国家最早赶上的是出现在 20 世纪 80 年代后期第二代试剂。与第一代不同，第二代试剂应用重组技术和多肽合成技术，生产重组的合成抗原用于包被。重组抗原的纯度高，且抗原的浓度和比例容易控制，因此特异性明显提高。随着 1986 年 HIV - 2 的发现，HIV - 1 和 HIV - 2 抗体联合检测成为 HIV 感染筛查的必然要求和趋势。两种抗体的联合检测在一定程度上节约了时间和人力成本。但第二代试剂和第一代试剂一样，均为间接法，只能检测 IgG 型抗 - HIV 抗体，对于早期感染样本的检出率较低，无法作为完善的 HIV 抗体筛查试剂。于 1994 年开始，第三代试剂在原有试剂基础上实现了方法学的突破，运用双抗原夹心法原理，能有效检测各种类型的 HIV 抗体。但夹心法试剂如采用一步法容易产生 Hook 效应造成漏检。因此为了确保输血安全，在献血员筛查时建议使用两步法试剂。如采用一步法试剂，建议对标本进行双份同时检测，一份原倍标本，一份预稀释 1∶10 或 1∶100 稀释标本，从而避免漏检。另外，由于在 1994 年发现了 HIV - 1/O 群，1996 年出现了 HIV - 1/2/O 第三代试剂，即在包被抗原中增加了 HIV - 1/O 群特异性多肽 gp41，以提高 O 群标本的检出率。综上，第三代试剂才是真正意义上的 HIV 抗体筛查试剂，窗口期比第一代试剂平均缩短了 20 天，比第二代平均缩短了 4~9 天。目前，国内的血液中心主要采用的即 HIV 三代酶免试剂，但由于只

---

[1] 《艾滋病检测试剂的分代及性能介绍》，医学教育网，http://www.med66.com/asp/wangxiao/linchuangjianyanjishi/qita/ge1409155275.shtml，2014 年 9 月 31 日。

检测 HIV 抗体，因而仍存在窗口期长的缺点。第四代试剂的出现进一步缩短了 HIV 感染检测的窗口期。1997 年，国际上出现了第四代 HIV 检测试剂。1998 年抗原抗体联合检测的第四代血筛诊断试剂有报告开始应用。与第三代试剂相比，第四代试剂可同时检测 HIV 抗体和 HIV – 1 p24 抗原，比第三代平均缩短了 4 ~ 7 天，进一步缩短了窗口期，提高了输血的安全性。目前第四代试剂已经成为主流的 HIV 酶免血筛试剂。而我国第四代 HIV 试剂基本达到了进口试剂的窗口期检测能力，全面提升了我国 HIV 综合防控能力。但第四代试剂仍存在改进的空间。研究表明，第四代试剂与单纯的 HIV 抗原检测试剂的结果比较发现，抗原阳性的样品四代试剂大多可以检出，但可能会出现对处于 P24 抗原下降和抗体升高过程中的 "第二窗口期" 样本的漏检。因此四代试剂应调整抗原和抗体包被量比例，提高检测信号值，以降低 "第二窗口期" 导致的漏检风险，这也是目前第四代 HIV 检测试剂质量提高的方向之一。

四 梅毒螺旋体筛查

1990 年 WHO 把梅毒列为世界上流行率最高的 50 种疾病之一。80 年代初我国的性病重新流行时，主要即为梅毒。近几年，其发病例数在性病中处第四位，输血感染率总体呈下降趋势。但与此同时，无偿献血者的梅毒阳性率逐年上升，其根本源于血筛检测的假阳性问题。对于梅毒诊断试剂，经典操作是在家兔的睾丸中培养获得抗原，但后来使用化学的方法制造抗原类似物来生产梅毒诊断试剂。2000 年前，我国主要利用 RPR 法和 TRUST 法这类非特异性试剂进行梅毒筛查，假阴性率和假阳性率都比较高，造成输血安全隐患和大量血源报废问题。此时，国际上已开始在血筛项目上淘汰这类非特异性试剂，进而使用灵敏度更高、特异性更好的梅毒螺旋体特异性抗体检测 ELISA 试剂。当时，我国大型采供血机构主要依靠进口梅毒特异性抗体诊断试剂，但由于进口试剂价格昂贵，且需要专门的仪器和操作技能，并不适合大规模地应用，在我国的推广使用一度受到限制，但普及梅毒抗体 ELISA 试剂已经成为一种迫切的社会需要。在此趋势下，国内大小厂家陆续开始研发生产该种方法的检测试剂。截至目前，国内已有包括北京万泰在内的 15 家厂家生产梅毒螺旋体特异抗体诊断 ELISA 试剂盒，在国内各大小血站得到了全面的使用，确保临床用血

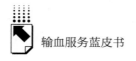
安全。

ELISA 试剂十多年来在血筛领域得以广泛应用，使输血感染的情况得到有效控制。免疫学检测方法的灵敏度和特异性虽然在不断改进和提高，却由于方法本身的局限性，"窗口期"献血、病毒变异等因素仍然可能引起输血后疾病的感染，其中"窗口期"漏检成为影响血液安全性的主要因素。而 NAT 技术可检出标本中极其微量的核酸，甚至在病毒感染后数天即可检出病毒核酸，大大提高了病毒检测的灵敏度，缩短了"窗口期"。多项关于核酸检测与酶免检测平行筛查血液的效果评价的研究发现，使用核酸检测与 ELISA 检测平行筛查的献血者血液，可防漏互补，提高血液检测的准确性和安全性，大大降低输血性感染的概率，进一步保障血液安全。因此，2010 年全国医政工作会议首次明确提出开展血液筛查核酸检测的试点工作，直至 2015 年，我国实现了血站核酸检测全覆盖，输血传播疾病残余风险已下降到极低水平。但由于 NAT 操作环境和人员要求高，价格昂贵，并不利于大规模检测，而且小批量检测同样造成检测时间和成本的浪费，这在一定程度上阻碍了其全面的推广。

为保证无偿献血工作顺利进行，我们对献血工作引入了全程质量控制。献血员采血筛查感染性指标后，为了确保献血员和血袋血质量的一致性，国家要求对采集完的血袋小辫再次进行检验。在输血前重复第三次检验，并记录在医院病案中。同时，要求使用不同公司的试剂检测，以消除不同生产企业的操作差异。另外，由于当时缺乏合格的先进国产检测试剂，有关部门建议第二次检验使用进口试剂，更是为消除差异而设定。随着国产血筛试剂质量的不断提高，目前很多地方都采用了不同国产厂家的试剂开展两遍酶免筛查，这也表明随着科技的不断进步，国产厂家的血液筛查试剂已基本满足我国血液安全的要求。对临床输血风险，人们报之"零容忍"的态度，因为血筛工作与生命息息相关，不容许犯错。我国应根据国情，结合献血人群的输血传染病流行病学分布，合理调整筛查策略，进一步选择优质的检测试剂，为输血安全保驾护航。

省级报告篇

Provincial Reports

B.8

2017年河北省采供血发展报告

戚　海　　侯玲华*

摘　要： 本文以河北省12家采供血机构为研究对象，采用问卷调查、数据采集和数据分析的方法，对2017年各地市采供血机构的基础设施建设、采供血从业人员构成、血液采集、血液供应、血液检测及特色工作开展等情况进行回顾，描述河北省采供血工作发展现状及主要工作成绩，分析存在的问题，并提出建立工作机制、明晰部门责任、营造社会氛围、提升应急能力等建设性对策与建议。

关键词： 河北省　采供血　无偿献血

---

* 戚海，河北省血液中心党委书记、主任，主任技师；侯玲华，河北省血液中心办公室副主任，初级经济师。

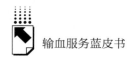

河北省环抱首都北京，总面积 18.88 万平方千米，共辖 11 个地级市。2017 年末，全省常住总人口达到 7519.52 万人，增速为 0.66%；全省生产总值实现 35964.0 亿元，同比增长 6.7%。①

河北省的血液管理工作起步于 20 世纪 60 年代，临床供血先后经历过有偿献血和义务献血阶段。1998 年《中华人民共和国献血法》（简称《献血法》）正式颁布实施，全省的无偿献血工作进入快速发展期。2000 年，河北省献血工作实现有偿献血到无偿献血的平稳过渡，2001 年和 2008 年，献血模式在石家庄市和全省分别完成了由最初的计划无偿献血到自愿无偿献血的转变。无偿献血人次从 1998 年《献血法》实施初期的不足 5 万人次上升到2017 年的 76.36 万人次，献血量由 1998 年的近 90 吨上升到 2017 年 263.14吨。全省 11 个地级市全部荣获国家"无偿献血先进城市"称号，河北省已连续四次被评为"无偿献血先进省"。

一　基本情况

（一）机构设置情况

河北省共有采供血机构 12 家和单采血浆站 4 家。12 家采供血机构中包括血液中心 1 家、中心血站 10 家、血站分站 1 家，分别为河北省血液中心、张家口市中心血站、承德市中心血站、秦皇岛市中心血站、唐山市中心血站迁安分站、唐山市中心血站迁安分站、廊坊市中心血站、保定市中心血站、沧州市中心血站、衡水市中心血站、邢台市中心血站、邯郸市中心血站。

（二）全省采供血机构基建情况

2017 年，全省采供血机构建筑面积 87445.76 平方米，业务用房面积 52202.47平方米；共设置固定献血屋/房车 49 个，配备流动采血车 73 辆，送血车 48 辆。河北省采供血机构基础设施建设和献血场所的设置基本满足现有采供血水平需求，但随着临床用血量的逐年上升，其对采供血工作的制约影响越来越明显。

---

① 资料来源：河北省统计局网站。

（三）采供血机构人员基本情况

2017 年，全省采供血机构编制数 1413 人，在岗 2249 人。实际在编人员占总人员的 62.8%，编外人员占总人数的 37.2%。在 2249 名工作人员中，具有硕士及以上学历、本科学历、专科学历、高中及以下学历人员比例分别为 2.6%、53.98%、32.68%、10.76%。卫生技术人员 1508 人，占比 67%，非卫生技术人员 741 人，占比 33%（见图 1）。

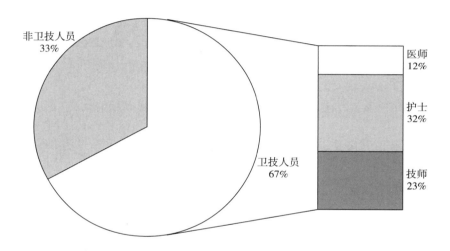

图1　2017 年河北省采供血机构卫生技术人员情况

二　采血基本情况

（一）血液采集情况

1. 全血采集情况

（1）全血采集人次。2017 年，河北省采供血机构全血采集人次 703146，同比增长 3.00%。从图 2 可以看出，2015～2017 年全省采供血机构全血采集人次基本呈现递增趋势，其中连续增长的有石家庄、承德、迁安、保定、衡水、廊坊、邢台、邯郸 8 个城市采供血机构。

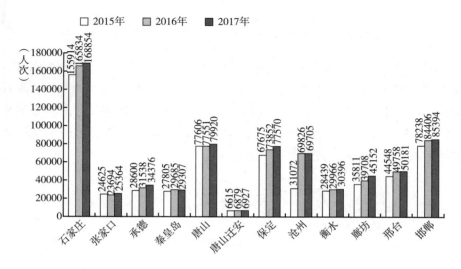

图2　2015~2017年河北省采供血机构全血采集人次情况

（2）全血采集量。2017年，河北省采供血机构全血采集量为1315708U，同比增长3.16%。从图3可以看出，2015~2017年三年间河北省采供血机构全血采集量呈现逐年递增趋势，增长速度分别为5.78%、3.16%，增幅处于合理区间。其中，三年连续增长的有石家庄、承德、秦皇岛、保定、衡水、廊坊、邢台、邯郸8个城市采供血机构。

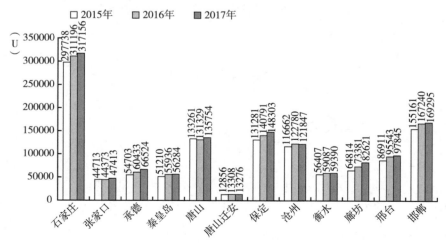

图3　2015~2017年河北省采供血机构全血采集情况

（3）全血采集 400ml 率。2017 年，河北省采供血机构全血 400ml 率为 85.92%，高于全省平均水平的有省血液中心、承德市中心血站、秦皇岛市中心血站、唐山市中心血站迁安分站、保定市中心血站、衡水市中心血站、邢台市中心血站、邯郸市中心血站 8 家采供血机构。唐山市中心血站 400ml 率在 40% 左右的主要原因是全血采集有 200ml、300ml、400ml 三种规格，有一部分献血 300ml（见图 4）。

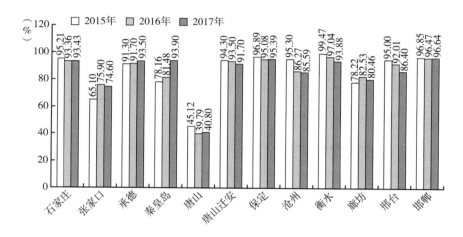

图 4　2015～2017 年河北省采供血机构全血 400ml 率

2. 血小板采集情况

（1）血小板采集人次。2017 年，全省血小板采集人次为 60485，同比增长 13.15%，增幅高于全省平均水平的有石家庄、张家口、承德、秦皇岛、保定、衡水、廊坊 7 个城市的采供血机构。2015～2017 年三年间连续增长的有省血液中心、张家口市中心血站、秦皇岛市中心血站、保定市中心血站、沧州市中心血站、衡水市中心血站、邢台市中心血站 7 家采供血机构（见图 5）。

（2）血小板采集量。2017 年全省共采集血小板 100514.5 治疗量，同比增长 11.86%。增幅高于全省平均水平的有张家口、承德、保定、衡水、廊坊 5 个城市的采供血机构。连续三年增长的有省血液中心、张家口市中心血站、秦皇岛市中心血站、保定市中心血站、沧州市中心血站、衡水市中心血站 6 家采供血机构（见图 6）。

（3）机采双份率情况。2017 年，全省采供血机构机采双份率为 72.67%。

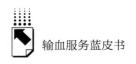
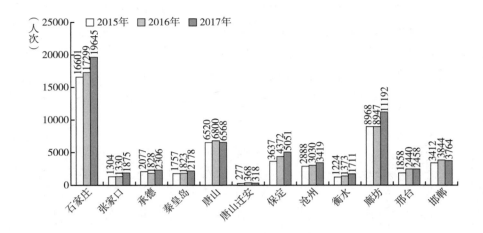

图5　2015～2017年河北省采供血机构血小板采集情况

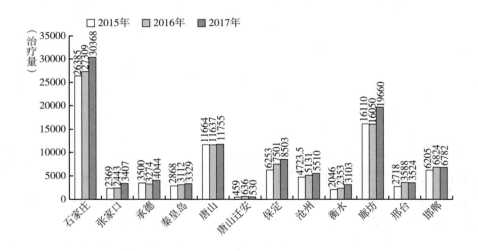

图6　2015～2017年河北省采供血机构机采血小板采集情况

高于全省平均水平的有张家口、承德、唐山、沧州、衡水、廊坊、邯郸7个城市的采供血机构（见图7）。

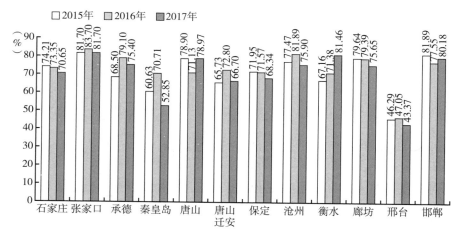

图7 2015～2017年河北省采供血机构机采双份率情况

（二）血液供应情况

2017年，全省采供血机构共供应红细胞类产品1286389.25U、血浆类产品1132639.9U、血小板100130治疗量，同比分别增长3.12%、3.16%、10.34%。

（三）全省千人口献血率情况

2017年，全省千人口献血率平均为10.48‰。高于全省平均水平的有省血液中心、唐山市中心血站、廊坊市中心血站3家采供血机构。对照国家卫计委、国家中医药管理局、中国红十字总会、解放军原总后勤部等联合下发《关于进一步加强血液管理工作的意见》提出，到2015年，献血率达到10/千人口；到2020年，献血率达到15/千人口，目前有省血液中心、秦皇岛市中心血站、唐山市中心血站、廊坊市中心血站达到10‰以上（见表1）。

表1 2015～2017年河北省采供血机构千人口献血率情况

单位：‰

采供血机构	2015年	2016年	2017年
河北省血液中心	16.26	17.26	17.77
张家口市中心血站	5.64	5.44	5.92
承德市中心血站	8.25	8.97	9.86
秦皇岛市中心血站	9.65	10.28	10.27

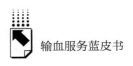
续表

采供血机构	2015 年	2016 年	2017 年
唐山市中心血站	11.10	11.14	12.72
唐山市中心血站迁安分站	9.08	8.84	9.41
保定市中心血站	6.93	7.60	8.03
沧州市中心血站	8.64	9.85	9.88
衡水市中心血站	6.65	7.03	7.20
廊坊市中心血站	10.06	10.91	12.63
邢台市中心血站	6.54	7.35	7.41
邯郸市中心血站	8.51	9.19	9.29

（四）2017年全省团体献血情况和应急队伍建设情况

围绕推进无偿献血长效机制建设，充分发挥政府职能，2015 年，河北省人民政府办公厅印发《河北省血液保障应急预案》，中共河北省委办公厅、河北省人民政府办公厅印发《关于切实做好全省机关事业单位无偿献血工作的通知》。全省各采供血机构围绕落实两个文件精神，着力加强团体献血队伍建设和应急队伍建设，2017 年全省团体献血占比 20.60%，同比增长 9.51%；应急队伍总人数达到 59987 人，全省血液日常保障能力和应急保障能力得到有效提升。

三 无偿献血人员分类情况

（一）无偿献血者性别构成情况

2017 年，河北省无偿献血者性别比例构成：在无偿献血人群中男性 513305 人，占比 67.22%；女性 250326 人，占比 32.78%。

（二）无偿献血者年龄分布情况

2017 年，河北省无偿献血总人次为 763631，其中，18～25 岁达 145902 人次，占比 19.11%；26～35 岁达 215140 人次，占比为 28.17%；36～45 岁共

211292 人次，占比 27.67%；46~55 岁 180064 人次，占比为 23.58%；56~60 岁为 11233 人次，占比 1.47%。

（三）无偿献血者职业分布情况

表2 为 2017 年全省无偿献血者职业分布的情况，不能说明某一人群献血比例的高低，原因有两点：一是职业分类不够准确，随着社会分工的不断细化，职业分类呈现多样化趋势，本研究所统计的职业分类并不能完全反映出献血者所从事的职业，同时部分献血者出于对自己职业的保密往往不愿意填写；二是全省职业分布情况并不清晰。但从收集的统计数据不难看出，工人、农民、学生是献血队伍主体，这三类人群占总献血人次的 52.18%。

表2　河北省无偿献血者职业分布情况

单位：人次，%

职业分类	无偿献血	比例
工　　人	107550	14.08
农　　民	204454	26.77
学　　生	86529	11.33
公 务 员	18831	2.47
事业单位（医生和教师）	49114	6.43
军　　人	8144	1.07
其　　他	289009	37.85
合　　计	763631	100

（四）无偿献血者学历分布情况

2017 年全省无偿献血者学历构成中，高中及以下人数最多达 523673 人，占总人数的 69%。研究生及以上学历无偿献血者人数为 6672 人，本科为 101181 人、专科 132105 人，占比分别为 1%、13%、17%。

四　血液检测情况

（一）2017年河北省采供血机构血液报废情况

2017 年河北省采供血机构血液不合格总数为 116689.46U，其中检测原因报废 36804.55U，占总数的 31.54%；物理原因报废 79757.31U，占总数的68.35%[①]；过期原因报废 101.10U，占总数 0.09%；保密性弃血原因报废 26.50U，占总数 0.02%。

（二）核酸检测情况

河北省核酸检测工作于 2009 年在省血液中心正式开始。2010 年，河北省血液中心被列为国家卫生计生委启动核酸检测工作首批试点单位。随后，唐山市中心血站启动了核酸检测试点项目。2015 年初，国家卫生计生委下发《全面推进血站核酸检测工作实施方案》后，全省各地市血站积极推进核酸检测项目，2015 年底，实现了全覆盖，河北省核酸全覆盖采用三级备份模式。2017 年，全省核酸检测标本 753067 份，检出阳性标本 399份见表 3。

表 3　2017 年河北省采供血机构核酸检测工作情况

采供血机构	实验室面积（平方米）	设备（套）	核酸检测标本（份）	核酸检测阳性标本（份）
河北省血液中心	180	5	187057	179
张家口市中心血站	90	2	26833	5
承德市中心血站	133.26	2	36088	13
秦皇岛市中心血站	389.31	5	31476	12
唐山市中心血站	200	6	91747	6
保定市中心血站	127.13	6	80314	38
沧州市中心血站	260	3	71724	30
衡水市中心血站	224	2	32106	17
廊坊市中心血站	110	5	55440	29
邢台市中心血站	280	2	51757	28
邯郸市中心血站	185	3	88525	42

---

① 物理原因报废包含脂肪浆、脂肪血、异常终止、耗材质量、破袋、非正常报废及其他原因，其中脂肪浆占比比较高。

五　主要工作进展情况

（一）健全无偿献血政策保障机制，充分发挥无偿献血管理中政府主导作用

河北省坚持"打基础、利长远"，积极搭建政府主导作用发挥的工作平台，不断健全部门协作的组织保障机制。一是建立健全无偿献血领导组织机构。围绕充分发挥政府主导、部门协作作用，2013年，重新建立由主管副省长任组长的省无偿献血工作领导小组，将小组成员单位由原来的16个增加到22个。同时，结合无偿献血形势发展需要，重新细化了管理职责，重点强化了政府对无偿献血工作的领导责任，进一步明晰了成员单位的部门职责和工作要求。在2016年和2017年先后两次调整组织机构，进一步明确了政府在无偿献血工作中的主导地位和24个相关部门工作职责。二是完善保障性政策支持体系建设。2013年，省卫生厅与省文明办、公安厅等部门会签支持性政策文件，出台了《河北省文明办、河北省卫生厅关于在各级文明单位组织开展无偿献血公益活动的通知》《河北省卫生厅、河北省公安厅、河北省交通运输厅、河北省住房和城乡建设厅关于进一步做好无偿献血有关工作的通知》，将无偿献血工作纳入省、市、县三级文明单位的考评内容，量化了省级文明单位18%、市级15%、县级12%的献血指标要求；明确了献血屋建设和采血车停放的公益性，为采供血工作的开展提供了有力的政策保证。特别是2015年以来，进一步反复争取支持，河北省人民政府办公厅制发了《河北省血液应急保障预案》，明确建立健全分级负责、属地管理的血液应急保障体制；中共河北省委办公厅、河北省人民政府办公厅印发《关于切实做好全省机关事业单位无偿献血工作的通知》，要求机关事业单位建立常态化献血组织机制，每年至少组织一次无偿献血活动。2016年，以河北省无偿献血领导小组名义出台了《河北省无偿献血奖励办法》，增加地方奖项设置，加大无偿献血奖励力度，明确了对获奖者的"三免政策"，强化了政府对无偿献血者的人文关怀；制发了《关于加强无偿献血宣传工作的指导意见》，将国家无偿献血知识知晓率目标要求，分解到领导小组17个部门。一系列

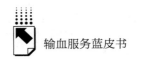

保障性政策的实施，使河北省血液保障有了依靠，采供血工作有了依托，推动无偿献血工作政策支持上升到前所未有的新高度。三是营造政府带头的正面带动效应。2017年6月19日，河北省召开《河北省无偿献血奖励办法》出台后第一次全省无偿献血奖励大会，受表彰总人数达到110094人。其中，国家无偿献血奉献奖5923人，省无偿献血奉献奖101534人，河北省稀有血型无偿献血奉献奖2637人。主管副省长、省无偿献血工作领导小组组长徐建培出席会议，24个成员单位全部参加，会议的召开在全社会营造了尊重献血者的浓厚氛围，形成正面带动作用，引导社会公众关注无偿献血，参与无偿献血。

（二）改善基础设施条件，提升管理水平，力促血液保障能力稳步提高

全省各级采供血机构多措并举、多管齐下，推进以基础设施建设为重点的"硬实力"和以血液保障能力为重点的"软实力"的全面提升。一是争取资金支持，完善血站基础设施。为保证采供血工作的有效开展和血液质量安全，全省采用政府投入、社会募捐、血站自筹、银行贷款等多种形式，加大血站基础设施建设、设备购置等硬件投入力度。先后争取到国债资金1672万元用于血站建设项目，进一步改善了各级采供血机构的基础建设和装备水平。2015年，争取到国家专项经费3816万元，省财政支持1500万元，进行核酸实验室改造、专业设备购置和人员培训。二是提升无偿献血宣传品质，营造浓厚社会氛围。近年来，坚持把无偿献血融入全省经济社会发展大局，将献血宣传和组织发动作为精神文明建设的重要载体。一方面，主动融入、借势造势。2012年，争取省会文明办等部门的支持，把无偿献血宣传与"善行河北"主题道德实践活动深度融合，连续两年在全社会组织开展了大型系列活动，使无偿献血的爱心奉献在"善行河北"主题道德实践活动中得到升华。2014年，进一步借势中共河北省委出台的《关于全省共产党员广泛参与志愿服务活动的意见》，将开展志愿服务与组织献血活动相结合，争取省直团工委支持，在省血液中心建立了"省直青年志愿服务基地"，激发了团体单位的参与热情。另一方面，不断转变宣传思路、丰富宣传形式，2016年省血液中心高标准高品质新建了近200平方米的中心站史文化馆，用16个不同模块对采供血工作进行全面展示；升级改造了国家级无偿献血科普教育基地，强化了知识宣传的针对性和可获得性。2017年"6·14"再次升级上线数字化科普馆，共接待社会各界参观4000余人次；邯郸、保定等地推动新闻媒体参与献血活动组织，廊坊、秦皇岛借助微信平台组织线上线下联动，沧州深入开发农村志愿宣传队伍，使无偿献血宣传受众面不断扩大。三是加强无偿献血队伍建设，增强血液应急保障能力。近年来，围绕落实省"两办"通知和血液应急预案要求，广泛开展机关事业单位团体献血活动，中共河北省委办公厅、河北省人民政府办公厅率先带头在冬夏季组织公务人员献血月活动；中共河北省委省直工委以"省直青年无偿献血志愿服务应急队"为先导组建省直青年应急队伍，总人数达5204人。2017年河北省团体献血占比达20.60%，全省共有2486家机关、企事业单位组织开展了无偿献血活动。各地市逐级推动落实应急队伍建设指标，石家庄、保定、承德等9个地市已实现了梯队化应急队伍管理模式，以省、市级团体单位为主体的全省应急队伍人数达到59987人。四是推进临床用血监管，提升科学合理用血水平。2013年，依托省血液中心成立由原省卫生厅医政医管处长任主任的省临床用血质量管理与控制中心，协助上级卫生主管部门积极推进临床合理用血规范化工作。四年多来，先后加强了临床用血标准规范的制定，起草《河北省临床供血储血点设置管理办法》、《供血储血点基本标准》和《河北省医疗机构临床用血基本标准》等规范性文件，协助省卫计委制发了《河北省医疗机构临床用血管理办法》；组织开展了全省临床合理用血培训，培训人员近2000人，合理用血、规范管理的意识和输血技术能力有了明显提高；特别是从2014年起，组织实施了全省范围临床用血检查，针对检查中发现的问题，制定改进措施、完善管理标准，逐步建立常态化督导检查机制。通过主动强化节流措施，促进了临床用血增幅的下降。2016~2017年，在省会石家庄市开展了严格的督导检查，以停血警告、倒逼整改的方式推进临床用血管理的关口前移。

（三）改进质量保障体系，借势京津冀协同发展提升质量管理水平

坚持以采供血环节质量控制为重点，以规范化管理为抓手，以促京津冀协同发展为助力，构建采供血资源网络共享平台，加快采供血运行机制标准化、

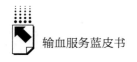

质量管理同质化建设步伐。

一是坚持采供血质量管理体系的自我完善。2004年，全省采供血机构全部通过ISO9000质量管理体系认证；2006年按照卫生部颁布的《血站管理办法》《血站质量管理规范》等一系列血液管理规章和规范要求，全省采供血机构全部建立了血站质量管理体系，每年定期组织质量体系内部审核和管理评审，不断提高采供血过程规范化管理水平。近年来，借鉴北京红十字血液中心经验改革管理评审，开展省内交叉互审、京津冀三地联合内审，进一步增强对质量管理体系运行有效性和符合性评价的客观性。

二是引进新技术、新方法降低血液安全风险。利用全省采供血信息联网平台，拓展、前移血液安全核查关口，实现了省内血站间不合格献血者信息屏蔽和献血间隔控制，有效杜绝了经血传播疾病献血者跨地区献血；全省血站普遍采用了血液去除白细胞、血浆病毒灭活制备技术，进一步降低经血液传播病毒的危险；2015年，争取到国家专项经费3816万元、省财政支持1500万元，完成血站核酸实验室改造、专业设备购置和人员培训，实现了全省血站核酸检测全覆盖。有效缩短了传染病检测"窗口期"，降低了输血残余风险，大大提高了血液安全性。

三是持续开展血液安全督导和依法执业监督检查。自2006年起，结合国家组织的专项检查，组建技术专家队伍，每年组织对血站、单采血浆站进行督导检查。2015年起，依托省临床用血质控中心，连续组织全省临床用血医院合理用血专项检查和输血科技术能力验证，建立了通报和跟踪验证机制。2016～2017年，连续两年配合国家卫计委组织开展血液安全技术核查，有力保障了临床用血安全。

四是借力京津冀协调发展推进质量管理同质化进程。紧抓京津冀采供血工作协同发展重大机遇，明确"以建立三地采供血调剂协调联动机制为主要任务，以实现三地血站管理和血液质量安全标准同质化为工作重点，以实现统一的采供血信息管理系统和血液质量标准为优先工作方向"的血液质量协同发展工作思路，建立京津冀专项工作组，全面启动京津冀《献血信息共享数据平台应用》《血站业务过程标准化》《血液筛查实验室能力指标比对》《质量体系联合内审》四项专题工作，使京津冀采供血业务系统协同建设由框架搭建进入实质化运行阶段，有力推动了血液质量管理同质化发展的进程。

（四）构建一体化志愿服务平台，推动献血志愿服务向专业化发展

发挥志愿服务在社会精神文明建设中的重要载体作用，2009年底，省、市红十字会会同省血液中心对全省无偿献血志愿服务进行统一规划，参照中国红十字无偿献血志愿服务总队制定的实施细则，结合无偿献血工作实际，颁布《河北省红十字无偿献血志愿服务工作管理办法》，实行由各设区市红十字会和中心血站领导及业务指导，采供血机构设专人管理，在全省各市致力于推进省、市、县、乡、镇以及高校、团体等多层级、多覆盖面的无偿献血志愿者队伍建设。2014年，围绕提升志愿者队伍水平，组织编写全省统一的培训教材，为志愿者培训提供标准和依据，搭建经验交流的平台，实现了统一管理制度、统一培训标准、统一注册考核的全省"一盘棋"管理模式，2017年培训教材正式出版。2015年，组织换届选举；并从2015年起，借助献血志愿者的社会资源优势，推动由单纯的献血现场服务向深入基层开展宣传、动员招募献血者、献血网点开发、应急献血志愿队伍建设等服务职能的转变，推动广义的志愿服务向采供血服务专业化方向靠拢。

（五）实施优惠便民服务工程，促进献血人群向固定献血者队伍转化

近年来，河北省采供血机构围绕服务留人、惠民留心的工作思路，全力打造优质服务品牌，努力把群众能够感受到的服务做实。一是加强网点建设，拓宽献血服务辐射范围。持续加大建设投入，加强固定采血点和献血屋建设。全省各采供血机构合理设置采血点，根据献血场所设置要求，结合各地发展实际，在市区、县城繁华地段、大学城建立献血屋，设置献血房车，以街头固定献血场所为根据地，采血服务向周边社区乡镇延伸。目前，全省共有血站12家、固定献血屋（房车）49个、专业采血车73辆，逐步建立了横向到边、纵向到底、覆盖市区乡镇的采血服务网络新格局。二是完善献血后惠民服务举措，提高献血者黏合度。在2012年全省实现了省内异地血费报销的基础上，2015年启动了全省献血相关人用血后血费出院即报工作。目前，出院即报工作已在全省11个地市173家联网用血医院全面铺开。2017年，共完成出院即

121

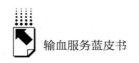

报总数 7826 人次，按照到血站单独报销人均次路费约 30 元计，每年将累计为群众节约 23 万余元。省血液中心建立了国内较早、全省首个献血信息服务平台——966016，在解答咨询、献血预约等功能的基础上，实现了献血后 20 分钟献血者服务满意度回访和 48 小时血液检测信息回告，献血服务评价更加科学有效。三是拓展延伸服务，打造爱心传播平台。按照献血环境建设与文化建设相统一的思路，省血液中心改造了本部献血大厅，改造升级设备设施，与省图书馆合作建立"爱心书屋"，并创新引入社会义工自我管理模式，既让献血者在奉献的同时感受到文化精神的回馈，也为社会志愿服务的广泛开展搭建了平台，中心"爱心书屋"被省会文明办授予"市民公益基地"。

六　面临的问题和挑战

（一）血液保障压力不断加大

近年来，随着河北省医疗卫生事业的发展，临床救治用血量逐年加大，全省采供血机构的保障能力趋于饱和。同时，还面临着区域性血液日常保障和国家重大活动的血液应急保障任务。比如，随着京津冀协同发展的逐步深入，雄安新区建设势必要承担疏解首都就医压力功能，北京部分医疗资源的转移将带动河北临床用血量的大幅提升；2020 年冬奥会的血液保障任务也是不容忽视的。

（二）多部门协作共同参与的联动机制作用发挥还需要深化

目前河北省以政府主导为核心的省级组织工作机制初步建立，但是多部门参与，定期讨论、研究重大事项的会商机制尚有欠缺，小组成员在本系统内自上而下的贯彻、部署、落实渠道还没有完全疏通。比如，河北省已正式出台了激励献血者的"三免政策"和宣传工作指导意见，但是在多部门协调落实相关工作上还缺乏配套的政策。

（三）应对输血安全残余风险的技术和法律责任问题还需要法规层面的整体规划

虽然按照国家要求，全省实现了核酸检测全覆盖，但输血相关传染病检测"窗口期"仍是当前不可避免的技术壁垒。此外，区域性新发传染病、恶意献血行为以及现行国家法规没有明晰的干扰因素等对血液安全的危害，同样不容忽视。需要以地方法规、规范的形式进行补充，并根据需要适时修订完善。

（四）采供血机构基础建设及献血服务网点设置缺乏适宜的依据标准

无偿献血工作在国家层面得到高度重视，2016年国家印发的《全民健康保障工程建设规划》（发改社会〔2016〕2439号），明确规定血站基础设施建设标准；对于献血场所设置，《献血场所配置要求》中也有明确要求。但由于《全民健康保障工程建设规划》并未提及配套设备、人员编制等建设指标，而《献血场所配置要求》是行业性标准，缺乏与之相适宜的标准，这使城建、规划部门政策依据的遵从性相对滞后。

七 对策和建议

（一）"主导"的问题是"机制"问题，需要把工作机制建起来

《献血法》明确政府的主导作用体现在领导本行政区域内的献血工作，统一规划并负责组织、协调有关部门共同做好献血工作。也就是说，无偿献血的责任主体是政府，必须把发挥政府主导作用作为推动无偿献血工作的重点任务。落实"主导作用"的关键是在建立组织机构的基础上，建立无偿献血工作定期研究机制、重大紧急情况应急保障机制、失职责任问责机制等管理机制，组织、协调有关部门共同做好献血工作。

（二）"协作"的问题是"职责"问题，需要把部门责任明晰起来

无偿献血是一项社会性工作，其宣传、组织、发动需要有关部门的积极参与，单靠采供血机构或卫生计生部门来实施效果不显著。因此，加强无偿献血工作的焦点在于推动部门间加强协作，不断优化无偿献血政策环境。强化部门协作一方面要明确部门的职责；另一方面采供血机构也要主动作为，及时研究

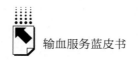

存在的问题，积极协调有关部门履行好职责。只要各有关部门真正履行好责任，无偿献血事业发展就一定会加快。

（三）"参与"的问题是"宣传"问题，需要把社会氛围营造起来

社会广泛参与的核心在于积极有效的宣传动员措施的落实。强化宣传首先要强化多部门联动机制的建立，推进相关部门在无偿献血方面作用的发挥。同时还要增强宣传的针对性，除了要发挥好传统媒体的作用，把宣传效果做大做深外，也要研究发挥新媒体的作用，开发网络媒体资源，使宣传受众面更广更宽。尤其是针对主流媒体和团体单位，要了解他们的关注点，找准参与的结合点。

（四）"保障"的问题是"方向"问题，需要加强应急能力

强化血液供应保障必须结合自身实际，明确工作方向，理清工作思路。一方面，把血液日常保障的"方向"瞄准团体单位和农村，针对特定人群设计、制定宣传方案，围绕建立团体献血队伍、扩充农村固定血源开展招募活动，进一步放大血源目标的人群基数。另一方面，要把提高血液应急保障能力作为加强无偿献血工作的难点来抓，将血液应急保障的"方向"指向建立应急机制和落实应急队伍，要建立政府主导的应急保障机制，科学规范血液应急保障行为，提高调动各种应急资源的能力；要按要求建立应急梯队，细化团体献血队伍、成分献血者队伍和稀有血型献血者队伍，确保应急保障的资源底数。

B.9
2017年湖南省采供血发展报告

谭明华　李　涛　尹　澎　王双林*

摘　要： 本文以 2017 年湖南省采供血机构的调查数据为基础，通过对采供血机构的设置情况、人力资源情况、血液采集情况、血液供应情况、血液检测情况和信息系统建设等方面进行分析，以了解湖南省无偿献血事业的发展现状、主要的工作成绩、存在的主要困难和问题。针对实际困难和不足提出全省联动宣传、合理制定血站编制、提高血站工作人员整体素质、增加对血站工作的投入等建议，以保障采供血事业健康可持续发展。

关键词： 湖南省　采供血　无偿献血

《中华人民共和国献血法》（简称《献血法》）及《湖南省实施〈献血法〉办法》（以下简称"一法一办法"）颁布实施以来，在省委、省政府的正确领导下，全省各级党委政府和相关部门认真贯彻"一法一办法"，湖南省的血液管理事业取得了长足进步，建立并不断完善了无偿献血制度和血液安全管理制度，建成了横向到边、纵向到底覆盖城乡的采供血服务体系，血液供应能力有了极大提高，血液安全水平得到了有力保证。但随着经济社会的发展和医药卫生体制改革的深入推进，无偿献血招募、血液供需、血液管理工作遭遇的困难和面临的挑战不断增多。现对 2017 年湖南省采供血工作进行回顾、总结。

＊ 谭明华，长沙血液中心质管科科长，副主任技师；李涛，长沙血液中心质管科副科长，副主任技师；尹澎，湖南省卫生计生委医政医管处，副调研员；王双林，长沙血液中心主任，高级经济师。

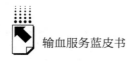

一 湖南省采供血机构现状

（一）采供血机构设置情况

湖南省采供血机构共有血站 14 家，其中血液中心一家，位于省会城市长沙市；中心血站 13 家，位于除了长沙外的其他地级市政府所在地。湖南省首家血站长沙血液中心成立于 1958 年，原名长沙市中心血库，1987 年升级为长沙市中心血站，2000 年经原卫生部评审更名为长沙血液中心，2016 年 6 月加挂牌湖南省血液中心，隶属长沙市卫生计生委。

（二）采供血机构人力资源情况

1. 性别构成

2017 年，湖南省采供血机构共有工作人员 1461 人，其中男性 374 人，占 25.60%；女性 1087 人，占 74.40%。

2. 学历构成

截至 2017 年底，湖南省采供血机构工作人员中有博士学历 2 人，占 0.14%；硕士学历 52 人，占 3.56%；大学本科学历 782 人，占 53.52%；大学专科学历 517 人，占 35.39%；中专及以下学历 108 人，占 7.39%。其中长沙市硕士及以上学历 22 人，占硕士及以上学历人员的 40.74%（见表 1）。

表 1 湖南省采供血机构工作人员学历情况

单位：人

采供血机构类别	人数	学历构成人数				
		博士	硕士	本科	专科	中专及以下
血液中心	296	2	20	159	94	21
中心血站	1165	0	32	623	423	87
合　计	1461	2	52	782	517	108

3. 年龄构成

20 岁及以下的有 7 人，占 0.48%；21~30 岁有 530 人，占 36.28%；31~40 岁有 482 人，占 32.99%；41~50 岁有 327 人，占 22.38%；51 岁及以上的有 115 人，占 7.87%（见表 2）。

表2　湖南省采供血机构工作人员年龄分布

单位：人

采供血机构 类别	人数	年龄构成人数				
		20岁及以下	21～30岁	31～40岁	41～50岁	50岁以上
血液中心	296	3	152	70	52	19
中心血站	1165	4	378	412	275	96
合　计	1461	7	530	482	327	115

4. 职称构成

正高级职称有8人，占0.55%；副高级职称有119人，占8.15%；中级职称有298人，占20.40%；初级职称有741人，占50.72%；其他有295人，占20.19%。其中长沙市具有高级职称的为28人，占全省采供血系统高级职称人员的22.05%。

5. 专业构成

湖南省采供血系统有编制内人员658人，占45.04%；编制外人员有803人，占54.96%。卫生技术人员有1095人，占75%，非卫生技术人员有366人，占25%。在卫生技术人员中有医生118人，占卫生技术人员的10.78%；护士有700人，占63.93%；检验有252人，占23.01%（见表3）。

表3　湖南省采供血机构工作人员专业构成

单位：人

采供血机构 类别	人数	在编 人数	编外 人数	卫技 人数	非卫技 人数	卫技人数			
						医生	护士	检验	其他
血液中心	296	123	173	232	64	25	154	53	0
中心血站	1165	535	630	863	302	93	546	199	25
合　计	1461	658	803	1095	366	118	700	252	25

6. 人员流失情况

近年来，湖南省采供血机构共流失191人，占13.07%。其中卫生技术人员有160人，占83.77%；非卫生技术人员有31人，占16.23%。流失人员中高级职称有1人，占0.52%；中级职称有8人，占4.19%；初级职称有155人，占81.15%；其他27人，占14.14%。

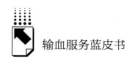
（三）采供血机构设施设备

1. 设施

湖南省采供血机构本部的建筑面积共 82881.25 平方米，其中最小的建筑面积为 2000 平方米，最大的建筑面积为 11365.4 平方米。建筑面积小于 5000 平方米的采供血机构有 6 家，占 42.86%；建筑面积在 5000～10000 平方米的采供血机构有 5 家，占 35.71%；建筑面积在 10000 平方米以上的采供血机构有 3 家，占 21.43%。主体建筑的落成时间小于 5 年的采供血机构有 3 家，占 21.43%；主体建筑的落成时间为 5～10 年的采供血机构有 1 家，占 7.14%；主体建筑的落成时间大于 10 年的有 10 家，占 71.43%。

目前湖南省共有献血点位 159 个，其中固定献血点 77 个，流动献血点 82 个（见表 4）。采血点位的合理布局为献血者选择献血地点提供了较大便利，同时提升了辖区内的采供血保障能力。

表 4 湖南省各地献血点位情况

单位：个

地　区	固定献血屋（车）	流动献血车	小计
长　沙	17	14	31
岳　阳	3	8	11
湘　潭	6	4	10
株　洲	9	4	13
衡　阳	2	15	17
郴　州	1	10	11
常　德	12	4	16
益　阳	4	4	8
娄　底	5	2	7
邵　阳	5	4	9
湘　西	1	5	6
张 家 界	3	3	6
怀　化	5	2	7
永　州	4	3	7
合　计	77	82	159

2. 设备

大型关键设备（10 万元以上的设备）646 台，其中进口设备 259 台，占

40.09%；国产设备 387 台，占 59.91%。使用年限在 5 年以内的有 340 台，占 52.63%；使用年限在 5～10 年的有 221 台，占 34.21%；使用年限在 10 年以上的有 85 台，占 13.16%。

二 湖南省采供血情况

（一）无偿献血整体情况

2017 年，湖南省共有 58.33 万人次参加无偿献血，共采集血液 1029463U，千人口献血率为 8.33‰，其中长沙、湘潭、株洲三市千人口献血率高出全省平均水平，分别为 20.66‰、8.81‰、11.88‰。（见图 1、图 2）。

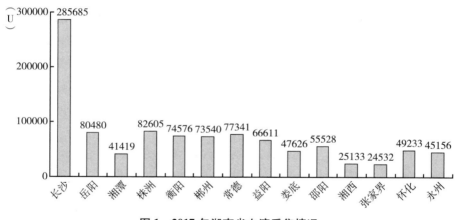

图1 2017 年湖南省血液采集情况

（二）无偿献血者情况

1. 性别构成

从性别构成上看，2017 年献血者仍以男性为主，达 36.34 万人次，占比 62.31%；女性献血者 21.98 万，占比 37.69%。

2. 年龄构成

从年龄构成上看，2017 年献血者中，20 岁以下献血者为 9.67 万人次，占比 16.58%；21～30 岁献血者为 15.32 万人次，占比 26.27%；31～40 岁献血

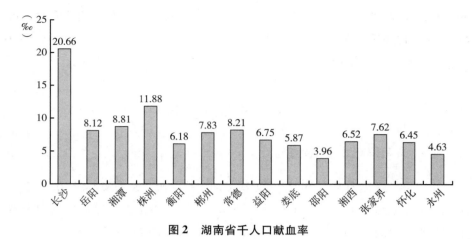

图2 湖南省千人口献血率

者为13.02万人次,占比22.31%;41~50岁献血者为13.68万人次,占比23.46%;51~55岁献血者为6.07万人次,占比10.41%;55岁以上0.57万人次,占比0.97%。

3. 学历构成

从学历构成上看,硕士及以上献血者1.11万人,占比1.90%;本科学历14.74万人,占比25.28%;专科学历16.27万人,占比27.89%;中专学历4.03万人,占比6.91%;高中学历9.69万人,占比16.61%;初中学历8.89万人,占比15.24%;小学学历0.41万人,占比0.70%,学历未知3.19万人,占比5.47%。

4. 献血次数

从献血次数上看,2017年献血一次的献血者为36.24万人,占比62.13%;献血两次以上22.09万人,占比37.87%。

5. 职业构成

从职业构成上看,有医务人员献血者4.01万人,占比6.87%;学生12.81万人,占比21.96%;公务员4.35万人,占比7.46%;教师3.0万人,占比5.13%;职员6.59万人,占比11.30%;务农者6.81万人,占比11.68%;务工者3.58万人,占比6.14%;职业未知(其他)17.18万人,占比29.46%。

（三）血液供应情况

湖南省常住人口 6775.38 万人，临床用血医院 742 个。其中一级医院 321 个，占比 43.3%；二级医院 329 个，占比 44.3%；三级医院 92 个，占比 12.4%。长沙市三级医院 35 个，占湖南省三级医院的 38.0%。

2017 年一级医院使用全血 9U，占一级医院用血的 0.02%；使用红细胞类产品 23362U，占一级医院的 59.5%；使用机采血小板 333 治疗量，占一级医院的 0.85%；使用手工血小板 828 治疗量，占一级医院的 2.11%；使用新鲜冰冻血浆 5334U，占一级医院的 13.59%；使用冰冻血浆 7413U，占一级医院的 18.88%；使用冷沉淀凝血因子 1980U，占一级医院的 5.04%。2017 年二级医院使用全血 1634U，占二级医院用血的 0.28%；使用红细胞类产品 320104U，占二级医院的 54.06%；使用机采血小板 5263 治疗量，占二级医院的 0.89%；使用手工血小板 17430 治疗量，占二级医院的 2.94%；使用新鲜冰冻血浆 71642U，占二级医院的 12.10%；使用冰冻血浆 109304U，占二级医院的 18.46%；使用冷沉淀凝血因子 66762U，占二级医院的 11.27%；使用其他血液成分 36.5U，占二级医院的 0.01%。2017 年三级医院使用全血 33.5U，占三级医院用血的 0.002%；使用红细胞类产品 563210U，占三级医院的 34.46%；使用机采血小板 45512 治疗量，占三级医院的 2.78%；使用手工血小板 58343 治疗量，占三级医院的 3.57%；使用新鲜冰冻血浆 180783U，占三级医院的 11.06%；使用冰冻血浆 331838U，占三级医院的 20.30%；使用冷沉淀凝血因子 454615U，占三级医院的 27.81%；使用其他血液成分 144U，占三级医院的 0.009%。

2017 年，全血使用情况在一、二、三级医院的占比分别为 0.54%、97.44%、2.03%；红细胞类产品使用情况在一、二、三级医院的占比分别为 2.58%、35.31%、62.12%；机采血小板使用情况在一、二、三级医院的占比分别为 0.65%、10.30%、89.05%；手工血小板使用情况在一、二、三级医院的占比分别为 1.08%、22.75%、76.17%；新鲜冰冻血浆使用情况在一、二、三级医院的占比分别为 2.07%、27.79%、70.14%；普通冰冻血浆使用情况在一、二、三级医院的占比分别为 1.65% 、24.37% 、73.98% ；冷沉淀凝血因子使用情况在一、二、三级医院的占比分别为 0.38% 、12.76% 、86.87% ；其他血液成分使用情况在一、二、三级医院的占比分别为 0 、20.22% 、79.78% 。

（四）血液检测情况

湖南省 14 家血站目前均采用两次酶免加一次核酸的检测模式，实现了核酸检测项目的全覆盖。

2017 年全省常规检测标本共计 585171 份，不合格共计 15208 份，不合格率为 2.6% 。其中 ALT 不合格 5259 份，占不合格标本数的 34.58% ；HBV 不合格 4949 份，占不合格标本数的 32.54% ；HCV 不合格 1469 份，占不合格标本数的 9.66% ；HIV 不合格 1067 份，占不合格标本数的 7.02% ；TP 不合格 2464 份，占不合格标本数的 16.20% 。核酸检测标本 574001 份，不合格共计 827 份，不合格率为 0.14% 。其中 HBV - DNA 不合格 811 份，占不合格标本数的 98.07% ；HCV - RNA 不合格 11 份，占不合格标本数的 1.33% ；HIV - RNA 不合格 5 份，占不合格标本数的 0.60% 。

（五）血液报废情况

2017 年全年报废（除检测报废外）血液产品总量为 122780U，其中脂肪血（主要为脂浆）报废为 111727U，占总报废量的 91.00% ；溶血报废 51U，占总量的 0.04% ；破袋报废 590U，占总量的 0.48% ；纤维蛋白析出报废 440U，占总量 0.36% ，特殊抗体报废 190U，占总量 0.16% ；其他原因报废 2510U，占总量 2.04% ；血液过期报废为 7272U，占总量的 5.92% （见图 3 ）。

（六）信息化建设情况

湖南省采供血机构尚未实现全省联网，但基本实现血站与临床用血机构网络连接，加强了对临床用血机构的监管。14 家单位使用的具体血液信息化管理系统见表 5 。

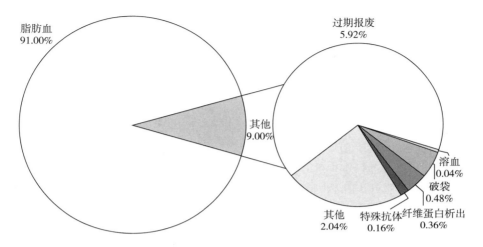

图3　2017年湖南省血液报废情况统计

表5　2017年湖南省采供血机构信息化管理系统使用情况

单位：个，%

运营商	系统名称	机构数量	占比
唐山启奥科技有限公司	SHINOW 9.0	6	42.86
	Modern2000	2	14.29
广东穿越医疗科技有限公司	PASS SPRING	5	35.71
烟台海默软件科技有限公司	新一代血液安全与服务系统	1	7.14

（七）其他采供血业务

1. 无偿献血宣传情况

湖南省2017年宣传总经费（不含献血纪念品）1505.6886万元，其中财政拨款827.9671万元，占54.99%；单位自筹580.3215万元，占38.54%；其他来源97.4万元，占6.47%。其中长沙、衡阳、益阳为财政全额拨款；岳阳、株洲、常德、娄底、湘西、张家界和怀化为全额单位自筹；湘潭、郴州和永州为部分财政拨款，拨款比例分别为38.0%、73.9%和67.8%。

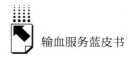

2. 无偿献血纪念品及补贴发放情况

2017 年湖南省捐献 300ml 全血纪念品标准为 18～30 元，平均为 24.7 元，捐献 400ml 全血纪念品标准为 18～30 元，平均为 24.9 元，其中除了永州之外，其他各地区捐献两种规格全血的纪念品标准是一样的。捐献 1 个单位机采血小板纪念品标准为 40～150 元，平均为 81 元，捐献 1.5 个单位机采血小板纪念品标准为 60～180 元，平均为 116.25 元，捐献 2 个单位机采血小板纪念品标准为 80～220 元，平均为 139.5 元；在已开展机采血小板采集的地区中，省会长沙市纪念品标准最高，怀化市标准最低。

3. 志愿者服务队伍建设情况

截至 2017 年 12 月，湖南省志愿者服务队共 78 个，在册人数 7437 人。其中最早的志愿者服务队成立于 2003 年 11 月，在册人数 621 人，占总在册人数的 8.35%，目前省内血站系统中志愿者队伍最多的血站有 23 个志愿服务队，在册人数达 3000 人，占总在册人数的 40.33%；人数最少的志愿者服务队目前在册人数 22 人，占总在册人数的 0.3%。

三　主要工作成效

（一）组织领导体系建设情况

2006 年 9 月，经湖南省人大立法，颁布了《湖南省实施〈中华人民共和国献血法〉办法》，各市州也相继制定了相关管理办法，且除 1 个地市外，其他 13 个市州均成立了无偿献血工作领导小组，由市州政府负责同志任组长。各级领导对无偿献血工作高度重视和关心，许多领导不仅亲自组织大型无偿献血活动，带队开展督导检查，研究和解决工作中存在的困难和问题，还带头献血，做出表率，在全省产生了良好影响。省卫生计生委每年都将无偿献血工作、采供血机构网络建设和储血点建设情况等指标纳入对市州卫生计生委的绩效考核，并大力推行"采适量、供及时、用合理、保安全"十二字工作方针，着重加强团体和农村无偿献血工作；各地也采取相应措施，全力保障无偿献血工作，长沙、郴州、岳阳、衡阳、株洲、湘潭、邵阳、益阳、张家界 9 个城市均将无偿献血工作纳入了市政府对所辖县市区政府年度绩效考核范围，有力推动了团体献血模式的发展。省、市卫生监督机构建立非法采供血举报制度，长期保持对采供血机构违法违规频采、超采以及冒名顶替献血等行为的查处力度，确保采供血机构的依法依规执业。

（二）质量体系建设情况

自 2006 年以来，全省血站全部通过了 ISO9000 国际质量管理体系认证，并按照原卫生部"一法两规"，建立并不断完善质量管理体系。为规范实验室管理，进一步提升血液检测水平，2010 年 3 月，株洲市中心血站通过了 ISO17025《检测和校准实验室能力的通用要求》的认可，省血液中心也于 2016 年正式启动了 ISO15189《医学实验室质量和能力的要求》的认可工作。各血站全部使用全自动酶免检测系统，严格血液检测的初检和复检，实行不同方法不同试剂的二次检测；努力推进血液核酸检测，2015 年 10 月全省 14 个市州血站实现血液核酸检测全覆盖，走在全国前例。2017 年，全省核酸检测标本总数 574001 份，不合格共计 827 份，不合格率为 0.14%，血液安全保障水平得到进一步提升。信息化管理不断加强，全省实现了血站计算机内部网络管理，采血、检测、供血各个环节实行计算机联网监控管理，基本实现血站与临床用血机构网络连接，加强了对临床用血机构的监管。质量监控持续推进，2010 年以来，各市州相继成立市级血液质量控制中心（临床用血质量控制中心），对辖区内采供血及临床用血工作提供技术培训和业务指导。为建立全省统一的血液质量控制评价体系，促进全省采供血机构血液质量控制水平的整体提升，2016 年 6 月，经省卫生计生委批准，成立湖南省采供血质量控制中心并挂靠省血液中心。质控中心通过举办质量管理研讨会、培训班等形式，针对全省采供血工作中存在的热点、难点问题，制定既符合规范又切合实际的解决方案。每年协助省卫生计生委组织专家进行血液质量安全评估和年度考核，以及"回头看"等质量检查活动，为规范全省血站采血工作流程、提高员工质量意识发挥了重要作用。

（三）无偿献血宣传招募情况

无偿献血宣传工作推陈出新，主题活动"创特色"。省血液中心 2017 年"6·14"活动首次打破传统，将献血宣传与城市动脉——地铁相结合，推出

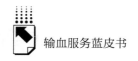

了全国首条无偿献血爱心感恩通道、首趟无偿献血科普专列，发行了全国首张爱心献血地铁卡。10·1"我为祖国献热血"活动期间，邀请了18位湖南广电知名主持人走上街头各个献血点，与广大市民零距离互动，在长沙街头掀起了一股"为祖国献热血"的热潮。各市州充分利用各种纪念日和周年庆等节假日举办献血主题活动，株洲市中心血站举办了"热血铸丰碑——纪念第14个世界献血者日暨无偿献血颁奖公益晚会"；衡阳中心血站开展了公职人员献血活动和"第二届最美献血大学生评选"活动；常德中心血站每年1~2月举办"全市医务人员献血月"活动，7~8月举办"公务员献血活动月"活动；怀化市中心血站连续6年开展"忠党爱民献血热血"活动，组织市直机关入党积极分子及发展对象参加无偿献血。张家界市中心血站组织了第三季"点亮张家界，为献血者点赞"活动；邵阳市中心血站举办了"万人宣传、千人献血、百人宣誓"的大型无偿献血活动；岳阳市中心血站举办了全省血站文化管理暨无偿献血志愿者服务工作研讨会；湘潭市中心血站开通全国首档无偿献血公益诵读爱心FM《用心吐字，用爱归音》栏目等。官方微信平台发展迅速，省血液中心加入了国家卫生计生委宣传司牵头成立的中国医疗自媒体联盟和湖南省卫生计生委宣传处牵头成立的湖南健康传播联盟。因宣传稿件优秀和自媒体运营良好，株洲市中心血站获得"中国献血网"颁发的"全国无偿献血宣传十佳单位"；"株洲献血网"获得国家卫计委宣传司颁发"优秀官方网站"奖。郴州《中国献血网》上稿量排全国第三名，《人民日报》报道郴州市"献血冠军"廖静平的感人故事，人民网、中国网、中新网、中国日报网等50多家国内知名网站转载。

（四）基础设施建设情况

长沙血液中心于2015年6月已经完成整体搬迁，于2016年8月加挂湖南省血液中心的牌子，有利于更好地履行血液中心的职责和作用，保障省会城市临床用血安全。目前，衡阳市中心血站，永州市中心血站整体搬迁也在筹划之中。另外，各血站自筹资金全面完成了房屋改扩建和实验室改造工作，湖南省重点加强血站基础建设，对14个市州血站的设备进行了部分更新。全省血站业务用房和仪器设备基本达到了国家标准要求，具备了血液的现代化检测能力。完善采供血网络建设，全省共有77个/台献血屋

（房车），置有流动采血车82辆，送血车49辆，全省采供血网络建设初步形成。

四 存在的主要困难和问题

（一）血液供需矛盾仍然存在

近年来，社会环境造成无偿献血队伍的稳定性欠佳，社会公益事业的社会公信度提升较慢。与此同时，全省的医疗临床用血量逐年增加，从1998年到2013年年均增长9.84%，2017年全省供应临床用血共2265913.557U，血源增加速度难以跟上用血需求增长速度。

（二）单位机构编制与工作实际不匹配

一是血站的机构管理性质不统一。14个血站，有自收自支单位，有差额拨款单位，有全额拨款单位，不利于血站的平衡发展和正常运转，且将作为公益性事业单位的血站定位为自收自支单位，易给公众留下血站是营利单位的印象。二是机构级别设置不够规范。目前，有4家为副处级单位、10家为正科级单位，4个血站站长高配为副处级干部。三是编制严重不足，2017年全省在岗人数1461人，近一半为临时聘用人员，在编人员与非在编人员倒置，影响单位管理体制机能的发挥，对单位的稳定、血液的供应保障和血液质量安全带来了极大的隐患，不利于采供血机构健康持续发展。

（三）人员整体素质偏低制约了血站可持续发展

一是高学历、高层次的人员比例偏低。其中，博士2人，均为长沙血液中心员工，本科学历占一半左右（782人），为53.52%；硕士学历者仅52人，其余都是大专及以下人员。二是技术职务任职资格人员数偏少。在1461位血站工作人员中，有高级卫生专业技术职称者127人（正高8人），仅占8.7%，中级职称为298人，卫生专业技术高中级职称只占全部血站工作人员的29.09%。三是血站发展后继乏人。由于编制原因，不少血站多年没有招录正

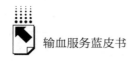

式员工，尤其招聘不到本科检验人员，血站的血液核酸检测和血液安全各方面都存在一定的隐患。

（四）财政投入不能满足血站生产和发展需要

根据《湖南省实施〈中华人民共和国献血法〉办法》规定，血站工作经费应由财政保障；临床用血收取用由财政专户管理，用于献血者临床用血付费偿还。但各市州财政没有给血站提供相应保障，血站运转绝大部分依靠血费来维持。2017年中央补助艾滋病防治血液质量安全项目经费1742万元，14个市州财政投入7525.37万元，占当年血站支出的21.45%；省级财政对各级血站一直没有预算补助，血站主要的收入来源为血费收入。有的市州政府还向血站收取调节基金。

由于缺乏资金，很多血站根据国家标准需要配备的有关设备不能到位，血液安全保证措施难达民众安全期望，血站工作人员待遇过低，采供血工作有其特殊性，一线工作人员没有节假日，没有周末休息日，每天工作10多个小时，付出与收益的不成正比严重影响着采血一线工作人员的积极性，各血站非在编人员随时丢下手上工作，辞职走人的事件时有发生。有些中小型血站为保证人员工资待遇，不得不压缩运行成本，给血液质量安全带来极大隐患。

（五）无偿献血的宣传教育作用发挥不充分

近几年来，有关部门虽然在无偿献血宣传方面做了不少工作，但影响面和影响度还未达到应有水平。血站受经费制约无力进行广泛宣传。相当多的社会人群对无偿献血的积极意义理解不深，对血液的科学知识了解甚少，对血液采供环节的质量和技术要求更不清楚。无偿献血宣传还有很大的扩充空间。一是一般性工作宣传多，有针对性的宣传相对不足。对献血知识宣传多，对公民在无偿献血活动中的权利义务解释相对不足，献血法律法规的宣传普及也不够广泛。二是传统媒体宣传多，户外宣传少。受经费等的限制，无偿献血宣传一般都采用宣传手册、报纸来宣传，很少有大型的户外广告，电视公益宣传相对缺乏。三是血液知识普及不够，献血有害健康等传统观念根深蒂固。教育部门未有效组织开设血液科学知识教育的相关课程，这些严重影响了无偿献血工作的开展。

（六）采血工作环境亟待改善

目前，流动献血车和献血房车是血站采血主要场所。但是，有的政府部门对此不支持，甚至将其视为商业行为，城管人员以影响市容为由，驱赶采血车的情况时有发生；商铺觉得献血车影响其生意，对医护人员横加指责，甚至断电停水，造成献血地点不固定，献血者不方便献血；有的商场说献血车停在广场是放血，坚决不同意；有的市州献血车街头采血要缴停车费、综合治理费、卫生费、管理费等。血站新建一个献血屋困难重重，而献血屋一般要设在人口流动密集的地段，需要国土、城管、规划等多个部门的协调，难度较大。采血车、送血车的通行费法定优惠政策未落实。按照《湖南省实施〈中华人民共和国献血法〉办法》规定免除采血车、送血车的通行费，但目前该项优惠政策没有得到全面落实。这些在一定程度上阻碍了无偿献血事业。

五　工作建议

（一）实现全省联动宣传

目前，湖南省无偿献血宣传工作大多各自为政，造成了资源的浪费，也不利于整体宣传氛围的营造。建议联合省内各大优势媒体，进一步整合资源，共同开展全省范围内的无偿献血宣传，在省内营造浓厚的社会爱心氛围。

（二）合理制定血站编制原则，保证血站正常运行

现在省内各市州采供血机构都不同程度地存在人员编制过少的情况，严重影响了湖南省采供血事业的人才队伍建设，对血液的供应保障和质量安全带来了较大隐患。根据《血站基本标准》要求，按照全省采血规模和采血实际情况，统一合理确定湖南省各采供血机构的人员编制，切实解决当前采供血机构人员编制不足这一问题。

（三）大力提高血站工作人员的整体素质

为确保湖南省血液供应足量保质，适应血液核酸检测工作全面推进的需

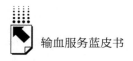

要，培养湖南省血液工作在国家平台上的话语权，应在人员培训、高层次人才培养方面给予血站更多的支持。

（四）大力增加对血站工作的投入

血站的基础设施、设备更新、日常运转等均需要足够资金。近十年来，国家和省级财政对医疗机构和疾病预防控制机构持续投入，使医疗、疾控机构的基础设施和仪器设备的装备都发生了很大变化，但对于采供血机构的投入明显不足。希望通过增加财政投入，加强血站基础设施和仪器设备建设，以适应医改工作的进一步深入。

B.10
2017年吉林省采供血发展报告

王相荣　宛尔男　刘然*

摘　要： 本报告的数据来源于吉林省16家采供血机构（含7家分支机构）2017年度采供血能力调查问卷。本研究报告采用全面调查的方法覆盖全省所有采供血机构的采集数据，并进行统计分析。在人力资源、血液采集情况，献血者自然情况、血液检测、血液报废、血液制备、信息化建设、质量管理等方面进行了详细的现状分析和趋势发展分析。同时，结合吉林省的医疗发展现状和医疗资源特点对吉林省的采供血工作进行了全面的梳理和总结，分析采供血工作中面临的问题和困难，提出成立全省献血工作管理机构、完善献血者权益条例、实现采供血信息一体化等建议。

关键词： 吉林省　采供血　献血者

　　吉林，地处中国东北中部，东北亚地理中心，因清初建吉林乌拉城而得名，简称"吉"，省会长春，原省会为吉林市。地跨东经121°38′~131°19′、北纬40°50′~46°19′。东西长769.62公里，南北宽606.57公里，土地面积18.74万平方千米，占全国面积的2%。吉林省辖长春（副省级市、省会）、吉林市（较大的市、原省会）、四平、松原、白城、辽源、通化、白山和延边朝鲜族自治州（简称延边州），另直管梅河口、公主岭2个县级市。2017年吉林

---

* 王相荣，吉林省血液中心主任，高级政工师；宛尔男，吉林省血液中心业务科副科长，副主任检验师；刘然，吉林省血液中心献血服务部，副主任医师，博士研究生。

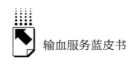
省常住人口 2771 万人，总人口数近 3 年来呈持续下降的趋势。

吉林省的采供血工作的开展始终与国家政策亦步亦趋，保持同步。自 1998 年《中华人民共和国献血法》颁布实施以来，吉林省的采供血工作有了长足的发展和变化，全省各地、各级政府能够把无偿献血工作的推进、采供血工作的开展作为城市安全保障的重要部分给予关注。但受东北经济滑坡、地区人口流失、医疗发展变化等客观因素的影响，全省的采供血形势不容乐观，全省的采供血量已出现了连续 3 年的下降，与医疗服务血液需求之间的矛盾日益明显。

一 采供血机构基本情况

（一）机构设置

全省共计 16 家采供血机构，其中 1 家血液中心，8 家中心血站和 7 家分站，（其中梅河口、公主岭、长白山管委会等 3 家分站计划升级为中心血站管理），现全省的采供血机构的设置分布能够基本覆盖保障全省的医疗服务血液需求（见表 1）。

表 1 全省采供血机构设置情况

单位：个

序号	省辖市	机构		
		血液中心	中心血站	分站
1	长春市	1		
2	吉林市		1	1
3	四平市		1	1
4	辽源市		1	
5	通化市		1	1
6	白山市		1	
7	松原市		1	
8	白城市		1	
9	延边州		1	4

省内16家采供血机构为全省352家医疗机构提供供血服务，供血服务辐射最远的是白山市的长白县，距离远达280公里，送血时间长达6个小时（见表2）。

表2　采供血服务覆盖能力

地 区	采血覆盖区域常住人口（万人）	最远供血距离（公里）	最长送血时间（小时）	供血医疗机构数（个）	供血县(区)数(个)	机构个数(个)		
						血液中心	中心血站	分站
长春市	760	180	3	77	15	1		
吉林市	450	195	3	38	4		1	1
四平市	351	120	2	89	3		1	1
辽源市	130	50	1	11	2		1	
通化市	234	120	2	38	7		1	1
白山市	132	280	6	20	4		1	
松原市	290	102	2	25	5		1	
白城市	206	200	3	24	5		1	
延边州	218	140	2.5	30	8		1	4
合计	2771	280	6	352	53	1	8	7

（二）人员结构

1. 从业人员身份结构

全省采供血机构共有从业人员1114人，其中编制内人员有742人，占总人数的66.61%；非编制人员有372人，占总人数的33.39%。

2. 从业人员年龄结构

数据统计显示，全省从业人员中19岁及以下的有1人，占比0.09%；20～29岁为240人，占比21.54%；30～39岁为331人，占比29.71%；40～49岁为337人，占比30.25%；50～59岁为198人，占比17.77%；60岁及以上的有7人，占比0.63%。

3. 从业人员的学历结构

数据统计显示，全省采供血机构有博士学历2人，占比0.18%；硕士学历47人，占比4.22%；大学本科学历475人，占比42.64%；大学专科学历386人，占比34.65%；其他204人，占比18.31%。其中长春市、吉林市硕士以上学历45人，占硕士以上学历人员的91.84%。

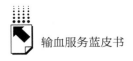

4. 从业人员职称结构

数据统计显示，全省采供血机构专业技术人员中，有正高级职称 31 人，占比 2.78%；副高级职称 155 人，占比 13.91%；中级职称 177 人，占比 15.89%；初级职称 358 人，占比 32.14%；未获得职称资格 84 人，占比 7.54%；其他 309 人，占比 27.74%。其中，长春市、吉林市具有高级职称的为 77 人，占全省采供血系统高级职称人员中的 41.4%（见图 1）。

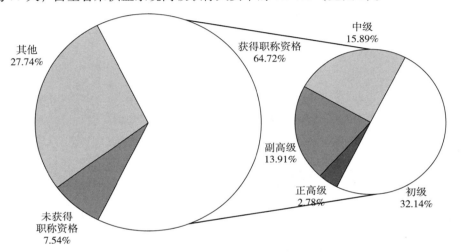

图 1　2017 年吉林省采供血机构从业人员职称结构

5. 从业人员的专业结构

数据统计显示，全省采供血机构卫生专业技术人员共 805 人，占职工总人数的 72.26%，其中临床医学有 173 人，占比 15.53%；检验学有 197 人，占比 17.68，护理学有 377 人，占比 33.84%；药学有 14 人，占比 1.26%；公共卫生与流行病学有 5 人，占比 0.45%；其他有 39 人，占比 3.50%（见图 2）。

6. 人员岗位分布情况

数据统计显示，全省采供血机构从业人员中采集和招募（体采、机采、招募）岗位有 401 人，占比 36%；检验（检验、质控、血型）岗有 147 人，占比 13.2%；制备与供血（成分制备、待检、成品库）岗位有 201 人，占比 18.04%；行政后勤岗位有 365 人，占比 32.76%。

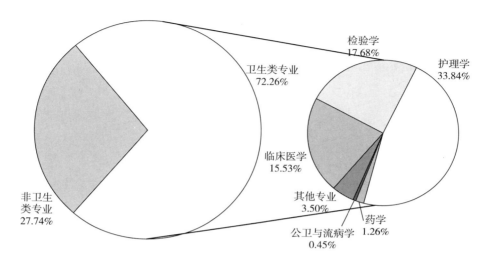

图2　2017年吉林省采供血机构从业人员专业结构

二　采供血工作

（一）献血组织形式

2017 年，全省共有 258904 人次参加献血，其中个人自愿无偿献血者 184556 人次，占比 71.28%；团体无偿献血者 73505 人次，占比 28.40%；互助献血者 843 人次，占比 0.32%。

（二）血液采集

1. 2013~2017年全省采供血量趋势变化

从 2013~2017 年全省全血采集量来看，2014 年采血量达 432441U 自 2015 年开始，出现连续 3 年的下降，2017 年全省的采血量为 407989U（见图3）。

从 2013~2017 年全省血小板采集量来看，2013~2016 年连续四年持续上升，达到最高点 26633 治疗量，2017 年略有下降，但整体上升趋势平稳（见图4）。

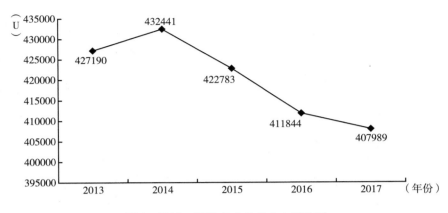

图3 2013～2017年吉林省全血采集量

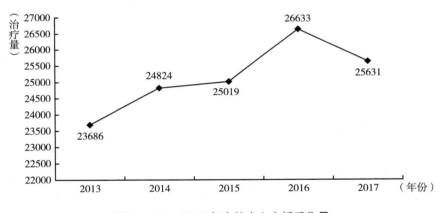

图4 2013～2017年吉林省血小板采集量

2. 2017年全省采血量

2017年吉林省采供血机构共采集全血407988.8U、血小板25631治疗量。其中长春市采集全血量为154735U，占全省全血采集总量的37.9%；血小板采集量为16068治疗量，占全省血小板采集总量的62.7%。

3. 2017年全省采血人次

吉林省采供血机构共采集全血243298人次，占血液采集总人数的93.97%；血小板15606人次，占比6.03%。其中长春市采集全血为95624人次，占全省全血采集总人数的39.30%；血小板9662人次，占全省血小板采集总人数的 61.91%。

4.2017年全省全血采集三种规格

从献血 200 毫升、300 毫升、400 毫升比例来看，全省 200 毫升为 44246 人次，占比 18.18%；300 毫升为 70101 人次，占比 28.81%；400 毫升献血 128951 人次，占比 53.01%。

5.2017年全省血小板采集规格

从血小板采集双人份和单人份上来看，全省双人份采集量为 10021 治疗量，占比 64.21%；单人份采集量为 5585 治疗量，占比 35.79%。

（三）无偿献血者基本状况分析

1. 各地区千人口献血率

由 2017 年献血总体情况来看，吉林省的献血率为 9.35‰，其中长春地区的献血率为 13.85‰，为全省最高；献血率最低的为白城市，仅达到 5.81‰（见图 5）。

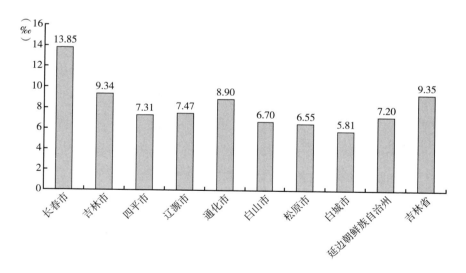

图 5　2017 年吉林省各地市州千人口献血率

2. 献血者年龄结构情况

数据统计显示，18～25 岁的献血者 61822 人次，占比 23.88%；25～35 岁的献血者 67764 人次，占比 26.17%；35~45 岁的献血者 68692 人次，占比 26.53%；45~55 岁的献血者 58186 人次，占比 22.47%；55~60 岁的献血者 2440 人次，占比 0.94%。

3. 献血者性别结构情况

数据统计显示，男性献血者 165652 人次，占比 64%；女性献血者 93252 人次，占比 36%。

4. 献血者职业构成情况

献血者中工人 30461 人次，占 11.77%；农民 21440 人次，占 8.28%；学生 35887 人次，占 13.86%；军人 2694 人次，占 1.04%；公务员 7533 人次，占 2.91%；教师 2382 人次，占 0.92%；医务人员 7492 人次，占 2.89%；职员 18790 人次，占 7.26%；其他 132326 人次，占 51.07%。

在实际献血过程中，献血者出于种种原因，例如厌烦职业类别选择的复杂或是出于隐私，不愿填写自己是工人或农民等真实职业，导致献血者职业构成的不准确性，所以现阶段不同职业构成并不能完全准确说明各职业献血率的高低。

5. 献血者学历构成情况

研究生学历的献血者有 5262 人次，占 2.03%；本科学历的献血者有 53213 人，占 20.55%；专科学历的献血者有 38024 人次，占 14.69%；高中学历的献血者有 56710 万人次，占 21.9%；初中学历的献血者有 81450 万人次，占 31.46%；小学学历的献血者有 5487 万人次，占 2.12%；其他学历的献血者有 18758 人次，占 7.25%。

（四）血液检测与报废

1. ALT 偏高是献血者街头快筛淘汰的主要因素

2017 年吉林省献血者 29 万人次，街头快速筛查不合格率达 9.98%，其中谷丙转氨酶增高（ALT）占比为 50.56%，脂肪血占比为 35.9%，血红蛋白偏低占比为 8.8%，乙肝金标反应性占比为 5.54%。以上分析可见，ALT 偏高依然是街头献血者初筛淘汰的主要因素（见图 6）。

2. 血液检测不合格率连续下降

由于吉林省各地区均加强了街头采血初筛的检测管理，通过半自动生化与

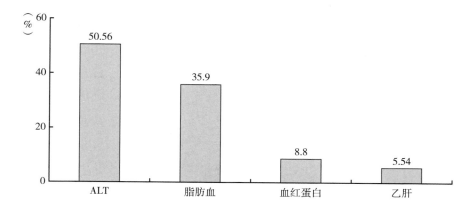

图6　2017年吉林省采前筛查淘汰数据

全自动生化比对，规范金标方法规范操作，部分增加梅毒初筛检测项目等措施，使全省血液检测不合格率连续五年呈下降趋势（见表3）。

表3　吉林省血液复检不合格率

单位：%

年份	2013	2014	2015	2016	2017
不合格率	2.21	2.12	1.83	1.70	1.70

2017年实验室血液样本检测总数为260433人份，不合格样本为4419人份，不合格率为1.70%，其中ALT、乙肝、丙肝、艾滋、梅毒、NAT分别占比标本检测不合格总数的27.09%、24.73%、10.86%、6.97%、28.06%、4.41%。

3. 红细胞类血液报废情况

2017年全省血液采集407988.75U，其中红细胞类血液总报废量6764.5U，报废率为16.58‰。除检测不合格报废外，物理报废占报废比例为0.64，其中报废量较大的是血袋破损和脂肪血，血袋破损的主要因素是离心破损、热合破损、血袋沙眼（见表4、图7）。

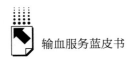

表4   2017年吉林省红细胞类血液报废情况统计

项目	检验不合格报废	物理报废	过期报废	保密性弃血
报废血量（U）	6402	261.75	59.5	21.5
报废比例（‰）	15.69	0.64	0.15	0.05

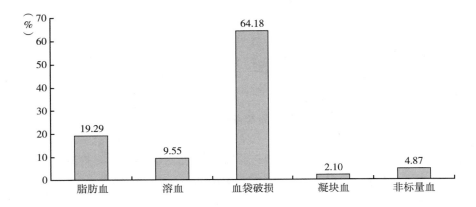

图7   2017年吉林省血液物理原因报废统计

（五）血液供应

1. 全省总供血量

全省16家采供血机构为352家医疗机构提供临床用血服务。2017年全省共向临床供应红细胞394488.25U，同期比下降0.5%；供应血浆339622.7U，同期比下降4.8%；供应血小板25027治疗量，同期比下降5.2%。

2. 省内血液调配

吉林省自2012年开始，就已实现全省区域内血液资源共享，2017年省内血液调拨的主要流向为省会城市长春市，各地区采供血机构对于省会城市的支援，对于缓解省内"区域性缺血"的现状发挥了作用。在调拨过程中，感觉到"结构性缺血"（偏型）情况无法通过血液调拨有效扭转。省内各采供血机构的库存血型结构相似，其中以A、O两型常年偏低为主要库存特点。

2017年，全省血液调拨红细胞类17450U；血浆类41312U；冷沉淀5382U；机采血小板520治疗量。

3. 人均用血量

吉林省总人口为 2771 万人，采血总量为 433619.8U，人均用血量为 1.565×10^{-2} U（3.3ml），其中长春地区人均用血量为 2.245×10^{-2} U（4.49ml）为全省最高，白城地区人均用血量为全省最低，仅为 1.005×10^{-2} U（2.01ml）。

三　全省采供血工作进展情况

（一）坚持政府主导，明确工作职责，血液安全管理体系逐步建立

自 1998 年《中华人民共和国献血法》颁布实施以来，吉林省迅速调整了工作策略，将献血工作的组织形式逐渐转变到计划，同时发展街头无偿。2003年，吉林省出台了《吉林省献血条例》作为全省采供血工作的法律依据，各地（市）州也根据实际情况陆续出台了地方性法规指导实际工作。随着国家献血政策、组织方式的不断调整，各地也在不断摸索修订地方法规以适应不断变化的献血形势。如 2012 年修订的《长春市献血管理办法》、2015 年修订的《吉林市无偿献血管理办法》等，这些调整后的法规在一定程度上有力推动了当地献血组织工作与时俱进，不断强化了政府职能，为保证各地血液安全工作审时度势的发展提供了有力的法律支撑。

（二）组织血液招募，加大宣传力度，无偿献血工作有序推进

多年来，为营造无偿献血的良好氛围，全省各级卫生计生委深入贯彻落实《中华人民共和国献血法》，指导各采供血机构采取多种形式，深入社区、农村、学校、军营、企事业单位等进行宣传动员，全面推进无偿献血工作。以"元旦""春节""情人节""三五雷锋日""三八妇女节""五·四青年节""6·14 世界献血者日"等纪念日和节日为契机，同时将每年的 6 月确定为"全省无偿献血活动月"，策划并开展形式多样的主题宣传活动，引导和鼓励市民积极参与到无偿献血活动中来，极大地激起了广大人民群众强烈的社会责任感，为无偿献血营造了良好的社会环境，使得整个社会参与和关注无偿献血、宣传无偿献血的意识有了大幅度的提高。

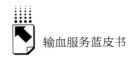

2017年在"世界献血者日"活动期间，省卫生计生委委托省血液中心举办了以"为平凡的自己喝彩"为主题的大型宣传活动，与献血者共同庆祝节日。省政府副秘书长杨凯以及省卫生计生委、省红十字会有关领导参加活动，并对全省"无偿献血奉献奖"金奖献血者代表进行了表彰和颁奖。通过献血者亲自述说献血经历，体现平凡人的不凡之举而感染现场观众；也通过受血者的真切话语对广大献血者致以诚挚感谢。整台晚会也采用了线上直播的形式，活动直播时段线上同步流量高达160万人次，是献血宣传新媒体传播的一次有益的尝试，也收到了良好的效果。

吉林省卫生计生委自2015年开始，就把每年12月至下一年度1月，即吉林省气候条件最差、采血最困难的2个月确定为"全省卫生计生系统献血活动月"，一方面是调度全省的医务人员关键时刻与采供血机构共渡难关；另一方面也是通过医务人员率先垂范的献血行为，打消市民的献血顾虑，带动更多的市民群众参与到献血活动中，以平稳过渡春节前的"采供血困难期"。连续3年开展的卫生计生系统献血活动，已有10000人次医务工作者参与其中，形成了良好的社会氛围。

（三）全面质量管理

1. 加强实验室能力建设，保证血液质量

有效利用资金，推进核酸检测工作。吉林省充分利用国家项目资金和省级配套资金，积极落实核酸检测项目在集中化检测期间，对中心血站核酸检测人员进行为期两个月的实际操作培训，直到具备独立操作能力为止。2016年3月全省中心血站核酸检测实验室通过验收并全面投入使用，保证全省核酸检测工作的顺利开展。目前，全省核酸检测实验室总面积达1275平方米，其中使用科华设备7套，浩源设备6套。

借助核酸检测实验室建立契机，不断规范全省实验室工作流程，进一步合理规划检测程序；建立并逐步完善全省实验室质量监控指标和核酸检测项目室内质控框架；根据室间质评及能力验证结果，不断改进灰区设置；通过设备引进和信息系统升级，不断提升实验室应急能力，提升了全省实验室检测水平。

2. 不断创新培训方式，强化培训效果

2009年开始按采、制、检、供、信息等专业开展业务专项培训。由血液中心相关科室负责了解全省血站本专业存在的问题和培训需求，有针对性地设计培训项目，确定培训方式和预算，选择聘请师资。培训过程以学员为中心，激发学员参与意识，通过互动交流，统一思想，切实解决实际存在的问题，提升学员的业务技能和质量意识，推动全省各专业领域齐头并进。2009 年至今共组织国家级项目 3 次，省级项目 42 次，共计 635 学时，参加 4810 人次。培训前教员必须通过反复试讲，保证学员出勤率，严格执行学员考核评价标准，既培养了一批省内中、青年师资力量，又保证了培训效果。

3. 开展质量控制和评价，规范质控科建设

从 2011 年开始，省血液中心持续改进对中心血站的质量控制与评价方法，质量抽检覆盖所有血液制剂品种、设备、耗材、环境，现场指导质控人员实际操作，并通过审核质控相关文件，进一步规范质量体系文件的系统性和可操作性，目前已实现全省质控体系文件框架的统一。采用比率分析法，对全省血液制剂抽检结果进行趋势分析，发现采供血过程的薄弱环节，及时采取有效措施，确保血液制剂符合国家标准。聘请临床专家现场教学、指导，更新知识结构，提高全省质控人员操作技能和理论水平。

4. 有效把握发展契机，促进管理常态化

随着血液管理的持续推进，新标准、新要求不断推陈出新，在每年血站集中技术核查和综合质量检查的基础上，充分利用各地献血屋、采血点建设验收、核酸检测实验室验收、采供血机构执业验收等时机，通过省卫生行政部门统一组织专家，对行业标准、规程的落实情况进行检查。

5. 巩固内审员队伍，提高自身监管水平

自 2016 年起，吉林省以血液中心为模板，每年设计五个专题，对全省内审员进行实战式培训，指定带队老师，针对内审前准备、制定检查表、现场审核、末次会议、形成内审报告等环节，各小组通过完成作业、集中汇报、点评指导、持续改进等过程，逐一完善各审核环节，规范审核过程，提升内审员的审核能力。目前，全省已培训 132 名内审员，均参加本单位年度内审，并由单位对其审核能力进行综合评价，报省血液中心，作为培训效果的评价。

（四）信息化建设

吉林省各血站及分支机构均已采用信息系统对采供血全流程进行管理，目

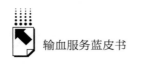

前共有 2 家公司的 3 款软件在用,尚未进行全省联网。为实现全面质量管理,管理信息系统功能不断扩展,软件更新速度明显加快,这同时也对血站信息化水平提出了更高的要求。为此,吉林省血站开始谋求信息化建设的转型。

吉林省血液中心,通过引入虚拟化技术,将绝大部分服务器和用户桌迁移到虚拟化平台中运行,大幅提高系统资源利用率、安全性、稳定性、可管理性和扩展性,实现计算资源整合、存储资源整合和网络资源整合,初步形成吉林省血液中心云平台,并完成省级科研课题"虚拟化技术在血站信息化建设中的应用"的研究工作,使吉林省血液中心信息化水平跨上一个台阶,为全省血站未来信息化的发展树立样板。

为了给信息系统创造稳定的运行环境,吉林省血液中心还按照国家 B 级机房建设标准(GB 50174-2008),建设了涵盖监控系统、门禁系统、配电系统、消防系统、综合布线、防雷接地、空调新风系统、动力环境监控系统和运维管理系统等功能的新机房。网络安全方面,通过部署负载均衡、防火墙、入侵检测、上网行为、流量审计、防毒墙、核心交换机防火墙等安全设备,再辅以严格的控制策略、严格的权限管理和严格的规章制度,为信息系统提供了较为安全的运行环境。

借助完善的站级信息化平台,作为科室信息化建设试点的成分制备科,积极推进自动分离机、接驳机、速冻机、溶化箱等自动化设备与信息系统联网,打破传统的"自动化设备-客户端计算机-科室应用服务器"部署模式,通过站级服务器虚拟化平台和桌面虚拟化平台,将成分科所有应用服务器及传统台式计算机终端整合,工作现场只保留少数瘦客户机、PDA 作为操作终端,通过有线网络和无线网络传输各类数据,极大地减轻了成分科管理信息系统操作和维护压力,保证各系统稳定运行,降低故障发生概率,压缩信息系统规模,提高工作效率,便于更深入地开展质量管理。

(五)加强准入管理,规范临床输血、临床用血管理体系逐步完善

全省各医疗机构能够严格贯彻落实《医疗机构临床用血管理办法》和《临床输血技术规范》,在保证临床安全、合理、节约用血方面积极采取措施。一是加强医疗机构输血科(血库)登记准入管理,对于在制度建设、人员结

构、技术水平和设备配置等方面不符合要求的严禁开展临床输血；二是严格实行计划用血管理，建立应急用血或血液紧张时期医疗机构间血液调配审核制度，保证应急用血；三是为缓解本地血液供需紧张的矛盾，依法依规开展互助献血；四是建立临床用血考核评价体系，对血液去向实施跟踪管理；五是积极推进临床自体输血工作，鼓励临床通过引进医疗新技术等方法节约用血；六是严格执行临床用血登记审批制度、输血前检查、核对制度、输血知情同意制度等各项规章制度和操作规程，做到管理制度化、操作规范化，有效控制输血差错事故的发生，保证临床用血安全。

四　存在的问题和困难

2017年全省的采供血相关统计数据显示，吉林省的采供血量出现连续3年的下滑，采供血形势不容乐观。一方面是快速增长的医疗服务需求和飞速发展的医疗服务技术；另一方面却是持续下滑的采血量，临床用血安全保障存在较大风险。

（一）省内"区域性缺血"特点明显

医疗资源分布不均衡，长春市作为吉林省的省会城市，医疗资源丰富，大型综合医疗机构集中，外地患者来长春就诊量巨大。长春市中心血站不仅要负责长春地区患者的临床供血，还要负担全省各地以及内蒙古自治区来长春就医患者的临床用血。根据调研，2017年长春市中心血站全年采供血量的70%发往吉林大学各附属医院、省属大型综合医院等医疗机构，其中约有45%的输血患者来自长春市以外地区。虽然长春地区2017年千人口献血率已达到了13.85‰，是省内千人献血率最高的城市，但仍不能完全满足临床需求，长春市处于常态性的临床用血紧张状态。

（二）东北经济滑坡，农村政策调整，人口流失等因素恶化了采供血环境

吉林省是农业大省，农业人口数占全省总人口的45%左右。2011年长春地区的献血者的职业分布显示农民占37%，而在2017年的统计中，农民占比

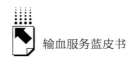

仅为4.08%。分析其因素主要有三个方面：一是近年来，农村土地流转政策变化，鼓励农业人口向城市流动，农业人口职业方向发生明显变化；二是省内经济滑坡，吉林省内农业人口外出务工多选择江浙、山东等经济发达地区，省内农业人口中的青壮年比例越来越低，乡镇流动采血车的工作收获越来越少，乡镇献血者年龄结构越来越高；三是吉林省全省户籍人口数也呈逐年下降的趋势，可开发的献血者人口基数越来越小。

（三）编制设置与财政补贴不足、采供血机构的人员稳定性较差、人员离职、岗位流动频繁、采供血服务的良性发展受到影响

受人员编制管理的限制，个别采供血机构招聘编制内人员困难，不能及时解决因人员结构老化所带来的人员紧缺现象；同时，省内多数采供血机构为全额拨款事业单位，财政人员拨款不灵活，采血一线临聘人员收入较低，不能充分调动一线工作人员的积极性，一线员工离职现象在省内各采供血机构普遍存在。

（四）献血者流动性较强，固定献血者队伍稳定性差

数据统计显示，献血者的职业分布更加多元化，职业分布中有51%的献血者选择职业为其他；献血者学历分布情况显示高中以下学历献血者比例为53%。两个数据说明这部分献血者多为流动性较强的低收入劳动者，不能够成为某一地区相对长期固定的献血者，这使得献血者保留难度系数增加，献血者队伍的稳定性较差，这也与前述关于农村人口外流动的因素相契合。

（五）采供血服务受气候、季节影响明显

吉林省东部地区延边、通化、白山各市（州）中心血站到各县（市）进行采血受地域环境复杂、气候差、路途远的影响，经常出现采血困难的现象。目前，全省的无偿献血者中流动人口和大学生占比较高，在农耕、秋收、大学生放假或备考等时期，难免会出现"季节性"的采供血困难期。

（六）公民自愿无偿献血意识水平有待提高

各级政府重视程度有待加强，各地没有建立健全无偿献血宣传长效机制，

导致无偿献血宣传工作不到位，公民无偿献血意识薄弱；与献血相关的健康安全问题影响公民无偿献血积极性；采供血机构专业性强，血液采集、制备、质控及临床使用全流程百姓不了解，有些无偿献血制度还不为人知也有一些长期、多次献血的献血者不愿意配合宣传，要求保密，怕身边人的误解，更多的人对献血行为持观望、犹疑的态度。全社会参与的无偿献血机制还不健全，未建立起"无偿献血光荣，既能挽救生命，又有利于自身健康"的正确理念。

（七）社会公益宣传力度不够

《中华人民共和国献血法》第五条规定：各级人民政府采取措施广泛宣传献血的医院，普及献血科学知识，开展预防和控制经血传播疾病的教育。新闻媒介应当开展献血的社会公益性宣传。然而，在市场经济条件下，无偿献血宣传未纳入社会公益性宣传工作中。

五　展望

面对吉林省血液管理工作面临的困难，只有不断强化政府职能，拓宽无偿献血招募和宣传思路，探索建立适合吉林省实际的无偿献血奖励机制，逐步建立临床用血考核评价体系，才能不断缓解血液供需矛盾，实现节约、科学、合理、安全用血。

（一）成立全省献血工作的组织管理机构，强化政府主导机制

探索成立以主管副省长任组长，卫生计生、财政、公安、红十字会、宣传、教育、文化、民政、交通和城建等相关部门主管领导任组员的全省无偿献血工作领导小组，全面统筹全省无偿献血工作，定期召开联席会议，协调落实各项部门职能，并下设办公室在省卫生计生委，负责日常协调管理工作，全面指导协调全省各级采供血机构开展无偿献血工作。各地市（州）政府也对应成立领导机构并落实职责，逐步形成地方政府领导、多部门协助、全社会参与的无偿献血长效工作机制。

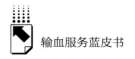

（二）组织修订《吉林省献血条例》，改善无偿献血社会环境

推动省人大组织修订《吉林省献血条例》，完善充实献血者权益，从立法执法的角度，推动全社会、各行业主动关注献血者，加大对献血者人文关怀力度，不断改善无偿献血社会环境。

（三）信息平台建设实现采供血信息一体化

尽快建立从采血到临床用血全流程的信息共享的血液管理平台，从技术层面实现献血优先用血的功能；从用血需求的角度，触动献血行为的发生；在社会氛围中，打造健康储备"血液银行"的理念。

B.11

2017年甘肃省采供血发展报告

郭豫学　常群英　潘登*

摘　要：　本报告以2017年甘肃省采供血机构的调查数据为基础，通过对采供血机构的基本情况、血液采集和供应情况、血液检测和报废情况、质量体系建设、输血研究、无偿献血宣传招募及志愿者服务队建设情况、临床科学合理用血等方面进行分析，发现当前工作中存在的问题和面临的挑战，提出依法加强无偿献血工作、加大对血站的投入力度、加大团队招募力度、加强医疗机构临床用血管理等对策和建议，以推动全省无偿献血事业持续健康发展。

关键词：　采供血　血液检测　甘肃省

甘肃，地处黄河上游，沟通黄土高原、青藏高原、内蒙古高原，东通陕西，南瞰巴蜀、青海，西达新疆，北扼内蒙古、宁夏，西北出蒙古国，辐射中亚，是古丝绸之路的锁匙之地和黄金路段。甘肃省东西蜿蜒1600多公里，全省面积45.37万平方公里，占全国总面积的4.72%。全省总人口为2763.65万人，常住人口2609.95万人，辖12个地级市、2个自治州，省会城市为兰州市。

2017年，甘肃省采供血各项工作稳中有进，有效保障了全省血液供应和

* 郭豫学，甘肃省红十字血液中心主任，甘肃省临床用血质量控制中心主任、专家组组长，甘肃省输血协会会长、常务理事，输血主任技师；常群英，甘肃省红十字血液中心办公室主任，馆员；潘登，甘肃省红十字血液中心业务科科长，副主任输血技师。

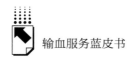

安全。2017年兰州市连续5年荣获"全国无偿献血先进城市"荣誉称号，全省14个市州多次荣获这一殊荣。

一　基本概况

（一）机构设置与人员编制

1. 机构设置情况

按照《中华人民共和国献血法》（简称《献血法》）和《血站管理办法》等要求，甘肃省在14个市州均设有采供血机构，其中省会兰州设立省级血液中心1家，其他13个市（州）设立中心血站13家，县（市、区）医院设立血库，形成了以省血液中心为龙头，市（州）中心血站为主体，县级医院血库为基础的全省采供血网络。其中，甘肃省血液中心、定西市中心血站、甘南州中心血站、嘉峪关市中心血站、金昌市中心血站、临夏州中心血站、陇南市中心血站、庆阳市中心血站、天水市中心血站、张掖市中心血站、白银市中心血站是全额拨款事业单位，武威市中心血站是差额拨款事业单位，酒泉市中心血站和平凉市中心血站是自收自支单位。目前，甘肃省血液中心、天水市中心血站2家属于正县级建制，定西市、甘南州、嘉峪关市、临夏州、陇南市、庆阳市、武威市、张掖市、白银市9家中心血站属于副县级，平凉市、金昌市、酒泉市3家中心血站属于正科级。

2. 人员编制情况

采供血机构人员编制紧缺问题一直是制约血站发展的一个重要因素。截至2017年底，全省共有采供血工作人员736名，其中在编538人，占比为73.1%；卫生专业技术人员637人，占比86.5%。卫生专业技术人员结构情况，医师83人，占13%；护士293人，占46%；技师197人，占31%；其他64人，占10%。卫生专业技术人员职称结构情况，其中初级职称410人，占64%；中级职称162人，占25%；副高级职称57人，占9%；正高级职称8人，占1%。学历结构情况，专科以下学历129人，占18%；专科学历290人，占39%；大学本科学历304人，占41%；硕士及以上学历13人，占2%。年龄结构情况，20~35岁308人，占42%；36~50岁308人，占42%；51~60岁120人，占16%。

（二）办公业务用房及献血车配置情况

1. 办公业务用房情况

近年来，全省采供血机构办公、业务用房情况逐渐改善，具体情况见表1。

表1　甘肃省采供血机构办公业务用房情况

单位：平方米

序号	采供血机构名称	建筑总面积	业务用房面积	行政用房面积
1	省血液中心	15832	8363.5	7469.3
2	定西市中心血站	2056.43	1556	500
3	甘南州中心血站	1012	827	185
4	嘉峪关市中心血站	2672.42	856.85	1815.57
5	金昌市中心血站	1173.42	722.92	141.04
6	酒泉市中心血站	2438.61	1950.89	487.72
7	临夏州中心血站	1760	1350	410
8	陇南市中心血站	2500	2000	500
9	平凉市中心血站	2255	1600	248.96
10	庆阳市中心血站	2529	1635	894
11	天水市中心血站	2576	2336	240
12	武威市中心血站	5683.8	4224.39	481.84
13	张掖市中心血站	1557.15	505.54	243.36
14	白银市中心血站	2080.7	1550.7	530

2. 献血车配置情况

近年来，甘肃省各采供血机构加强对献血屋（房车）的规划建设，实有流动献血车及固定献血屋的情况详见表2。

表2　甘肃省采供血机构献血车配置情况

单位：个，辆

序号	采供血机构名称	储血点	固定献血屋	献血车数	送血车数
1	省血液中心	5	8	5	6
2	定西市中心血站	8	3	5	5
3	甘南州中心血站	1	1	1	1
4	嘉峪关市中心血站	1	1	1	2
5	金昌市中心血站	0	1	1	2

续表

序号	采供血机构名称	储血点	固定献血屋	献血车数	送血车数
6	酒泉市中心血站	2	0	3	4
7	临夏州中心血站	0	5	3	4
8	陇南市中心血站	1	2	2	3
9	平凉市中心血站	8	3	5	2
10	庆阳市中心血站	11	5	3	3
11	天水市中心血站	0	2	5	3
12	武威市中心血站	5	1	3	3
13	张掖市中心血站	0	1	2	2
14	白银市中心血站	6	1	2	2

二 采供血工作

（一）血液采集及招募模式分布情况

1. 2017年，全省采供血机构业务稳中有进，各项主要业务指标均呈增长趋势

全省无偿献血人数为213717人次，无偿献血总量310054.5U，同比增长3.59%，血小板11679.5U，同比增长3.88%。

2. 血小板采集情况

2017年全省采供血机构血小板采集量为11679.5U，其中省血液中心采集量高达8805.5U，远远超过其他地市（州）血站采集血小板量之和（见图1）。2017年全省采供血机构血小板采集总份数为9239份，其中1U为6719份，占73%；1.5U为153份，占2%；2U为2367份占26%。

3. 血液招募模式分布

统计数据显示，2017年甘肃省献血者招募以街头个人献血为主、以团体为补充，其中个人献血168836人次，占79%；团体献血42744人次，占20%。随着招募模式的不断创新，团体献血呈逐年上升的趋势。

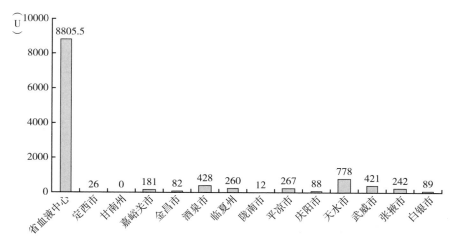

图1　2017年全省各采供血机构血小板采集量

（二）无偿献血者人群构成情况

1. 献血者性别构成

2017年男性献血者140397人，占66%，女性献血者73320人，占34%，男性献血者比例高于女性献血者。

2. 献血者年龄构成

从献血者年龄结构来看，18～45周岁献血者为173145人，占81%，是献血人群的主力（见图2）。

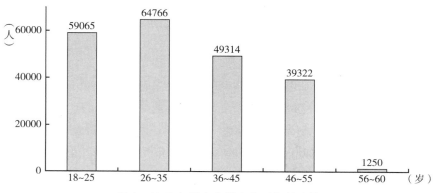

图2　2017年甘肃省献血人群年龄结构

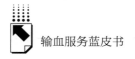

3. 献血者职业分布

2017 年，甘肃省献血人群中，自由职业者、学生、农民是献血主力，分别占献血人数的 47.5%、15.1%、13.3%。医务人员献血比例逐年上升（见图 3）。

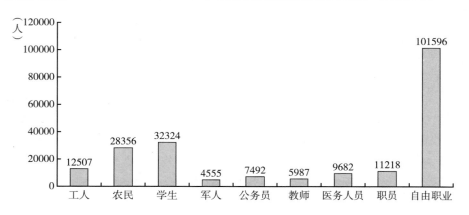

图 3　2017 年甘肃省献血人群职业分布

4. 献血者学历构成

从学历结构看，中专及以下、专科、本科学历献血者最多，为 176320 人，占 83%，研究上学历为 1950 人，仅占 1%（见图 4）。

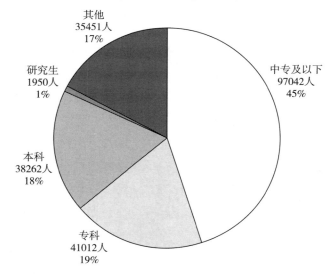

图 4　甘肃省献血人群学历结构

（三）血液检测及报废情况

1. 街头初筛不合格情况

2017 年，全省 14 个市州街头快速筛查献血者总数 235 万人次，不合格率占 9.83%，其中谷丙转氨酶增高，占不合格总数的 78.45%；乙肝表面抗原金标阳性占 6.19%；血红蛋白偏低，占 9.78%；其他占 5.58%。街头快速筛查，极大地降低了血液报废率。

2. 血液样本实验室检测

2017 年甘肃省实验室检测血液样本总数近 23 万人份，不合格率为 2.30%。其中 ALT 不合格率最高，占不合格样本总数的 37%；其次是 HBsAg，占 21%，各检测项目占比见图 5。

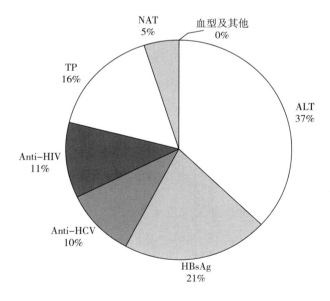

图 5　全省血液检测不合格项目分布

3. 血液报废情况

2017 年全省血液报废率为 5.12%，其中检测报废率为 2.84%，非检测报废率为 2.28%。2017 年血液检测报废原因中，ALT 为 3257.5U，占 37%；HBsAg 为 1849U，占 21%；Anti-HCU 为 880.5U，占 10%；Anti-HIV 为 969U，

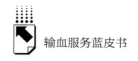

占 11%；TP 为 1409U，占 16%；NAT 为 440.5U，占 5%。2017 年非检测原因报费中，脂血 4383.5U，占比最高为 62%；其次是破袋，1697U 占 24%；采集不足量及其他有 848.5U，占 12%；溶血 141U，占 2%。

4. 核酸检测情况

目前，全省血站核酸检测已实现了全覆盖。截至 2017 年 12 月 31 日，全省核酸检测样本总数为 207363 人份，平均阳性样本检出率为 1.51‰，平均阳性检出率与全国平均水平基本一致，大部分血站阳性检出率在 1‰ 以下，个别血站阳性检出率偏高。全省血站核酸检测设备及使用试剂以国产为主，有 11家血站使用国产检测系统，由上海科华与上海浩源两个厂家提供，有 5 家血站配备有进口罗氏检测系统，其中 2 家为备用检测系统。

（四）血液供应情况

全省 14 家采供血机构负责各辖区内共 39 家三甲医院和 409 家非三甲医院的临床供血。2017 年临床供血红细胞类 305869U，血小板 11464U，血浆类271580.1U，冷沉淀 16422.25U。

（五）质量管理工作情况

甘肃省卫生计生委高度重视血液安全工作，每年组织开展对全省血站和 6家单采血浆站的血液安全督导检查工作，不断加强全省血液安全管理和质量督导，提高各市州血站依法执业的意识，保证临床用血安全。根据《血站管理办法》、《血站质量管理规范》、《血站实验室质量管理规范》、《血站技术操作规程》、《全血及成分血质量标准》、《血液运输要求》、《血液储存要求》，以及《全血及成分血质量要求》等行业新标准，对各血站法律法规的落实情况、质量体系的贯彻实施情况、实验室建设、管理及室间质评等方面进行检查，查找存在的突出问题，对不符合质量体系要求的现象及时进行整改，确保质量管理水平不断得到提升，质量体系有效运行。

（六）无偿献血宣传招募及志愿者服务队建设情况

1. 无偿献血宣传及招募

近年来，甘肃省大力推进无偿献血宣传工作，把无偿献血知识融入各种公益活动中，不断增强社会各界对无偿献血的认同感和参与意识。通过与各市州主要报刊、媒体合作，制作公益广告、冠名流动采血车，寻找稀有血型献血者，推广和表彰无偿献血典型事迹和先进人物，利用"世界献血者日"等大型纪念日活动进行表彰和宣传，在各大高校、企事业单位、县区举办无偿献血知识讲座，组织献血科普宣传进社区等活动，不断创新无偿献血宣传招募的形式和载体。在巩固以往以报纸、电视、广告等传统媒体为宣传主阵地的同时，将宣传的阵地扩展到微博、微信等新媒体平台，在全国率先建立了"甘肃省血液工作微博矩阵"，省血液中心微博矩阵，市州血站微博矩阵，RH（－）献血者、血小板捐献者微博矩阵。全省采供血机构结合每年的"无偿献血宣传日"、"血站开放日"、"6·14"世界献血者日、"12·1世界艾滋病日"、"12·5世界志愿者日"等活动，在微博、微信平台与网友积极互动，答疑解惑，2017年发布血液信息和答疑献血者提问共计1557条。同时，不断加强"三支队伍"建设（见图6），各市州血站定期组织召开"板友会""稀有血型联谊会""献血服务志愿者代表座谈会""志愿者培训班""献血知识竞赛"等参与度高、社会反应好的活动，充分发动街头自愿无偿献血人群，志愿者服务队的作用。5年来，团体献血比例逐年提高，2018年占到全省血液采集总量的20%（见图7），团体献血招募形式多样，一些市州由市政府下文，每年年初制订机关团体、企业事业单位的献血计划，并按照单位职工数确定献血比例，由行政部门督促执行，效果很好。

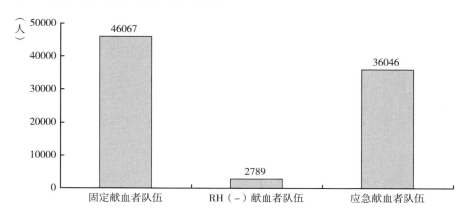

图6 三支队伍建设情况

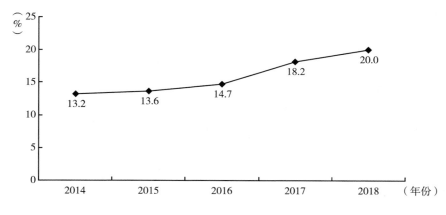

图7　2014～2018年来团体献血比例

2. 志愿者服务队建设情况

目前，全省共有5620名志愿者活跃在无偿献血宣传、招募、服务工作中，甘肃省各血站对志愿者进行建档管理，明确服务宗旨，加强管理和培训，根据志愿者特长和服务需要建立志愿者服务小组，积极组织开展形式与内容多样的志愿宣传服务活动，做好激励和表彰机制，认真落实和保障志愿者有关权益。

（七）输血研究

甘肃省血液中心（简称中心）作为全省输血事业的引领者，近年来不断加大科研工作的投入力度，注重依靠先进设备和科学技术提高血液产品的科技含量和新技术应用，进一步完善了"稀有血型冰冻红细胞储备库"的建设，保证临床稀有血型患者急救用血。早期的成分血液制品（红细胞悬液、去白细胞悬液、病毒灭活血浆、冷冻稀有血型红细胞、血小板、冷沉淀等）的研发和应用处于全国领先水平。开展的人类血型和血型相关疾病实验室检测研究为全省新生儿溶血病、血液病救治、临床疑难输血等提供了依据。中心输血研究所实验室建成运行两年来，在发展原有血清学检测技术的基础上，已经初步建立了ABO、Rh血型、人类白细胞HLA基因水平的分子生物学检测技术，包括PCR－SSP和PCR－SBT（DNA测序）等方法，促进了临床疑难血型、HLA基因检测和研究，发现的5个人类新HLA（人类白细胞组织相容性抗原）等位基因已经得到了世界卫生组织的认可，并分别正式命名为A^*

$11:141$；$A^*24:231$；$A^*68:100$；$B^*15:271$；$B^*27:103$，其基因序列被正式收录至 GenBank 美国国立卫生研究院维护的基因序列数据库。

（八）临床科学合理用血情况

甘肃省目前有 8 个地区成立了临床用血质量控制中心，全部设置在当地血站，其中甘肃省临床用血质量控制中心设在甘肃省血液中心。临床用血质量控制中心发挥了牵头及引领作用，通过开展对临床医务人员合理用血的培训，加强全省医院输血工作质量管理，切实保证全省医疗质量和医疗安全。2017 年制定并完善了《甘肃省三级医院输血科建设管理规范》《甘肃省二级及以下医院输血科（血库）建设管理规范》，进一步促进了甘肃省各级医院输血科（血库）的软硬件建设，制定了《甘肃省科学合理用血考核评价标准》《临床输血科准入标准》，统一了"全省临床常用输血记录"，为输血科（血库）的规范化管理奠定了良好的基础；完成了输血相容性室间质评活动，目前全省已有180 家医院和血液中心签订了输血相容性室间质评协议，输血相容性室间质评工作的开展全面反映了甘肃省临床用血实验室质量管理的现状，对全省输血安全具有一定的促进作用。

（九）血库指数预警信息平台建设情况

2011 年，甘肃省建立了全省血液库存指数血液预警信息平台，依靠省卫计委官网通道每天进行血情公开，发布血液库存指数，实现了全省血液库存动态管理，使全省血液应急保障能力不断加强，血情公开是甘肃省采供血工作的一次探索和创新，是实施政务公开的一个有力举措，也是全国首创。血液库存指数的统计将整个甘肃地区以兰州市为中心划分为中、东、西和特殊（近几年易出现地质灾害的地方）4 个区域，分别为中心区：兰州 1 家血站；东区：庆阳、平凉、天水、白银、定西和临夏6 家血站；西区：嘉峪关、酒泉、张掖、金昌和武威5 家血站；特殊区：陇南、甘南2 家血站。血液库存指数每天由全省 14 家血站上报库存数据，经省血液中心统一汇总，在省卫计委、省血液中心官方网站、腾讯、新浪、人民网微博发布，网民随时可以在网上看到甘肃省各市州血站的血液库存情况，了解各个血站血液总库存数及各血型的库存量。当库存血量偏低，处于黄色或红色警戒值时，一方面有献血意愿者便可自

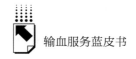

行安排献血；另一方面也使中心能及时了解全省血液库存情况，在省内各血站之间进行血液调拨和调配，规范了血液调拨流程，保障了全省血液资源的合理使用和应急供血。同时，对临床用血预约进行调整配备，保障用血量较大医院的血液储备，并对临床申请用血情况进行科学评估，根据患者的疾病情况，做到急诊优先，择期手术提前储备，指导临床科学合理用血，控制了不必要的输血和血浆滥用现象。且办理供血手续时备注供血时间，同时启动应急保障措施，加大采血招募力度，鼓励医院开展自体输血、全省联动进行血液调配等方式来增加血液库存，但急诊用血全力保障，不受限制。

血液库存指数预警系统通过几年来的开展应用，对科学、有效、及时地供血具有很大的指导意义，也防止了血液短缺的状况和血液报废的问题，最大限度地预防了突发公共卫生事件中血液的供给。同时，提升了用血透明度，在一定程度上避免了血液供需矛盾的激化，目前，全省已经形成以省血液中心为龙头，以市州中心血站为主体，各储血点为补充的全省供血网络，建立了相互协作，互补短缺，就近调配的应急供血机制，形成了全省血液一盘棋的格局，甘肃省内再未出现局部地区长时间血液紧缺的情况。

二 存在的主要问题

通过调研，对比兄弟省市的工作情况，可以看出，甘肃省采供血工作仍存在一些问题，面临一些挑战。

（一）主要问题

1. 对无偿献血宣传工作重视不够，投入不足，血站建设在体制机制上还需进一步创新

就全省采供血机构的情况看，编制不够和经费投入不足造成一部分血站人手严重不够，一人多岗，高精尖的专业人才缺乏，核定的专业技术人员高、中、初级比例不合适，血站人员待遇与本地区同级卫生专业人员差距过大，引进卫生专业技术人员困难，人才队伍建设后继乏力，严重影响了专业技术人员工作积极性；采供血设备等基础设施陈旧，采血、送血的专用车辆配备不足，血液安全隐患仍然存在。

2. 血站在组织机构性质、行政级别上还存在较大差异

由于历史原因，目前全省 14 个血站中有 10 家是全额事业单位，1 家是差额单位，3 家是自收自支单位。由于血站属于公益性卫生事业单位，为了保证血站采供血工作能够持续、良性发展，拥有一个稳定发展的环境是十分必要的。同时采供血机构行政级别差异较大，各地血站作为当地属地化管理的医疗卫生机构，开展无偿献血工作单纯依靠血站的力量是不够的，因此需要政府给予一定的支持。

3. 信息化建设滞后，不能满足当前工作开展的需求

目前，虽然省血液中心、13 个市州中心血站已经建立了各自的信息化管理平台，但是各采供血机构之间，采供血机构与其所供应的临床用血机构之间尚未实现信息共享，在一定程度上影响了全省血液的及时、有效调配。

（二）面临的挑战

1. 血液供需矛盾仍然存在

随着甘肃省分级诊疗的深入推进和新农合惠民政策的普及，住院病人人数逐年增加，个别县级医疗机构对血液的需求量有所上升，临床用血量每年以 15% 的速度递增。血液采集总量远远跟不上医疗资源及临床用血需求的增长速度。

2. 无偿献血工作整体推进难度加大

目前无偿献血工作不是行政部门、机关、团体、企业年度考核评优硬性指标之一；个人自愿无偿献血者人群相对固定，总数增量不大；团体献血招募困难；新增献血（房）车停靠地点难以落实；互助献血人群向无偿献血人员转变的机制和方法还未建立。

3. 血液应急保障能力面临考验

甘肃省献血人群中城镇人口约占 90%，农村人群仅占 10%，各县（市、区）由于没有条件设立采血点（献血屋），无偿献血工作紧靠市中心血站巡回各县采血，农村的血源得不到有效采集和利用。车祸、自然灾害等事件频发，偏远地区产妇大出血时有发生，原有各县（市、区）医院血库储血相对不足，现有的血液保障应急体系大部分局限于采供血机构或卫生系统内部，一旦发生各类突发公共安全事件，可能涉及其他社会部门的环节衔接不够。

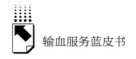

4. 血液成本逐年呈上升趋势，核酸检测经费存在缺口

除去设备、人员、耗材等成本因素外，基层血站日采血量普遍不高，无论是实行"日采日检"还是"凑够72小时的合并检验"都面临着检测成本过大的问题。特别是实行核酸检测之后，个别血站核酸检测试剂的使用率偏低，使得检测成本激增，全省14个血站核酸检测工作经费主要依靠中央和省专项经费支持，大部分市州级政府未能完全纳入当地财政预算管理，一些血站经费出现严重缺口。

5. 医疗机构临床用血管理水平有待提高

临床用血质控中心工作还需进一步加强，输血科人员、设备配备不足，输血科信息化管理软件不完善，全省开展自体输血的医疗机构不多，开展自体输血的医疗机构自体输血率不达标，临床科室合理用血考核评价体系不健全。

三　建议与展望

（一）依法加强无偿献血工作

建议全省和各市州人民政府认真履行《献血法》赋予的职责，不断完善地方政府领导、多部门合作、全社会参与的无偿献血工作机制，将无偿献血工作纳入省市（州）人民政府工作考核指标和各单位精神文明建设考核中，加强对县区无偿献血工作的指导，制订采供血计划，将无偿献血工作布局和任务分解到各县区，推进无偿献血工作可持续健康发展。

（二）不断加大对血站的投入力度

协调财政部门加大对血站建设的投入，积极改善血站基础设施建设，更新血站设备，增加人员编制，提高人员工资待遇。将血站业务用房建设、设备更新升级和血液核酸检测工作经费纳入各级财政预算，保证血站日常运行，确保临床用血安全需要。

（三）加大团体招募力度，不断提高自愿无偿献血人数

依法、依规取消全省互助献血，探索合理机制把互助献血者引导到自愿无

偿献血者队伍中，做好解释说明工作，制定好全省血液保障方案，落实应急保证机制，确保临床急救用血供应。

（四）加快建设全省采供血机构信息化系统建设，实现全省信息联网

在硬件环境改造升级的基础上，加强系统的运行维护工作，建立健全信息系统操作规程和应急预案，积极做好全省异地用血联网报销等工作，不断提高信息化管理水平。

（五）继续加强医疗机构临床用血管理

重点加强市县两级医疗机构输血科建设，加强临床用血科室医师的临床合理用血知识培训，加快血液信息管理系统的互联互通，强化监督、检查、考核、评价通报制度，指导医疗机构加强临床用血管理，推动医院开展微创、自体输血等医疗技术的运用。

B.12
2017年宁夏回族自治区
采供血发展报告

侯志敏　赵生银*

摘　要： 本报告调查了宁夏全区5家采供血机构的基本情况，对2017年全区采供血机构无偿献血、血液采集、集中化检测、血液制备、血液储存供应等方面的数据进行统计分析，介绍了采供血机构在血液安全管理方面所做的工作。通过数据分析，目前，宁夏各采供血机构房屋建设、基础设施、设备配置基本能够满足采供血工作需要。无偿献血工作正常开展，血液采集量基本能够满足医疗机构临床合理用血需求。各项业务工作有序开展，血液质量安全管理工作不断规范，部分工作在全国同行中有一定特点。但也发现各采供血机构人员编制不足、多部门协作推进无偿献血机制尚未建立、无偿献血宣传力度不够、固定献血者比率不高等问题，需要在今后工作中重点关注。

关键词： 宁夏　采供血　无偿献血

宁夏回族自治区是我国五个少数民族自治区之一，属西部经济欠发达地区，辖区人口较少，经济总量偏小。为了解宁夏全区采供血机构基本情况和业务发展状况，有针对性地改进采供血事业发展中面临的困难和问题。我们调查了宁夏全区5家采供血机构的基本情况，以2017年全区各采供血机构业务数

---

* 侯志敏，宁夏血液中心科长，副主任技师；赵生银，宁夏血液中心主任，主任技师。

据为基础，分析采供血业务发展和管理工作，为今后工作提供借鉴和参考，现将相关情况报告如下。

一 基本情况

（一）机构设置

全区共设采供血机构5家，其中包括血液中心1家、中心血站4家。5家采供血机构中，2家为全额拨款事业单位、2家为差额拨款事业单位、1家为自收自支事业单位。

（二）人员编制

2017年，全区采供血机构中共有工作人员243人，其中在编153人，占63%，编外聘用人员90人，占37%；专业技术人员208人，占86%，非专业技术人员35人，占14%（见表1）。全区采供血机构人员学历分布情况见表2。

表1　宁夏采供血机构人员情况

单位：人

单位	职工总数	人员性质		专业类别			年龄		
		在编职工	外聘人员	卫生专业技术人员	非卫生专业技术人员	非专业技术人员	<35岁	35~50岁	>50岁
自治区血液中心	133	100	33	101	13	19	71	48	14
石嘴山市中心血站	24	12	12	18	0	6	6	13	5
吴忠市中心血站	27	14	13	22	2	3	14	9	4
固原市中心血站	34	16	18	22	10	2	10	21	3
中卫市中心血站	25	11	14	19	1	5	8	16	1
合　计	243	153	90	182	26	35	109	107	27

（三）基础设施

全区采供血机构办公和业务用房布局、功能均能够满足各机构采供血工作需要（见表3）。

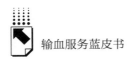

表2 宁夏采供血机构人员学历分布情况

单位	职工总数	学历			
		大专以下	大专	本科	研究生及以上
自治区血液中心	133	7	31	88	
石嘴山市中心血站	24	4	4	16	0
吴忠市中心血站	27	3	18	5	1
固原市中心血站	34	4	17	13	0
中卫市中心血站	25	4	11	10	0
合　计	243	22	81	132	8

表3 宁夏采供血机构房屋建设情况

单位	房屋情况		
	建设年份	占地面积(亩)	建筑面积(m²)
自治区血液中心	2014	20	11800
石嘴山市中心血站	2001	3.2	1442
吴忠市中心血站	2002	9.53	2090
固原市中心血站	2002	17	1642
中卫市中心血站	2008	10.5	2111
合　计	—	60.23	19085

（四）献血屋（车）

宁夏各采供血机构重视献血服务网络体系建设,加大资金投入,设置固定献血屋、献血房车,购置移动献血车,增加献血服务网点,方便市民就近献血。目前,全区5家采供血机构共有固定献血屋12个、献血房车8个、献血车8台(见表4)。

（五）信息化建设

宁夏全区采供血机构实现了计算机信息联网,在自治区血液中心建立标准化计算机机房,用于对全区采供血信息数据的存储。使用广东穿越区域性安全输血标准化管理系统(即 Aladdin 系统)对全区采供血业务进行管理。自治区血液中心血液检测实验室使用烟台海深威实验室管理系统软件。

表4　宁夏采供血机构献血屋（车）配置情况

单位：辆

单位	献血屋（车）		
	固定献血屋	献血房车	献血车
自治区血液中心	5	2	3
石嘴山市中心血站	0	1	1
吴忠市中心血站	5	1	1
固原市中心血站	1	2	1
中卫市中心血站	1	2	2
合　计	12	8	8

二　采供血工作

（一）无偿献血

1. 宣传招募

宁夏出台了《宁夏回族自治区献血管理办法》《无偿献血资金管理办法》《宁夏回族自治区献血者及相关人员异地用血费用报销管理办法》等地方配套法规文件，以推动无偿献血工作开展。全区各血站结合各地特点，开展富有特色、形式多样的无偿献血宣传活动，制作内容丰富、创意新颖的宣传折页、宣传册，在各献血点免费向市民发放。加强与新闻媒体合作，通过电视、广播、报刊、网站、微信等媒介，宣传无偿献血知识，报道无偿献血事迹，坚持以正确的舆论导向引导广大市民参与无偿献血。充分利用元旦、春节、国庆节、6·14献血者日等重大节日，开展富有特色的无偿献血宣传活动。深入学校、机关、企事业单位、社区、农村等基层单位开展献血宣传，普及献血知识。每季度编印一期《宁夏献血》报，宣传报道宁夏献血工作。启用无偿献血社会化公众服务平台，建立宁夏献血微信公众号，通过微信宣传无偿献血，向献血者提供更加便捷的献血服务，通过多年努力，宁夏回族自治区各地市民无偿献血知识普及率明显提高，献血队伍稳步扩大，全区千人口献血率达到9.86‰，各地市千人口献血率见表5。

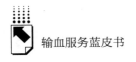

输血服务蓝皮书

表5　宁夏各地市人口献血比率情况

单位：人，‰

地　市	常住人口	献血人数	千人口献血率
银川市	2191098	43900	20.04
石嘴山市	795133	4526	5.69
吴忠市	1388587	5796	4.17
固原市	1220376	6653	5.45
中卫市	1153763	5645	4.89
合　计	6748957	66520	9.86

在开展街头现场宣传招募的同时，深入政府机关、企事业单位、大专院校、厂矿企业等单位，进行团体献血招募，团体献血比例逐年上升，2017年全区采供血机构共接待全血献血者62343人次，其中团体献血11889人次，占19%（见表6）。

表6　宁夏全区采供血机构街头和团体献血情况

单位：人次

单位	总献血		街头献血	团体献血
	全血	血小板	全血	全血
宁夏血液中心	40088	3829	30517	9571
石嘴山市中心血站	4472	95	4351	121
吴忠市中心血站	5588	175	5251	337
固原市中心血站	6573	90	5603	970
中卫市中心血站	5622	58	4732	890
合　计	62343	4247	50454	11889

2. 血液采集状况

全区采供血机构共采集全血119757.5U，其中宁夏血液中心采集全血77092.5U，占总采集量的64%，其他4市血站共采集全血42665U，占总采集量的36%；400ml献血比率为85.26%，300ml献血比率为13.79%，200ml献血比率为0.95%。采集单采血小板6395治疗量，一次献双人份献血者占51%（见表7）。

178

表7　宁夏全区采供血机构单采血小板采集情况

单位：人次，治疗量

单位	采集数量		献单人份献血人次	献双人份献血人次
	采集	采集量		
宁夏血液中心	3829	5927	1731	2098
石嘴山市中心血站	95	95	95	0
吴忠市中心血站	175	208	141	34
固原市中心血站	90	90	90	0
中卫市中心血站	58	75	41	17
合　计	4247	6395	2098	2149

3. 献血人群特征

（1）献血者性别构成

在全区献血人群中，男性献血者42582人，占64%；女性献血者24008人，占36%，男性献血比例远高于女性献血比例。

（2）献血者年龄构成

18~25岁20478人，占31%；26~35岁17270人，占26%；36~45岁16641人，占25%；46~55岁11393人，占17%；56~60岁808人，占1%。由此可见，18~45岁是无偿献血的主力军，占献血总人数的82%。

（3）献血者职业构成

在全区献血人群中，学生占14%，公司职员占11%，自由职业者占10%，公务员和军人献血比例相对较少，分别占3%和2%，除此之外其他类人群占39%，是无偿献血的主要人群。

（4）献血者献血频率

在全区献血者中，初次献血者28567人，占42.9%，复次献血者38023人，占57.1%，其中固定献血者26617人，占40.0%。

（5）献血者民族构成

全区献血者有43个民族，除汉族（占76.55%）外，回族献血比例最高，占20.98%，其次为满族，占0.67%，其他民族共占1.79%，汉族和回族是献血主要民族。

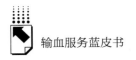

（二）血液检测

1. 街头快速筛查

全区各血站在街头开展血红蛋白、转氨酶、乙肝表面抗原的快速筛查实验，初筛检测中转氨酶淘汰率最高，为9.1%，其次为血红蛋白和乙肝表面抗原，不合格率分别为2.0%和1.2%（见表8）。

表8　宁夏全区献血者街头快速筛查情况

单位：人，%

单位	血红蛋白			转氨酶			乙肝表面抗原		
	筛查	不合格	占比	筛查	不合格	占比	筛查人数(人)	不合格	占比
宁夏血液中心	44884	967	2.2	31925	2451	7.7	24843	311	1.3
石嘴山市中心血站	5294	43	0.8	5294	725	13.7	5294	25	0.5
吴忠市中心血站	5578	173	3.1	6900	1149	16.7	5900	149	2.5
固原市中心血站	11559	259	2.2	11559	1181	10.2	11559	157	1.4
中卫市中心血站	5786	12	0.2	5786	95	1.6	5786	17	0.3
合　计	73101	1454	2.0	61464	5601	9.1	53382	659	1.2

注：由于转氨酶和乙肝表面抗原部分献血者免筛，所以筛查人数存在不相同情况。

2. 血液筛查实验室检测

全年检测血液标本66788例，其中不合格903例，不合格率为1.35%；检测核酸样本65943例，其中检测出阳性38例，阳性率为0.06%。

（三）血液制备

1. 成分制备情况

全区各血站均开展血液成分制备工作，成分分离率达到99%以上，能够向临床提供11个品种的血液制剂，5家血站开展白细胞滤除和血浆病毒灭活业务（见表9）。

表9　宁夏各采供血机构血液成分制备业务开展情况

单位	成分制剂类型		
	红细胞类制剂	冰冻血浆类制剂	血小板类制剂
宁夏血液中心	去白细胞全血、去白细胞悬浮红细胞、洗涤红细胞、冰冻解冻去甘油红细胞	新鲜冰冻血浆、冰冻血浆、病毒灭活新鲜冰冻血浆、病毒灭活冰冻血浆、冷沉淀凝血因子	单采血小板、去白细胞单采血小板
石嘴山市中心血站	去白细胞全血、悬浮红细胞、去白红细胞	冰冻血浆、病毒灭活冰冻血浆	单采血小板
吴忠市中心血站	去白细胞悬浮红细胞、洗涤红细胞	新鲜冰冻血浆、冰冻血浆、病毒灭活冰冻血浆	单采血小板
固原市中心血站	去白细胞全血、去白细胞悬浮红细胞、冰冻解冻去甘油红细胞、洗涤红细胞	新鲜冰冻血浆、冰冻血浆、病毒灭活新鲜冰冻血浆、病毒灭活冰冻血浆、冷沉淀凝血因子	单采血小板
中卫市中心血站	去白细胞悬浮红细胞、洗涤红细胞、冰冻解冻去甘油红细胞	新鲜冰冻血浆、病毒灭活冰冻血浆、冷沉淀凝血因子	去白细胞单采血小板

2. 血液制备情况

2017 年全区共制备各类血液制剂 246866.5U，其中红细胞类制剂 121948U；血浆类制剂 124918.5U。

（四）输血研究

宁夏血液中心开展 Rh 血型确认分型、疑难血型鉴定、血小板抗体检测工作，向临床提供产前免疫学检查、新生儿溶血病、疑难交叉配血、临床输血指导等输血研究和临床输血服务工作。宁夏血液中心血液免疫血清学检测情况见表 10。

表 10　宁夏血液中心血液免疫血清学检测情况

单位：例

年份	新生儿溶血病	产前检查	疑难血型配血	PLT 检测	Rh 血型确认	小计
2015	1075	180	183	32	549	2019
2016	2081	386	107	154	754	3482
2017	2442	135	114	17	582	3290

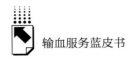

（五）血液供应

1. 临床用血

宁夏全区5家采供血机构共向109家医疗机构提供血液，其中银川地区医疗机构39家，公立医院78家。全年向临床供应各类血液制剂约2473212U，其中全血和去白细胞全血共65个U，其余均为血液成分制剂，成分血使用率达到99.9%（见图1）。

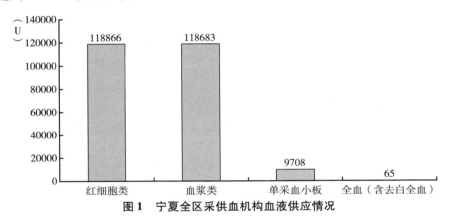

图1 宁夏全区采供血机构血液供应情况

2. 血液报废

全区采供血机构各种原因报废血液7143U，报废率2.9%，其中实验室检测不合格报废2285.5U，占32.0%；非实验室原因报废4857.5U，占68.0%。实验室检测不合格原因包括ALT、乙肝、丙肝、艾滋、梅毒，分别占实验室检测不合格量的28%、26%、5%、9%、32%。非实验室检测不合格原因包括脂肪血浆、过期、质控抽检、渗漏、不规则抗体、保密性弃血、外观异常、少量、凝块、其他，分别占非实验室检测不合格量的79.1%、6.3%、2.0%、2.1%、0.9%、0.1%、1.3%、5.9%、0.6%、1.7%。

三 采供血管理

（一）建设覆盖城乡的献血服务网络

自2012年以来，在自治区及各市政府和相关部门的大力支持下，全区各采供血机构结合本市居民分布特点，在各市所辖区、县的商业区、繁华街道等处，共建有固定献血点 19 个、流动献血点 8 个，进一步方便市民就近献血。全区基本形成了横向到边、纵向到底、覆盖城乡的献血服务网络体系。各采供血机构加大资金投入，努力改善献血屋、献血车硬件设施环境，培训工作人员，不断提高献血服务能力和水平，使固定献血者比例逐年提高。自治区血液中心还创新献血服务模式，将机采成分血采集点分别设在银川市三区的固定献血屋内，进一步方便了机采献血者就近捐献血小板。

（二）持续改进质量管理体系

全区采供血机构严格落实《血站管理办法》、《血站质量管理规范》和《血站实验室质量管理规范》，依据国家颁发的《血站技术操作规程》《全血成分血质量要求》《献血者健康检查要求》《血液储存要求》《血液运输要求》等国家和行业标准，对原辅材料、血液制剂、关键设备和工艺卫生质量情况进行批次抽检和定期质量检查，保证各环节质量控制措施落实到位，质量控制效果达到要求。各血站定期开展质量体系文件评审、质量体系内审、管理评审活动，坚持日常巡查制度，主动发现质量问题。接受各级卫生计生行政部门和监督机构监督检查，持续完善和改进质量管理体系，提高质量体系的符合性、适宜性和有效性。

（三）实施全区采供血机构血液标本集中化检测工作

自 2010 年开始，全区采供血机构全面实施血液标本集中化检测，4 个市级中心血站献血者标本全部送往血液中心进行集中检测，血液中心发放检测报告，中心血站不再保留血液检测实验室。2014 年，自治区血液中心在新址大楼上建立了 700 平方米、符合国家二级生物安全防护要求的全区血液集中化检测实验室，配置了 3 套全自动酶免分析系统、2 套全自动生化仪、2 套全自动血型分析仪，以及血液标本检测所需的各种仪器设备，满足了全区血液集中化检测工作需要。建立了覆盖血液检测全过程的集中化检测质量体系文件。几年来，血液中心不断加强实验室内部管理，持续改进质量管理体系，保证检测结果准确性和可靠性。截至 2017 年，血液中心共检测全区献血者标本 32 万份。

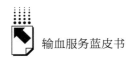

血液集中化检测有效提升了全区血液质量安全，解决了地市级血站经费投入不足、设备落后、血液检测能力薄弱的问题，避免了资源重复投入，建立了符合宁夏实际的血液集中化检测模式。

（四）全面推行核酸检测工作，保证全区血液质量安全

2015 年，在全区血液集中化检测的基础上，血液中心建立了 2 个核酸检测实验室（互为备用），购置了 2 套罗氏和 2 套浩源核酸检测系统，以及核酸检测所需的各种仪器设备，全面开展全区血液集中化核酸检测工作。自治区财政每年向血液中心划拨核酸检测专项经费 450 万元，保证了核酸检测工作的顺利开展，截至目前，已完成 13 万份标本的核酸检测工作。

（五）推行全区血站质量体系一体化建设

积极发挥宁夏全区采供血机构质量控制中心作用，推行全区采供血机构质量体系一体化建设，统一了质量体系文件架构和一、二层次文件内容。制定实施《宁夏血站质量标准》，全区采供血机构按照统一的关键设备、物料和工艺卫生质量控制标准操作规程，实施质量控制工作。开展全区采供血机构集中化血液制剂质量抽检，各血站抽取的血液制剂样本全部送往自治区血液中心实施集中检测，中心血站依据血液中心发放的质检报告实施持续改进。截至 2017 年年底，血液中心质控实验室已检测地市级血站送检的血液制剂抽检样本 1002 份，发放报告 12 个批次。

（六）实施全区采供血机构计算机信息联网

2014 年，全区逐步实施采供血机构计算机信息联网工作，投入 400 余万元，建立了符合国家标准的计算机机房，配置了 2 套 IBM740 小型机服务器、2 套数据存储设备，以及网络运营所需的各种设施设备，购置了用于全区血站联网的区域性安全输血标准化管理系统；2016 年 12 月，完成了全区各采供血机构计算机信息联网工作，实现了全区采供血信息数据的实时互联互通，各采供血机构业务全部在统一平台运行，满足了全区血站高危献血者统一屏蔽、异地用血报销数据快速查询、血液调剂及时有效等功能需求。

四 困难与建议

宁夏采供血机构认真贯彻落实《中华人民共和国献血法》《血站管理办法》《血站质量管理规范》《血站实验室质量管理规范》等法律法规标准要求，积极推进无偿献血工作，全区千人口献血率为 9.86‰，接近世界卫生组织推荐的 10‰标准，基本满足了全区医疗机构临床合理用血需求。银川市连续十年五次获得全国无偿献血先进城市荣誉称号，石嘴山市、吴忠市也获得过此殊荣。自 2010 年开始，宁夏回族自治区率先在国内开展覆盖全区的血液集中化检测工作，2017 年开展全区血液集中化质量抽检工作，完成全区血站计算机信息联网，实现了采供血信息数据的互联互通。各血站推行全面质量管理，质量体系建设适宜性和有效性得到持续提升，血液安全和质量管理能力不断提高，采供血业务工作规范有序运行。

通过对各血站基本情况、人员配置、设施设备、采供血现况等情况调查分析，发现全区采供血工作还存在一些困难和问题并对此提出一些建议，具体如下。

（一）血站分类改革不统一，与承担的职责任务不相适应

全区 5 家采供血机构，按照财政拨款方式来划分，有 2 家全额拨款事业单位、2 家差额拨款事业单位、1 家自收自支事业单位。在国家事业单位分类改革中，按照血站承担的任务职责被确定为公益一类事业单位。随着医改工作的深入推进、医疗技术水平的不断提高，临床用血需求量逐年上升，对血液质量也提出更高要求，采供血机构需要一定的激励政策，调动职工的积极性。若财政经费管理严格按全额事业单位实施，血站将缺少绩效激励机制，对采供血事业的持续健康发展造成不利影响。

（二）血站人员编制缺乏，人力资源配置不足

全区采供血机构共有从业人员 243 名，其中正式编制 153 名，聘用人员 90 名，聘用人员占总从业人员的 37%。全区各采供血机构普遍存在人员编制不足问题，为保证采供血工作的正常开展，采供血机构不得不大量使用聘用人

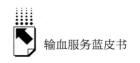

员，给血站带来较大的经济负担，特别是地市级中心血站，经费来源有限，聘用人员的经费支出给血站带来较大的经济负担，影响着采供血事业发展。另外，聘用人员流动性大，受经费、政策等各方面因素影响，其福利待遇、职称晋升等都存在一定困难，这对人员管理和日常工作造成很大影响。需要全区各级政府相关部门根据当地血站实际情况，合理、足量确定人员编制，以保证采供血工作能够正常开展。

（三）无偿献血多部门协作机制尚未建立，全社会共同参与无偿献血的氛围尚未形成

虽然《中华人民共和国献血法》已明确规定政府各部门在推动无偿献血工作中的职责和任务，但在实际工作中，政府相关部门的作用发挥不明显，没有建立多部门协作推进无偿献血的工作机制。无偿献血工作实际上是由卫生行政部门和采供血机构独立工作。长期以来，各采供血机构面临的无偿献血公益宣传、献血点建设、献血车停放等实际困难得不到彻底解决，严重影响着血液采集工作。需要全区各级政府部门把《中华人民共和国献血法》的贯彻实施纳入重要日程，建立相关的协调沟通机制，组织协调各部门共同推动无偿献血工作，真正形成政府领导、部门协作、全社会共同参与的良好氛围。

（四）无偿献血宣传力度不够，季节性缺血现象时有发生

受经费所限，全区各血站普遍存在献血宣传经费投入不足、献血宣传力度不够的问题。常规采用的发放宣传册、张贴宣传海报、播放音响广告等传统宣传方式宣传效果有限，一些电视、广播等商业宣传费用较高，血站无力支付，公益性宣传缺失。借助微信、网络等新媒体平台开展无偿献血宣传工作还未广泛应用。市民对无偿献血认识不足，影响无偿献血的积极性，特别是少数民族无偿献血率较低，各血站冬夏两季季度性缺血情况时有发生。全区各采供血机构应积极与当地财政部门联系，争取专项宣传经费，利用新媒体，大力开展无偿献血宣传工作，普及献血知识，壮大献血者队伍，解决季度性缺血难题。

（五）无偿献血发展不平衡，各市人口无偿献血率相差较大

从全区各市人口献血率来看，银川地区最高，达到 20.04‰，其余各市人

口献血率均未超过6‰，与银川市相比，其余各市人口献血率相对较低，这主要与当地临床用血需求量有关，但也反映出各市无偿献血工作发展的不平衡。全区采供血机构应当建立全区血液采集、供应联动机制，抓好当地无偿献血宣传工作，提高当地人口献血率和血液采集量，将多余的血液调往血液中心，从而保证全区血液资源的合理使用。

（六）固定献血者比例相对较低，需要不断壮大固定献血者队伍

通过对全区献血者献血频率分析，全区初次献血者比例为42.9%，复次献血者比例为57.1%，固定献血者比例仅为40%，说明全区固定献血者队伍还不够壮大。固定献血者血液安全性相比初次献血者更为安全。全区采供血机构要持续加强无偿献血宣传工作，重点针对一次献血向多次献血进行宣传，强化献血全过程服务工作，使更多的初次献血者向多次献血者转变，壮大固定献血者队伍，保证血液质量安全。

B.13
2017年海南省采供血发展报告

符策瑛　韩慧　唐秋萍*

摘　要： 2017年，海南省采供血工作持续健康发展，以增强全省"东西南北中"区域医疗中心保障能力为出发点，在无偿献血宣传、献血网点建设、采供血服务、质量管理、实验室能力建设等方面均取得了长足进步，采供血工作在献血人次、献血总量、供血总量方面创造了三个历史新高，但也存在一些突出的影响血液供需平衡的矛盾。本报告对2017年海南省采供血情况进行了调查研究和思考分析，对当前采供血事业发展面临的问题和挑战提出创新献血宣传招募模式、加强血液应急保障演练、提升血液质量管理、加强队伍建设等对策和建议。

关键词： 海南省　采供血　无偿献血

海南省，简称琼，别称琼州，位于中国南端。海南省陆地（主要包括海南岛、西沙群岛、中沙群岛和南沙群岛）总面积3.54万平方公里，海域面积约200万平方公里。海南岛是仅次于台湾岛的中国第二大岛，海南省是中国国土面积（含海域）第一大省，海南经济特区是中国最大的省级经济特区和唯一的省级经济特区，下辖4个地级市、5个县级市、4个县、6个自治县。截至2017年末，全省常住人口925.76万人。

---

* 符策瑛，海南省血液中心主任、党委书记，主任药师；韩慧，海南省血液中心质量主管、检验科主任，副主任技师；唐秋萍，海南省血液中心临床输血研究室主任，主任技师。

2017 年，海南省血液中心以认真务实的态度做好全省临床用血的宣传、招募、采集、检测、制备、贮存、供应、运输和临床输血技术的科研和推广等工作，制定切实可行的工作方案，优化工作流程，规范各项管理，采供血在献血人次、献血总量、供血总量创造了三个历史新高，分别为无偿献血 102124 人次、无偿献血总量 165838U 和临床供血总量 317193U，同比分别增长 3.52%、8.06% 和 10.64%，年无偿献血人次首次突破 10 万，千人口献血率达到 11.14‰，是历年以来最高水平。国家卫生计生委发来《表扬信》，专门表扬了河南省血液管理工作突出。但由于血液资源的稀缺以及临床用血以每年 15% ~20% 的速度高速增长，海南省的血液供应仍处于紧平衡状态，血液保障任务仍然十分艰巨。

一　基本情况

（一）采供血及其分支机构概况

海南省血液中心是海南省唯一一家公益性采供血机构，其前身是海南省红十字会中心血站，建于 1989 年，1996 年更名为海南省血液中心（简称中心），下设三个分中心及若干个献（供）血屋，形成中心辐射型采供血网络。中心为财政预算管理事业单位（公益一类），设立在海口市，三个分中心设在三亚市、琼海市、儋州市，五个供血屋分设在五指山市、东方市、屯昌县、万宁市、乐东县黄流镇。此外，全省共有献血屋 9 个（海口市献血屋 3 个，三亚市、琼海市、东方市、万宁市、文昌市、屯昌县献血屋各 1 个）。在采供血网络中任何一个医疗机构的供血时间都在 2 个小时车程内。承担着全省无偿献血的宣传招募、血液采集、血液检测、成分制备、医疗用血供应以及临床输血的业务指导和科研等工作，对全省采供血分支机构的人财物及业务工作和质量控制负有管理责任，实行分散采集血液、集中检测制备、统一分配供血的管理模式。血液中心及各分中心的采供血范围分配如下（三沙市除外）。

1. 海口本部

占地 16 亩，综合楼有 5896 平方米，附属楼有 2136 平方米。采血与供血

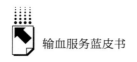
范围为海口市、文昌市、澄迈县、定安县，负责全省血液调剂和紧急情况下的血液应急保障。

2.三亚分中心

占地2亩，建筑面积有1386平方米。采血与供血范围为三亚市、陵水黎族自治县、保亭黎族苗族自治县、五指山市、乐东黎族自治县。

3.儋州分中心

占地4亩，建筑面积有1289米。采血与供血范围为儋州市、东方市、昌江黎族自治县、白沙黎族自治县、临高县。

4.琼海分中心

占地5亩，建筑面积有1325平方米。采血与供血范围为琼海市、万宁市、屯昌县、琼中县。

（二）采供血人员

截至2017年12月底，全省采供血人员264名，在编人员152人，编外人员112人，卫生技术人员198人，占全省采供血人员的75%。卫生技术人员中：高级职称9人，占4.55%，中级职称人数69人，占34.85%，初级职称116人，占58.59%；执业医师/助理执业医师29人，占14.65%，注册护士124人，占62.63%，检验人员30人，占15.15%，其他卫生技术人员15人，占7.58%；本科以上132人，占66.67%，其中硕士3人，博士1人。

二 采供血情况

（一）采血情况

2017年，海南省无偿献血102124人次、无偿献血总量165838U，同比分别增长3.52%和8.06%，年无偿献血人次首次突破10万，千人口献血率达到11.14‰，是历年以来最高水平。其中采集全血95726人次、155429U，采血人次和采血量同比分别增长2.95%和7.86%；机采成分血6398人次、10409袋，采血人次和采血量同比分别增长12.80%和11.17%。2008～2017年海南省献血人次和献血量呈波浪式上升趋势（见图1、图2）。

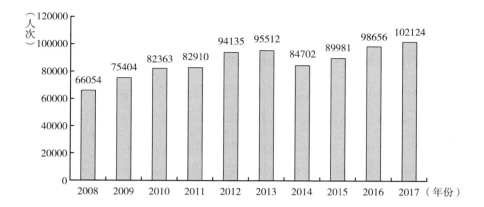

图1　2008~2017年献血人次走势

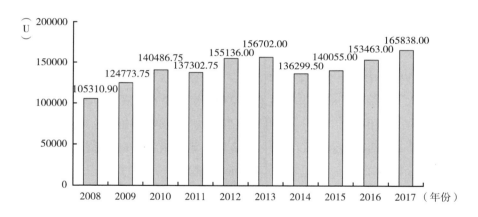

图2　2008~2017年献血量走势

（二）供血情况

2017年，全省供血医院总数为142家，临床供血总量317193U，同比增长10.64%；临床供红细胞148986U，同比增长7.50%；临床供机采血小板10218治疗量，同比增长11.50%；临床供血浆110856.5U，同比增长8.39%；临床供冷沉淀47132.5U，同比增长28.53%（见表1）。

191

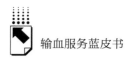

表1 2017年各供血部门的临床供血量统计

部门	红细胞类成分量（U）	血浆类成分量（U）	血小板（治疗量）	冷沉淀（U）
海口本部	148986	110856.5	10218	47132.5
其中:三亚分中心	34689	18662	1880	6876
儋州分中心	13000.5	9638.5	697	3142
琼海分中心	11022.5	7626	378	3231.5

注：海南省血液中心实行分散采集，集中供应的血液管理模式，全省临床供血总量暨海口本部供血量。

三 血液检测

（一）血液检测模式

全省的所有血液标本均由省血液中心集中化检测实验室承担，2011年11月24日核酸检测试运行，2012年2月10日实现血液核酸检测全覆盖，是全国最早实现血液核酸检测全覆盖的省份之一。2013年3月13日顺利通过海南省卫生厅临床基因扩增检验实验室技术专家组的验收考核，获取技术验收合格证书。2014年5月前，血液检测采用2遍酶免加1遍进口核酸平行检测，2014年5月后海口本部采集的血液检测采用2遍酶免检测后核酸检测，三个分中心采集的血液检测2遍酶免加1遍进口核酸平行检测。

（二）血液检测不合格情况

2013～2017年海南血液检测阳性率呈下降趋势（见图3）。2017年海南省检测血液标本102124份，不合格2713份，不合格率为2.66%。其中，ALT不合格1181份，不合格率为1.16%，占总不合格标本的43.53%；HBsAg不合格556份，不合格率为0.54%，占总不合格标本的20.49%；HCV不合格134份，不合格率为0.13%，占总不合格标本的4.94%；HIV不合格269份，不合格率为0.26%，占总不合格标本的9.92%；TP不合格338份，不合格率为0.33%，占总不合格标本的12.46%；NAT不合格264份，不合格率为0.26%，占总不合格标本的9.73%（见图4）。

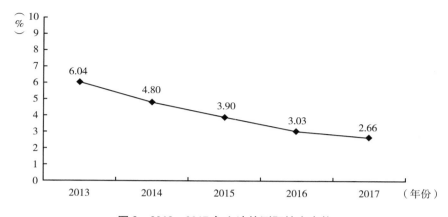

图3 2013～2017年血液检测阳性率走势

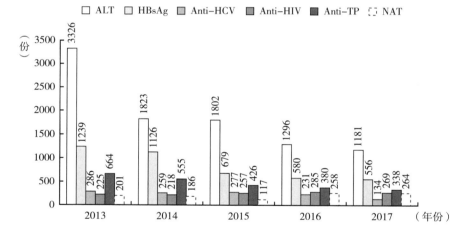

图4 2013～2017年血液标本检测不合格情况

四 采供血保障能力建设工作

（一）坚持不懈，努力推进完善"政府主导，多部门协作，全社会参与"的无偿献血长效机制

1. 以大研讨大行动实践调研成果，促进无偿献血长效机制创新完善

认真贯彻落实省委、省政府、省卫生计生委"深入学习贯彻习近平总书

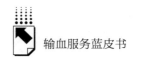

记视察海南时的重要讲话精神"，开展大研讨大行动活动。以增强海南省"东西南北中"区域医疗中心保障能力为出发点，针对无偿献血宣传、献血网点建设等方面进行深入细致的调查研究，形成海南省采供血事业发展情况专题调研请示报告 12 份，《海南省采供血事业发展思考与研究》《海南省血液中心党建工作现状分析》等理论研究成果论文 5 篇，积极把大研讨大行动的丰硕成果转化为推动海南省无偿献血工作的强劲动力，进一步构建和完善无偿献血运行机制。

2. 迅速采取行动，认真贯彻落实省领导批示精神

2017 年 11 月 23 日，沈晓明省长带领省政府办公厅、省财政厅、海口市政府相关负责人到省血液中心调研海南省血液安全及供应保障情况。调研中，沈晓明省长指出："（一）保障血液安全是医疗卫生服务中非常重要的环节，血液质量安全与人民群众的生命息息相关，是一项重要的民生工程。（二）一定要全力保障全省医疗血液安全和供应，不断提高血液质量和服务水平。（三）要创新完善无偿献血长效工作机制，更好地满足人民群众的健康需求，更好地服务美好新海南建设。"

省长沈晓明、副省长王路在省卫生计生委《关于落实沈晓明省长到省血液中心调研工作情况的报告》中作出批示："除编制、工资等应在事业单位改革过程中统筹考虑外，其他请相关部门研究。无偿献血是一个地区文明程度的重要标志，要在社会文明大行动中积极弘扬。"省委常委、宣传部部长肖莺子批示："请省文明办按晓明省长的批示精神，把无偿献血纳入群众性精神文明创建的工作中，认真抓好落实。"根据省领导调研批示精神，省血液中心认真贯彻落实，通过省卫生计生委向省政府办公厅提交《海南省人民政府关于进一步支持和发展无偿献血公益事业的意见》（代拟稿）；向省委宣传部、文明办请示《关于商请组织全省各地免费开展无偿献血公益宣传片及报刊宣传的函》（琼卫医函〔2017〕164 号）及落实无偿献血公益宣传片电视台播放计划；向海口市人民政府申请《关于商请统一规划设置海口市街头固定献血屋的函》（琼卫医函〔2018〕2 号），协调落实省会海口市街头固定献血屋建设。

3. 积极协调沟通，将修改《海南经济特区公民无偿献血条例》（简称《海南献血条例》）列入立法计划

向省人大常委会副主任李宪生汇报并获批示："无偿献血是一件功德无量

的工作，持续做好工作需要法律保证，建议将修正《海南经济特区公民无偿献血条例》纳入议事日程。"省血液中心以《海南献血条例》颁布实施5周年为契机，认真落实省领导批示精神，初步完成《海南献血条例》立项建议书、论证报告和草案初稿，在强化政府职能和职责、健全临床用血应急保障机制、献血表彰激励奖励措施等方面提出了具体修改意见，推动落实对无偿献血者免普通门诊费、免游览景区门票费、免乘坐城市公共交通费、所有停车场免2小时停车费的"四免关爱政策"。目前，《海南献血条例》立法修订计划已初步通过省人大法工委立法计划项目论证，已列入2018年立法修订计划。

4. 加强无偿献血网点建设，增强血站服务能力

按照《海南省卫生资源配置标准（2015～2020）》和《医疗卫生服务体系规划（2015～2020）》，与各市县人民政府协调，大力推进无偿献血场所的建设工作，在目前的基础上增设或改建固定献血屋。省发改委已批准中心业务楼扩建和秀英爱心献血屋改扩建立项方案；已基本同意明珠广场爱心献血屋改扩建；与海航集团初步达成合作意向，建设日月广场爱心献血屋。在省第二人民医院、昌江县卫计委、东方市政府的支持下，五指山、昌江、东方采供血一体化献血屋建设正在积极推进之中。

（二）创新献血宣传招募模式，提高无偿献血服务水平

1. 助力海口"双创"，促进公益献血

中心以无偿献血公益行动促进城市文明提升为落脚点，在血液安全保障、无偿献血健康知识普及教育等方面，以实际行动积极参与和支持海口市"双创"工作，在省、市直属机关，企事业单位，大中专院校等团体单位中开展"公益献血助力双创"无偿献血活动，在海口日报和海口市电视台等媒体刊播公益宣传片进行广泛报道。海口市"双创"指挥部组织近千名公务人员献血，中心全年组织卫生系统、高校、部队等近500家团体单位献血，献血人次和献血量均比上年增长。中心在"双创"工作中两次获评先进单位荣誉称号。

2. 深入推进乡镇农村献血

中心以建设"美丽海南·百镇千村"为契机，把无偿献血宣传和服务工作拓展至农村，开发农民献血队伍。2017年深入海口、临高等20多个乡镇农村开展献血宣传和组织村民献血，其中澄迈县金江镇土尾村村主任王泽谦带领

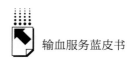

村民 50 多人组团到中心献血的事迹在中央电视台新闻台报道引起广泛的社会关注。

3. 广泛传播无偿献血知识

中心自编原创"无偿献血引领健康生活"书刊、"宣传纸巾"、宣传扇等各类宣传品免费赠送市民,广泛传播科学献血常识和理念。通过报纸、电视、网络媒体发表各类新闻稿件 1500 多篇,通过微博、微信等新媒体发布献血文章 460 余篇,开发制作《海南献血微信手机报》5 期,"海南献血"微信公众号吸引了 1 万多人关注。

4. 建立无偿献血科普基地

中心无偿献血宣讲团通过"走出去"和"请进来"的宣传方式,在高校、企事业单位开展无偿献血知识讲座、组织少年儿童探索血液奥秘及邀请社会各界朋友走进省血液中心参观,普及无偿献血知识,传播献血健康理念,取得了良好的效果。中心荣获"全国健康促进与教育优秀实践基地创建单位"称号。

5. 策划无偿献血主题活动

结合中华民族传统节日及"6·14 世界献血者日",策划开展"端午粽情飘香你我心血相连"、"你美化城市,我温暖你心"——无偿献血志愿者和环卫工人一起过"五一"、"我们一起(骑)献血吧"、"心手相连,点亮生命火炬"趣味运动会、海南国际健康产业博览会展览等各类主题献血活动,吸引了众多市民广泛参与。

6. 搭建综合献血服务平台

为推行献血感恩文化,提升服务质量和水平,中心专门成立无偿献血服务组,设立献血服务站,设置文明引导员,提供献血接待、咨询、报销等"一站式"服务,为献血者答疑解惑。其中医护回访小组对 15743 名献血者进行电话回访和来电咨询答复,血液检测不合格结果反馈 1102 人次,向献血者寄发感谢信 2281 封。

7. 加强志愿服务能力建设

以献血点为依托开展常态化志愿服务。设立"青年志愿者服务基地",加强对各志愿服务队伍管理和培训,提升服务技能和水平。开展"寻雷锋足迹,扬志愿精神"等志愿服务活动,全年各献血点无休息日开展志愿服务,志愿服务累计 2451 人次、总时长 8030 小时,中心党员干部职工围绕无偿献血工作开展志愿服务活动648人次。中心荣获海南省卫生系统志愿服务优秀组织、海南省青年文明号等荣誉。

（三）加强血液应急保障演练，提升血液应急保障能力

在海南建设国际旅游岛的背景下，越来越多国际会议和活动在海南永久落户和举行。为提高血液保障及应急处置能力，满足突发稀有血液的供给，中心建立了采供血保障机制，制定《血液应急保障预案》《血液应急保障预案演练方案》并定期演练，建立了22976人的固定献血者队伍、600多人的稀有血型献血者队伍和1700多人的机采血小板献血者队伍，积极探索预约式献血模式，规范稀有血型和急救用血等情形下的献血启动条件和采集流程，在血源紧缺时能够迅速组织应急血源，制备多种血液制品满足临床需求，增强了博鳌亚洲论坛、环海南岛自行车赛、帆船赛等各类重大会议活动期间的医疗用血保障能力。

（四）血液质量管理

1. 质量体系建设情况

1999年海南省血液中心在内部推行和贯彻实施 ISO－9002 国际质量管理体系，以标准化、程序化、文件化的方式对采供血过程进行全面质量管理。1999年11月中心通过了 ISO－9002 国际质量管理体系认证，初步建立起一个有效运转的、适宜的并能保持持续改进的质量管理体系。自2006年起依据《血站管理办法》《血站质量管理规范》《血站实验室质量管理规范》等法律法规不断完善血液质量管理体系，随着国家相关标准出台，其间做了6次修改，现行的质量管理体系为2017年3月改版升级的 F 版质量管理体系文件，遵循"提升服务保障血液供给、严格管理确保血液安全"的质量方针，改进采供血过程管理方法，明确关键控制点，实现对岗位职责、标准程序、操作流程的精确定位、精准要求和精准操作，做到采供血全过程的有效管理。

2. 完善监督落实工作机制

开展以血液质量安全服务管理"两个跟踪"检查活动为抓手，成立"血液安全督查""血液质量管理""血液保障动员""血液监督检查落实"四个工作委员会，明确和理顺了各分管领导之间交叉管理的工作职责及建立了相互

协作的工作机制；建立常态化的内部审核、管理评审、日常监督等工作模式，牢固树立"血液质量如生命"的安全意识，全面检查梳理采供血业务，对血液质量实行动态管理和评估，重视数据分析、不合格品控制、质量投诉处理和满意度测评，着力查找和解决影响采供血服务质量问题，制定纠正预防措施。2017年开展血液监督检查活动508人次，领导班子到基层蹲点、科室现场办公10余次，整改完善各类质量问题132项，实现了质量管理体系持续改进和有效运转。

3. 加强实验室能力建设

一是血液核酸检测覆盖率100%，率先在全国实现全省血液核酸检测全覆盖，提前完成国家卫计委要求的采供血机构全面开展核酸检测的任务。2017年有258份标本酶免检测阴性，通过核酸检测阳性，其中经确认HBV-DNA阳性136份、HIV-RNA阳性1份，排除拦截了不合格血液，降低了经血传播疾病风险。二是加强实验室质量管理。强化了岗位安全职责、检验过程控制、仪器设备精准运行等方面的安全责任，实行全员参与、全过程监控、全方位管理，质量监控环环相扣、相互制约，实现"横到边，纵到底"的质量管理模式。三是注重实验室人才队伍建设。开展岗位技能、专业理论知识以及法律法规标准培训20多次，参加国家卫计委临检中心室间质评，不断提高实验室管理能力与技术水平。

（五）加强队伍建设，推动采供血事业持续发展

一是制订科学合理的培训计划。采取多种形式开展职业素质和专业技能培训，增强职工的组织观念意识、团队意识和对单位的归属感，打造一个充满朝气，积极向上的集体。二是举办采供血与临床输血管理培训班，培训了全省上百个医疗用血机构的近千名输血相关人员临床合理用血等知识，逐步促进了临床用血安全水平的提高。三是鼓励职工积极进行采供血管理、技术创新及工作经验总结。近三年来有150多人次在各类期刊、学术会议及网站报刊等发表学术论文，30人次获得全国无偿献血奉献奖金、银、铜奖，摄影比赛、演讲比赛等多次获奖。四是开放合作，提高科研能力。鼓励职工在做好日常工作的基础上，瞄准输血医学的发展前沿及地方特色，努力开展科学研究工作，先后与中山大学中山医学院、海南大学、海口市人民医院等单位进行课题合作，目前

中心在研省厅级课题 4 项，2017 年有 2 项省自然科学基金资助课题通过海南省科技厅的结题验收。

五　存在的问题与分析

（一）无偿献血长效机制还不够完善，无偿献血工作的组织领导职责仍需进一步加强

"十三五"期间，国家对无偿献血工作的要求是到 2020 年献血率达到 15‰，目前海南省年献血 10.2 万人次、年献血率为 11.14‰（按 2015 年末海南省常住人口 917.13 万统计）。按此要求，自 2018 年起每年献血至少需递增 1 万人次，到 2020 年至少要达到年献血 14 万人次才能基本完成目标任务。由于政府没有设置无偿献血办公室，无形中省血液中心承担了一些政府职能，如采供血网点建设、献血宣传、血源招募等。目前虽成立海南省无偿献血工作领导小组，但各市县未成立相应的机构，没有具体目标任务，没有采供血压力，很多市县无偿献血宣传、献血点建设等工作基本没有开展，仅仅依靠作为公益事业单位的省血液中心去推进，力度远远不够。如 2016 年全省 19 个市县中有 12 个市县（三沙市除外）临床用血量远大于当地的献血量，无法满足当地的血液需求，有的市县缺口甚至高达 469%，区域间采供血发展的不平衡是造成海南省血液供应紧张的原因之一。

（二）奖励性绩效工资水平偏低，人才流失严重

中心为公益一类事业单位，财政预算管理模式为"收支两条线"，每年上交省财政的血费收入 6000 多万元。一方面，省财政厅、人社厅核定的人均奖励性绩效工资是固定的，且数额较小，无法有效调动职工积极性。通过数据调查比对，以 2012 年至 2016 年为例，职工每月人均收入为 795 元至 1171 元，与省内各医疗机构相同职称医护人员相比，收入水平差距较大；与国内其他省级血液中心职工收入相比也处于最低水平。另一方面，实行绩效工资以来，由于没有考虑到血站行业的特殊性，在核定奖励性绩效工资总量时采取了"一刀切"的做法，中心的工作特殊性决定了职工经常需加班进行采血，在有限

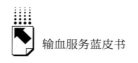

的奖励性绩效工资中还要分出一大部分用于发放职工的节假日加班补助，剩余的奖励性绩效工资用于血液宣传招募和职工奖励就更少了。由于薪酬过低等原因，2012～2017 年，约 18% 卫技人员离职到医院或其他部门，待遇低还造成关键岗位人才无法引进。

（三）全省街头献血屋数量不足，不能满足市民献血需求

海口市作为省会城市，是全国省会城市中献血屋数量最少的，比一些普通地级城市的献血屋数量还要少。海口市目前仅在海南省血液中心老宿舍区内、海口市人民医院内和海秀路明珠广场设有 3 处献血屋，但真正意义上的街头献血屋仅有明珠广场 1 个，除明珠广场献血屋地处繁华热闹街区外，其他两个均不在闹市区，且房屋空间狭小、环境简陋，经常出现市民顶着烈日、风雨排队献血的情况，舒适便利的献血环境无从谈起。三亚市作为重要的国际滨海旅游城市，街头固定献血屋也仅有 1 个，其他两个地级市琼海街头固定献血屋也仅有 1 个、儋州则未设置街头固定献血屋。国内外的经验表明，布局合理、交通便利、宽敞、舒适、整洁的献血环境容易使献血者对采供血机构产生好感并且充分信任，从而乐于主动献血。以此来看，全省街头献血屋布局少也是造成各市县采供血发展不平衡的主要原因之一。

（四）无偿献血宣传力度不够

海南省各市县无偿献血工作发展还不平衡，一些地方及部门对无偿献血宣传工作重视程度不高，无偿献血宣传招募的形式比较单一，社会舆论氛围还不够浓厚。目前，全省无偿献血的宣传主要是由中心投入和实施，而中心作为公益性事业单位，其经费来自政府财政资金拨款，缺口较大，难以达到国家要求的"报纸有字、电视有像、电台有声、网上有点、街上有景"全方位、深覆盖的献血宣传要求。献血宣传力度不够，自然导致公民的献血知晓率和参与度不高。

（五）无偿献血工作保障经费与采供血业务的增长不相匹配

目前的血液收费标准是十多年前国家统一制定的，时至今日一直未进行调整。近年来，随着国家对血液质量要求的提高及临床用血的增长，血液采集、

检测、制备等相应的投入也逐年增加，造成采供血成本明显高于血费的收入，形成血费与成本"倒挂"。因此需要政府对无偿献血工作逐年建立同步增长的经费保障机制，否则会严重影响基本的业务运转和仪器设备车辆等的更新。

（六）医疗机构自体输血工作相对滞后

自体输血与输异体血相比具有有效避免输血传播疾病、输血并发症及缓解血液供需矛盾等显著的优势，在临床得到广泛的应用。不少医院自体输血率超过30%，甚至高达90%以上，而经调查，海南省医疗机构自体输血比率低，绝大部分医院尚未开展自体输血工作，远未达到海南省卫生计生委要求的二、三级医疗机构手术病人的自体输血量不低于手术用血总量30%的目标。

（七）采供血信息化建设薄弱

全省血液管理机构、采供血机构和临床用血机构间的信息仍没有实现互联互通，无法通过信息化手段进行全省的血液安全管理、统一调配、合理用血和出院直接报销血费的监控和管理工作。血液中心信息化软硬件系统和设备陈旧落后急需更新，存在运行安全风险。

六 改进措施与建议

（一）强化政府职责，推动无偿献血事业健康发展

一是，强化政府作用，进一步细化各级人民政府在无偿献血工作方面的职责。按照《中华人民共和国献血法》提出的"政府主导、多部门协作、全社会参与"的无偿献血长效机制，各级政府要加强对无偿献血工作的领导，成立相应的领导小组，宣传、发展改革、财政、规划、教育、卫生计生、人力资源社会保障、公安、宣传、民政、红十字会、共青团等部门要各司其职，从精神文明建设、宣传组织、社会动员、经费投入、人员配置、采供血网点优化布局等方面支持无偿献血工作。

二是，参照上海等省市经验，每年初由省政府办公厅印发文件制定年度采供血计划，各市县及各部门按工作目标分解任务，层层落实，努力完成各自采

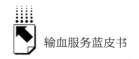

供血任务。各市县献血率目标：按常住人口，海口、三亚应达5%以上；其他市县应达3%以上；各级行政机关、企事业单位献血率应占在册人数的10%以上（以后每年根据情况进行动态调整）。

三是，将无偿献血工作纳入各级政府及部门绩效考核和精神文明建设范畴，固化和细化对政府发挥主导作用的考核评价体系，并作为授予精神文明单位、个人称号的必要条件。文明城市的献血率的标准：海口、三亚应达到6%以上；其他各市县达到3%以上。文明单位献血率的标准：省、市级文明单位献血率不低于单位在册人数的20%；县区级文明单位不低于15%；乡镇、村庄、社区不低于12%。

四是，确定每年1～3月和7～9月为国家工作人员献血月，各级政府组织开展"无偿献血月活动"，每年至少组织2次集体无偿献血活动，各单位、社会团体、企事业单位等每年应组织1～2次无偿献血活动。

五是，加强对无偿献血者的表彰激励。由财政给予专项经费支持，用于对获得国家无偿献血奉献奖、无偿献血促进奖、无偿献血志愿服务奖、无偿献血先进省（市）奖、无偿献血先进部队奖、无偿捐献造血干细胞奖等表彰奖励，营造献血光荣的社会氛围。推动落实对无偿献血者免交门诊诊查费、免游览景区门票费、免乘坐城市公共交通工具费、所有停车场免2小时停车费的"四免关爱政策"，给予无偿献血者充分肯定，激发更多群众通过无偿献血传递爱心。

六是，建立监督问责机制。每年由省无偿献血工作领导小组对开展无偿献血工作进行考核评价，落实监督责任，对工作开展不力、不达标的实行问责和通报。

（二）合理规划设置献血网点，保障市民基本献血需求

建议以省会海口市为采供血重点保障区域，在原有献血点的基础上由海口市政府统一规划改扩建海口市街头固定献血屋：（1）扩建秀英献血屋；（2）扩建明珠广场献血屋；（3）新建红城湖家乐福广场献血屋；（4）新建解放西文化宫广场献血屋；（5）新建国贸上邦百汇城献血屋；（6）新建火车东站献血屋；（7）新建日月广场献血屋。在三亚市增设2～3处街头固定献血屋，其他各地级市至少设置2处街头固定献血屋，除省会、地级市外，其他各市县至少设置1处采供血一体化献血屋。

202

（三）适度提高血站职工奖励性绩效工资水平，用经济杠杆调动职工积极性

中心为公益一类单位，建议政府相关部门充分考虑采供血行业的特殊性和工作特点，将中心职工奖励性绩效工资额度适当提高到海口地区医疗机构奖励性绩效工资的中等水平，按血液中心每年上缴财政资金的30%进行返还；或按每完成一人份采血给予奖励200元的标准返还，用作奖励性绩效工资及献血宣传招募的经费。

（四）创新献血宣传招募思路，提高社会对无偿献血的关注度和参与度

建立自上而下立体化的无偿献血宣传工作模式，与省委宣传部、文明办主导，各广播电视台、报刊和网站等主流媒体配合，制订年度宣传计划，各市县宣传部门、红十字会积极配合，落实无偿献血宣传免费公益广告。各级政府要保障无偿献血宣传经费的投入，力争做到：（1）在纸媒每月免费合计刊登2个版面，内容可以是无偿献血公益宣传广告或献血相关法律法规及科普知识，形式可以每次1版每月刊登2次，也可以每月1/2版每月刊登4次；（2）在电视台每天免费播放无偿献血公益宣传广告或短片至少3次，每次时长15秒，并保证在中午及晚间黄金阶段各1次；（3）广播电台每天至少2次免费播放无偿献血公益广告；（4）在户外，各市县主要路段至少设立1处免费公益广告牌。

（五）打破"信息孤岛"，推动血站信息化建设

大力推动全省血液管理部门、采供血机构与医疗机构之间互联互通，建立临床安全输血管理平台，实现海南省主要医院临床输血管理信息系统的联网，实现网上订血、库存共享、合理用血，实现国家要求从采血到用血的全面管理，实现整个血液链的全面追溯和对临床合理用血的指导、输血反应的分析、血液的统一调剂等，建立在线互动的献血者、志愿者微博、微信、献血网站、自助登记系统平台，提高采血前端服务能力，推动用血报销系统与医院业务系统联网，还血报销流程直接在医疗机构登记办理等。

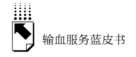
（六）加强血站保障能力建设投入

财政部门要建立合理的血液保障经费动态调整机制，根据每年业务量的增长变化相应提高无偿献血工作保障经费，保证采供血工作中编外人员工资福利支出、血液检测试剂购置、仪器设备更新购置、采血车和送血车配备等刚性支出需要。

（七）积极推广自体输血技术，减少异体血需求

加强医疗机构特别是三级医疗机构重点用血科室如产科、骨科等以及医务部门自体输血知识的培训及应用，建立健全自体输血管理体系，提高自体输血在临床输血中的应用比例，然后采取以点带面的方式，促进院内各科室以及医院之间的学习与交流，带动自体输血技术在海南地区的发展应用。卫生计生委要加强临床输血工作的专项督导检查，督促各医疗机构开展自体输血及无创、微创手术等血液保护新技术，减少异体血的需求，努力达到二、三级医疗机构手术病人的自体输血量不低于手术用血总量的30%的目标。

七　展望

《海南省基本公共服务体系"十三五"规划》"东西南北中"五个区域医疗中心初步构建，"1小时三级医院服务圈"格局基本形成①，近年来通过合作、托管、引进等方式，大批技术管理先进的医疗机构被引入岛内，使海南民众大病不出岛，得享优质医疗资源，海南省医疗用血也随之呈现了高速增长的势头。为落实省委省政府和省卫生计生委区域卫生规划和医疗机构设置规划，做好临床医疗用血需求及突发应急情况下的血液供应保障，海南省血液中心制定了《"十三五"海南省采供血机构建设发展规划》，与医疗机构设置规划相衔接，统筹规划省血液中心及其分支机构，明确功能任务、数量布局、服务区域范围，确保一个中心、三个分中心和多个献血屋的网络架构得到建立和有效运行，推动采供血事业持续健康发展。

---

① 海南省人民政府：《海南省基本公共服务体系"十三五"规划》，2018年2月6日。

B.14
2017年江西省采供血发展报告

孙常翔　罗礼生　梁　斌　喻茂林　李国良　吴　红*

摘　要： 本文介绍了江西省采供血机构的基本情况、采供血现状及血站的运行状况，全面梳理了 2017 年江西省采供血现状，分析存在的问题及对策，为推动今后江西省无偿献血事业健康发展提供数据及依据。针对江西省采供血工作中存在的人员问题、无偿献血人群问题、血液宣传及招募问题、行政管理问题，本文从工作机制建设、政府主导职能及无偿献血宣传等多角度提出了建设性的对策及建议。

关键词： 江西省　无偿献血　采供血

江西省位于中国东南部，总面积约 16.69 万平方公里，总人口 4592 余万，全省辖 11 个设区市、100 个县（市、区）、1 个国家级新区，省会为南昌市。

2017 年江西省采供血业务继续稳步发展，献血宣传多点开花，核酸检测实现全面覆盖，各项采供血指标持续增长，切实有效保障了江西省临床用血的供应及血液制品的安全。

---

* 孙常翔，江西省血液中心主任，主任药师；罗礼生，江西省卫生计生委医政医管处处长；梁斌，江西省惠民医院院长；喻茂林，江西省卫生计生委医政医管处主任科员；李国良，江西省血液中心科室主任，主任医师；吴红，江西省血液中心副主任技师，博士。

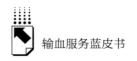

一　基本情况

（一）机构设置情况

截至 2017 年底，省会南昌市设立省级血液中心 1 家及市级中心血站 11 家。在独立依法许可执业的 12 家采供血机构中，7 家为全额事业拨款单位、5 家为差额事业拨款单位。

虽然江西省各采供血机构成立时间不尽相同，但近年来在各级政府的大力支持下，全省采供血机构的办公、业务用房情况得到明显改善。截至 2017 年底，全省采供血机构的成立时间、建筑面积、固定资产总额、供应县/区及覆盖人口见表 1。

表 1　江西省采供血机构概况

单位名称	成立时间	建筑面积（平方米）	固定资产总额（万元）	供应县/区	覆盖人口（万人）
江西省血液中心	1984 年 11 月	21646	14619	省直医院	—*
南昌市中心血站	1989 年 6 月	10810	9722	3/6	523
九江市中心血站	1992 年 6 月	3000	5390	9/4	485
景德镇市中心血站	1995 年 10 月	2000	1100	1/2	170
萍乡市中心血站	1996 年 3 月	3450	2594	3/3	200
新余市中心血站	1996 年 12 月	2300	1399	1/4	114
鹰潭市中心血站	1992 年 1 月	1200	1270	2/1	112
赣州市中心血站	1995 年 6 月	17000	4214	15/4	970
宜春市中心血站	2002 年 12 月	2146	2000	9/1	540
上饶市中心血站	1998 年 5 月	4016	2961	10/2	770
吉安市中心血站	1994 年 11 月	1900	2900	11/2	480
抚州市中心血站	2001 年 4 月	2191	248	9/2	400

* 南昌市有江西省血液中心和南昌市中心血站，省血液中心供应省直医院的血液制品，市中心血站供应市属医院，因此江西省血液中心覆盖人口难以界定。

（二）人员基本情况

在各级政府的重视下，近年来采供血人员编制及素质有所增长。截至

2017年底，全省采供血机构工作人员1084名，其中编内工作人员401名，占比为36.99%；编外工作人员683名，占比为63.01%。卫生技术人员职称情况方面正高职称9名、副高职称53名、中级职称171名、初级职称564名、未获职称26名。卫生技术人员专业结构情况方面，临床医学专业67名、检验学专业205名、护理学专业509名、药学专业11名、公卫专业6名、其他专业19名。

人员学历（学位）情况方面，博士及以上1名、硕士36名、本科503名、专科359名、中专79名、其他106名。在职年龄性别情况方面，20岁以下1名、20~30岁408名、31~40岁336名、41~50岁198名、51~60岁141名。科室人员配置情况方面，采集招募工作460名、检验工作139名、制备供血工作201名、行政后勤人员284名。

（三）机构的资源状况

目前，固定献血点、献血屋、献血房车及流动献血屋是无偿献血的主要场所。近年来，江西省各采供血机构的献血网点建设取得了长足进步，各机构的献血网点情况见表2。

表2　江西省采供血机构献血网点建设情况

单位：个

单位名称	站内献血点	献血屋	献血房车	流动献血车	合计献血点
江西省血液中心	2	3	5	6	16
南昌市中心血站	1	1	6	2	10
九江市中心血站	1	1	4	8	14
景德镇市中心血站	1	1	0	1	3
萍乡市中心血站	1	1	2	2	6
新余市中心血站	1	2	0	3	6
鹰潭市中心血站	1	1	3	1	6
赣州市中心血站	2	6	1	6	15
宜春市中心血站	1	6	2	3	12
上饶市中心血站	1	3	1	4	9
吉安市中心血站	1	4	1	7	13
抚州市中心血站	1	4	4	6	15

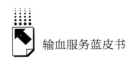

二 采供血状况

（一）血液采集情况

2017 年全省采供血业务稳步发展，全省无偿献血共 347393 人次，捐献全血总量 611455.5U；其中稀有血型捐献全血 1713 人次，捐献稀有血型全血总量 3005.25U。全省无偿捐献单采血小板 21082 人次，捐献单采血小板 36865.5 治疗量；其中稀有血型捐献单采血小板 44 人次，捐献单采血小板 60 治疗量。全省各机构主要业务指标见表 3。

表 3 2017 年江西省采供血机构采血业务指标

单位名称	全血采集				单采采集			
	总体		稀有血型		总体		稀有血型	
	献血（人次）	采全血总量 U	采集人次	采集血量(U)	献血（人次）	血小板量（治疗量）	采集（人次）	血小板量（治疗量）
江西省血液中心	54685	92973	337	629.5	6800	11574	8	9
南昌市中心血站	39695	65250.5	243	400	1099	2069	2	4
九江市中心血站	44114	82034	151	270	2459	4482.5	6	8
景德镇市中心血站	8530	14897.5	30	52.5	144	212	0	0
萍乡市中心血站	12765	26997	75	142.25	646	1237	7	8
新余市中心血站	6971	11084.5	29	50	230	423	0	0
鹰潭市中心血站	9062	16431	54	103.5	361	714	1	1
赣州市中心血站	52436	91030.5	250	432	5325	9243	19	29
宜春市中心血站	35565	58940	220	356	798	1499	0	0
上饶市中心血站	36832	70961	183	332	1554	2481	0	0
吉安市中心血站	24142	43580.5	93	166.5	1314	2252	1	1
抚州市中心血站	22596	37276	48	71	352	679	0	0

2017 年全省全血采集总体情况：A 型血 186062U、B 型血 142633U、O 型血 228762U、AB 型血 53998.5U。

2017 年全省单采血小板采集总体情况：A 型血 11431.5 治疗量、B 型血 8945.5 治疗量、O 型血 13917 治疗量、AB 型血 2571.5 治疗量。

从职业结构来看，献血者中学生 84790 人次、农民 21889 人次、军人 5546 人次、公务员 15410 人次、医务人员 23105 人次、教师 10468 人次、其他人群 189078 人次。

江西省献血者组织形式分为个人、团体及互助，其中个人献血总人次为 204861 次，占 58.59%，团体献血总人次为 133231 次，占 38.11%，互助献血总人次为 11537 次，占 3.30%。

2017 年江西省采供血机构献血者再次献血情况全血以首次献血为主（43.58%），而单采则是以固定献血为主（67.25%），献血者再次献血情况见。

2017 年江西省采供血机构发生轻度献血反应全血 1403 例、单采 99 例，中度献血反应全血 29 例、单采 5 例，重度献血反应全血 3 例、单采 0 例。

2017 年江西省采供血机构保密性弃血全血 12 人次、单采 2 人次，造成保密性弃血的主要原因有高危行为、疫苗注射、外界压力及自身原因等。

2017 年江西省采供血机构全血初筛全部进行 ALT 测定的机构有 11 家，部分进行 ALT 测定的机构有 1 家。

（二）血液制备

2017 年江西省采供血机构制备红细胞 824992U，其中去白细胞悬浮红细胞 795660.25U，占 96.44%，悬浮红细胞 16598.5U，占 2.01%，洗涤红细胞 12324.5U，占 1.49%，去甘油解冻红细胞 184.25U，占 0.02%，仪器制备去甘油解冻红细胞 224.5U，占 0.03%。制备血小板 3803.6 治疗量，其中浓缩血小板 2168.1 治疗量，冰冻单采血小板 1635.5 治疗量。制备血浆 903266.7U，其中新鲜冰冻血浆 300723U，占 33.29%，冰冻血浆 260333.77U，占 28.82%，病毒灭活冰冻血浆 308752.6U，占 34.18%，病毒灭活新鲜冰冻血浆 33457.3U，占 3.70%。制备冷沉淀凝血因子 216653.5U（见表 4、表 5）。

（三）血液检测

2017 年江西省各采供血机构均采用"2 遍酶免 + 1 遍核酸"的检测模式，

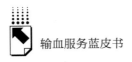

表4 江西省采供血机构红细胞类制备数据

单位：U

单位名称	红细胞类				
	去白细胞悬浮红细胞	悬浮红细胞	洗涤红细胞	去甘油解冻红细胞	仪器制备去甘油解冻红细胞
江西省血液中心	93700.5	1126.5	3935.5	37	0
南昌市中心血站	65729	0	988	0	15
九江市中心血站	82779.5	156	1980.5	0	146
景德镇市中心血站	0	14967	343	0	0
萍乡市中心血站	231761.25	0	593.5	59.75	0
新余市中心血站	11134.5	0	132	0	0
鹰潭市中心血站	16584	0	116	0	0
赣州市中心血站	91227.5	0	2783	0	57.5
宜春市中心血站	58910.5	0	216.5	0	0
上饶市中心血站	63118	349	502.5	87.5	0
吉安市中心血站	43515	0	595.5	0	6
抚州市中心血站	37200.5	0	138.5	0	0

注：血液成分均为每200ml全血制备的成分量计为1单位，即1U。

表5 江西省采供血机构血小板类、血浆类及冷沉淀制备数据

单位名称	血小板类（治疗量）						血浆类（U）
	浓缩血小板	冰冻单采血小板	新鲜冰冻血浆	冰冻血浆	病毒灭活冰冻血浆	病毒灭活新鲜冰冻血浆	冷沉淀凝血因子
江西省血液中心	20.2	442.5	84363.5	48870.5	14992	0	39817
南昌市中心血站	1754.7	305	57850.8	48014.6	11109	0	39449.5
九江市中心血站	6.4	0	30870.5	7056.5	37839	28360.5	29444.5
景德镇市中心血站	13	0	5517	12657	0	0	782.5
萍乡市中心血站	0	213	5384.7	10664.3	5538.1	4592.8	3840
新余市中心血站	0	75	2839	7443	8828	0	2337
鹰潭市中心血站	0	79	6616.5	1484.37	0	0	1448
赣州市中心血站	0	0	51470.5	40599	85162.5	504	46570
宜春市中心血站	0	138	7940	9576.5	47400.5	0	6296
上饶市中心血站	0	89	20429	49996.5	39180.5	0	20468.5
吉安市中心血站	213	84	14294	0	36789.5	0	14002
抚州市中心血站	160.8	210	13147.5	23971.5	21913.5	0	12198.5

注：血液成分均为每200ml全血制备的成分量计为1单位，即1U。

其中酶免试剂组合分类情况均采用的是"国产+国产"的形式。2017年江西省各采供血机构共检测标本371005人次，检测不合格标本总数6928人次，其中HBsAg不合格数2756人次，占39.78%；抗HCV不合格数888人次，占12.82%；抗HIV不合格数287人次，占4.14%；抗TP不合格数1343人次，占19.39%；ALT不合格数2144人次，占30.95%。在核酸检测方面，6家采用进口试剂进行检测，5家采用国产试剂进行检测，1家采用国产+进口试剂进行检测。2017年江西省各采供血机构核酸检测标本共计364347人次，核酸检测不合格总数776人次，其中HBV不合格768人次，占不合格总数的98.97%；HCV不合格5人次，占0.64%；HIV不合格3人次，占不合格总数的0.39%。2017年江西省采供血机构HIV阳性送检总数288人次，其中确认阳性数57人次，占19.79%。

（四）血液供应

2017年江西省采供血机构供应全血55U。供应红细胞599591.75U，其中去白细胞悬浮红细胞571141.5U，占95.26%；悬浮红细胞16570U，占2.76%；洗涤红细胞11478.5U，占1.91%；去甘油解冻红细胞326.75U，占0.05%；仪器制备去甘油解冻红细胞75U，占比0.01%。供应血小板38462.8治疗量，其中浓缩血小板1666.8治疗量，单采血小板36796治疗量。供应血浆418257.9U，其中新鲜冰冻血浆55385.3U，占13.24%；冰冻血浆12877.4U，占3.08%，病毒灭活冰冻血浆316704.4U，占75.72%；病毒灭活新鲜冰冻血浆33290.8U，占7.96%。供应冷沉淀凝血因子211403.5U（见表6、表7）。

表6　2017年江西省采供血机构全血及红细胞类供应数据

单位：U

单位名称	全血	红细胞类				
		去白细胞悬浮红细胞	悬浮红细胞	洗涤红细胞	去甘油解冻红细胞	仪器制备去甘油解冻红细胞
江西省血液中心	7	90814.5	786	3803	35.5	0
南昌市中心血站	1	63097.5	0	963	0	15
九江市中心血站	4	77905	109.5	1944	144	0

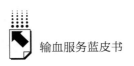

单位名称	全血	红细胞类				
		去白细胞悬浮红细胞	悬浮红细胞	洗涤红细胞	去甘油解冻红细胞	仪器制备去甘油解冻红细胞
景德镇市中心血站	37	1450	14776.5	341	0	0
萍乡市中心血站	0	21460	0	573	59.75	0
新余市中心血站	0	10702.5	0	128.5	0	0
鹰潭市中心血站	0	16725.5	56	126	0	0
赣州市中心血站	0	89666.5	0	2749.5	0	54
宜春市中心血站	0	57127	0	211.5	0	0
上饶市中心血站	0	59931	246.5	500.5	87.5	0
吉安市中心血站	0	45292	595.5	0	0	6
抚州市中心血站	6	36970	0	138.5	0	0

注：血液成分均为每200ml全血制备的成分量计为1单位，即1U。

表7　2017年江西省采供血机构血小板类、血浆类及冷沉淀供应数据

单位名称	血小板类（治疗量）						血浆类（U）冷沉淀凝血因子
	浓缩血小板	单采血小板	新鲜冰冻血浆	冰冻血浆	病毒灭活冰冻血浆	病毒灭活新鲜冰冻血浆	
江西省血液中心	1.8	11574	32795.5	41415.9	23896	0	39758.5
南昌市中心血站	1599.6	2139	11201.6	42712.9	11098.5	0	35754
九江市中心血站	4	4495	276	9.5	36911	28056.5	28395.5
景德镇市中心血站	7	257	4567.5	10731.5	0	6.5	795
萍乡市中心血站	0	1225	460.5	5876.5	6469.4	4402.8	3822.5
新余市中心血站	0	422	0	100	8816.5	0	2266
鹰潭市中心血站	1	726	4288.7	14538.1	0	0	1576
赣州市中心血站	0	9182	0	0	86828	825	47479.5
宜春市中心血站	0	1385	857	1	43674.5	0	5500
上饶市中心血站	0	2469	1	5390.5	39483	0	19381.5
吉安市中心血站	0	2214	0	0	37754	0	14002
抚州市中心血站	53.4	708	937.5	7101.5	21773.5	0	12673

备注：血液成分均为每200ml全血制备的成分量计为1单位，即1U。

2017年江西省采供血机构退回血液5802.5袋，其中血型错误退回数4袋，占0.07%；溶血退回数2袋，占0.03%；脂血退回数21袋，占0.36%；凝块退回数3.5袋，占0.06%；破损退回数223袋，占3.84%；血液调剂退回数

4103.5袋，占70.72%；其他原因退回数1445.5袋，占24.91%。

2017年江西省采供血机构配备专职运输人员数量44人，配备兼职运输人员数量30人。

（五）血液报废

2017年江西省采供血机构共报废血液80468.55U，其中检测不合格报废数28187.75U，占35.03%；溶血报废数488.4U，占0.61%；脂血报废数44412U，占55.19%；凝块报废数26.8U，占0.03%；破损报废数653.1U，占0.81%；非标量报废数3204.3U，占3.98%；过期报废数542.35U，占0.67%；颜色异常报废数229.6U，占0.29%；纤维蛋白析出报废数328.2U，占0.41%；保密性弃血报废数12U，占0.01%；其他报废数2384.4U，占2.96%。

血液产品报废情况，去白细胞悬浮红细胞13918.25U，占17.30%；悬浮红细胞731U，占0.91%；洗涤红细胞43.5U，占0.05%；冰冻红细胞6.5U，占0.01%；浓缩血小板76.5治疗量，占0.10%；单采血小板161治疗量，占0.20%；冰冻单采血小板442.7治疗量，占0.55%；新鲜冰冻血浆16298.25U，占20.25%；普通冰冻血浆37268.9U，占46.31%；病毒灭活新鲜冰冻血浆2107.3U，占2.62%；病毒灭活冰冻血浆2238U，占2.78%；冷沉淀凝血因子675.5U，占0.84%；其他产品5462.3U，占6.79%。

（六）无偿献血宣传与招募

江西省采供血机构无偿献血宣传的方式主要有：借助新闻媒体的宣传报道，通过三折页、海报等资料进行宣传，组织策划节假日街头宣传活动，组织参观采供血流程、无偿献血科教馆、举办知识讲座等宣传招募活动，团体单位、高校集中宣传等，开展主题宣传活动7~296次。激励RhD（－）献血者多次献血的方法和措施主要有：建立RhD（－）献血者队伍并组织开展户外保留交流活动，建立QQ群、微信群等便于信息沟通和日常交流，参加应急献血时发放路费补助和相应补助，初次献血者电话回访，电话招募，给予电话招募的献血者报销路费等。激励单采献血者多次献血的方法和措施主要有：组织开展户外保留交流活动，评选献血明星及发放奖章，对献血量较大、特殊献血者予以宣传报道，再次献血积分活动等。献血淡季及纠正偏型措施主要有：预约献血、启动应急队伍、活动招募、媒体呼吁、短信呼吁等。无偿献血者保留方法及措施主要有：开展形式多样的户外保留交流活动，开展多种形式表彰活动，专业体检机构的免费体检，发放生日、节日慰问短信，电话回访，营造安全舒适的献血环境等。2017年江西省采供血机构宣传情况见表8；2017年无偿献血者队伍建设情况见表9。

表8　2017年江西省采供血机构宣传情况

单位：次，万元

单位名称	主题宣传活动				宣传经费数额	宣传广告情况		
	血站	街头	高校	团体		总次数	免费公益广告	商业广告
江西省血液中心	4	12	80	200	127.74	3450	530	2920
南昌市中心血站	4	12	28	146	60.51	74	74	0
九江市中心血站	8	5	2	2	26	1465	5	1460
景德镇市中心血站	1	2	8	148	3.75	3003	3000	3
萍乡市中心血站	3	7	8	5	30.48	6150	0	6150
新余市中心血站	2	1	2	2	6.73	2	0	2
鹰潭市中心血站	4	4	10	75	6	13870	0	13870
赣州市中心血站	15	11	20	13	8.4	331	1	330
宜春市中心血站	11	14	5	26	40.7	1	1	0
上饶市中心血站	34	4	1	63	80	1460	1460	0
吉安市中心血站	3	12	3	10	12	412	0	412
抚州市中心血站	6	7	40	201	7.7	2	2	0

表9　2017年无偿献血者队伍建设情况

单位：人

单位名称	固定献血者队伍			RhD（－）献血者队伍			单采献血者队伍		
	成立年份	在册人数	有效运行人数	成立年份	在册人数	有效运行人数	成立年份	在册人数	有效运行人数
江西省血液中心	1998	24046	11426	1998	2365	704	1998	10086	4656
南昌市中心血站	2009	8000	3416	2013	782	413	2009	3317	656
九江市中心血站	2007	23458	16420	2004	2193	422	2006	339	322
景德镇市中心血站	2010	4673	4673	2010	298	35	2010	49	45
萍乡市中心血站	2014	4711	4680	2008	295	58	2008	460	432

续表

单位名称	固定献血者队伍			RhD（－）献血者队伍			单采献血者队伍		
	成立年份	在册人数	有效运行人数	成立年份	在册人数	有效运行人数	成立年份	在册人数	有效运行人数
新余市中心血站	2005	2498	1584	2002	124	119	2005	154	101
鹰潭市中心血站	2000	4992	2150	2000	250	44	2010	380	195
赣州市中心血站	2017	49208	24375	2002	1005	300	2002	5334	5315
宜春市中心血站	2003	18193	13537	2003	671	82	2003	681	240
上饶市中心血站	2009	12254	9044	2010	546	498	2007	520	437
吉安市中心血站	2012	8644	8644	2002	509	94	2002	225	128
抚州市中心血站	1998	7585	7585	1998	507	48	2005	352	352

（七）志愿者组织建设情况

2017年江西省采供血机构共成立10家志愿服务队伍，志愿服务情况见表10。

表10 江西省采供血机构志愿服务情况

队名	批准成立机构	成立时间（年）	2017年在册人数	2017年有效运行人数	2017年服务工时
江西省红十字无偿献血志愿者协会	省卫生计生委、省民政厅、省红十字会	2006	2000	120	19926.5
南昌市无偿献血志愿服务队	共青团南昌市委	2008	200	140	10137
九江市红十字无偿献血，捐献造血干细胞志愿服务队	九江市红十字会	2005	268	172	8520
萍乡市红十字无偿献血志愿服务队	萍乡市红十字会	2012	148	121	6322.80
鹰潭市无偿献血志愿服务队	鹰潭市红十字会	2012	30	20	9000
赣州市红十字无偿献血，捐献造血干细胞志愿服务队	赣州市红十字会	2007	480	100	46608
宜春市无偿献血志愿者服务队	宜春市红十字会	2009	85	78	7400
上饶市中心血站志愿者服务队	上饶市中心血站	2010	199	186	562.25
吉安市红十字会无偿献血志愿者服务队	吉安市红十字会	2009	249	89	237
抚州市红十字无偿献血志愿者服务队	抚州市红十字会	2007	130	53	11400

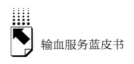

三　血站的运营

（一）血站收入

2017 年江西省采供血机构血站收入 371891753 元，其中中央财政补助金额 6416000 元，地方财政补助金额 155909444 元，年应收血费 209397299 元，年应收血补偿金 150660 元，其他收入 18350 元（见表 11）。

表 11　江西省采供血机构收入数据

单位：元

单位名称	中央财政补助金额	地方财政补助金额	年应收血费	年应收血补偿金	其他收入	年度总收入
江西省血液中心	0	65530600	16805487	0	0	82336087
南昌市中心血站	0	8961300	27571500	0	0	36532800
九江市中心血站	0	2348272	36631052	0	0	38979324
景德镇市中心血站	430000	100000	5066649	150660	0	5747309
萍乡市中心血站	0	2623400	8860300	0	0	11483700
新余市中心血站	415000	0	4370561	0	16200	4801761
鹰潭市中心血站	580000	391835	6405000	0	0	7376835
赣州市中心血站	2185000	51857000	52137000	0	0	106179000
宜春市中心血站	1196000	985800	18922450	0	2150	21106400
上饶市中心血站	0	18610304	0	0	0	18610304
吉安市中心血站	750000	0	20310000	0	0	21060000
抚州市中心血站	860000	4500933	12317300	0	0	17678233

（二）血站支出

2017 年江西省采供血机构血站支出 299703167 元，其中人员经费 103071715 元，业务成本 139451209 元，献血纪念品 12988099 元，宣传费 3361327 元，血费退还 5283669 元，其他 35547148 元。

四　讨论

（一）存在的困难与问题

1. 人员问题

江西省采供血机构高学历、高职称人员相对较少。研究生（硕士和博士）学历主要集中在南昌市，其余地区高学历人才相对匮乏，造成采供血机构科研发展动力的不足从而导致科研成果的薄弱。此外，编制外人员比例过高（63.01%），其工作流动性较大，造成工作队伍的不稳定，同时新进人员过多也会造成服务质量（如采血等）的下降，影响献血者的重复献血率。

2. 无偿献血人群问题

无偿献血队伍仍然以学生为主（24.21%），个人献血比例偏低（58.59%）而团体献血比例过高（38.11%），献全血者重复献血率欠佳且固定献血者队伍人数偏少。

3. 血液宣传及招募问题

血液宣传经费不足，各采供血机构现有的无偿献血宣传仅立足于本单位，未能形成全省统一的以政府为主导、多部门协作、全社会参与的工作格局。省、市、区献血管理机构弱化从而缺乏管理职能，导致血液宣传不尽如人意。政府及有关部门在献血宣传教育、组织动员职工献血等方面的职能也未得到很好的落实。

4. 行政管理问题

江西省采供血机构事业单位拨款性质（全额或差额拨款）不尽相同，财政拨款（如中央或地方财政补助）来源差异较大，支出项目较多，导致采供血机构的收入略高于支出，部分机构甚至出现收不抵支的现象。同时采供血机构职工的收入与同地区医疗单位人员的收入差距越来越大，以上因素导致江西省采供血机构发展缓慢。

（二）对策

1. 积极推动完善的工作机制建设

认真贯彻落实《中华人民共和国献血法》和《血液制品管理条例》，积极

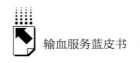

推动无偿献血事业的发展，加大政策支持力度，推进部门间无偿献血工作协调机制建设。建立推动江西省献血事业工作健康发展的长效运行机制，与相关单位密切协作，开展多部门联动的良好工作关系，对输血高端人才的引进应从政策或机制上给予特殊关注或较大的优惠力度。

切实落实无偿献血公益事业保障政策，确保财政支持、人员编制和各项经费（人员、设备、核酸检测）的支持，切实解决各地血站资源配置问题。建议采供血机构以省为单元，实行统一规划、统一协调、统一管理、统一资源配置、集中化检测，做到政策、做法全省一盘棋，有利于减少资源浪费，降低输血风险，避免公众误解等问题。

各级无偿献血协调领导小组要认真履职，担负起本辖区的组织领导工作，各级献血办要保证机构、人员、工作三到位。献血办要主动协调各成员单位，形成各部门齐抓共管血液管理工作的良好局面。

2. 有效借力政府主导职能

积极借助政府职能部门（如卫生计生委、红十字会及文明委等）切实有效地为采供血机构争取具有长效性、可行性、权威性的支持依据，如人员编制、无偿献血相关法规条例、经费预算等。无偿献血事业经过几十年的发展，其人员编制及经费预算还停留在原有水平，已不能满足现有的规划及业务要求，同时采供血机构具有其特殊性，易受到季节性、结构性及区域性等各种因素的影响。因此迫切期待各级政府部门发挥其职能调节作用，保障采供血事业的平稳运行。

进一步发挥政府职能作用并履行牵头职责，确保政府领导、协调、考核、规划等作用得到充分发挥；设立代理行政的无偿献血管理机构，将社会工作与专业工作分开；加强部门协作，明确部门职责、各司其职、效率考核；卫生部门牵头，省卫计委加强对采供血机构领导，重点做好规划、抓好监管、处理应急；省血液中心做好采供血专业服务、业务指导、培训和血液质量监评工作。

3. 进一步加强无偿献血宣传工作

无偿献血宣传是一项长期工程，经过日积月累才能达成共识，采取言传身教才能有效带动，需要常抓不懈才能深入人心。因此采供血机构应结合区域特点，联合富有爱心的主流媒体及企事业单位采取长期宣传或主题活动，借助节假日积极开展宣传活动，打造无偿献血宣传品牌，营造良好的宣传氛围。各级政府应高度重视无偿献血管理工作，成立无偿献血领导小组，加大无偿献血的宣传力度，科学规划献血点和供血点，有效保障临床用血需求。建议政府出台相关政策，督促各级媒体将无偿献血宣传纳入公益宣传计划并实施，形成以政府为主导、多部门协作、全社会参与的工作格局。

加大对无偿献血的表彰奖励力度可对无偿献血宣传工作起到明显的促进作用。省无偿献血协调领导小组应加大对全省无偿献血先进个人和先进单位的表彰力度，宣传先进典型，弘扬主旋律。除此之外，各地还可以积极争取当地交通、旅游等相关部门支持，探索研究无偿献血奉献奖获得者乘坐城市公共交通工具、游览政府投资主办的公园和旅游景点等相关优惠政策，为无偿献血工作探索出一些好做法、好经验。

如何促进采供血事业长期发展，确保临床供血安全、及时、有效不仅是采供血机构面临的重大挑战，也是全社会各界的共同责任。采供血机构需要在政府职能部门的统筹协调下，切实保障采供血机构的人员激励、宣传招募、资源投入及经费预算等，才能从血液招募、采集、供应等全方位保障其高效运行，从而确保临床供血安全、及时、有效。

B.15
2017年安徽省采供血发展报告

范文安　周学勇　张雅萍　李　响*

摘　要：　本文以2017年安徽省17家采供血机构调查统计数据为基础，
　　　　　对全省采供血机构建设发展、血液采集、供应和安全及采供
　　　　　血事业管理等情况进行梳理，系统分析了全省采供血发展现
　　　　　状、取得的成绩、存在的不足，并从制定政策、强化能力建
　　　　　设、完善运行机制等角度提出建议，为全省采供血发展提供
　　　　　参考。

关键词：　安徽省　采供血　血液检测

安徽省简称"皖"，省会为合肥市，位于中国大陆东部，跨长江、淮河南
北，地处长江下游，居华东腹地，是我国东部地区南北之间和东西之间过渡地
带。安徽省东西宽约450公里，南北长约570公里，面积为13.96万平方公
里，约占全国总面积的1.46%，由淮北平原、江淮丘陵、皖南山区组成。下
辖16个地级市、43个市辖区、6个县级市和56个县。2017年末全省户籍人口
7059.2万人，比上年增加32.2万；常住人口6254.8万。城镇化率为53.5%，
比上年提高1.5个百分点。全年人口出生率为14.07‰，比上年上升1.05个千
分点；死亡率为5.9‰，比上年下降0.06个千分点；自然增长率为8.17‰，
比上年上升1.11个千分点。全年生产总值（GDP）为27518.7亿元，人均
GDP 44206元（折合6547美元），比上年增加4645元。

---

*　范文安，安徽省血液管理中心副主任，主任技师；周学勇，安徽省血液中心（合肥市中心血
站）副站长，主任技师；张雅萍，安徽省血液管理中心监督管理科副科长，主管医师；李
响，安徽省血管管理中心质控科长，副高级工程师。

长期以来，安徽省认真贯彻落实《中华人民共和国献血法》（简称《献血法》）等血液管理法规要求，把无偿献血作为重要卫生工作来推进，加强组织领导，围绕"促供应、保安全、建机制"的工作思路，推进无偿献血持续发展，保障全省人民群众用血需求和血液安全。

一 全省血站基本情况

（一）机构设置

1. 血液管理机构

2002年，安徽省政府批准成立安徽省血液管理中心，县级建制，属全额预算事业单位，承担全省血液质量和安全措施的监督管理；负责采供血机构日常性监督检查，协助省卫生行政部门对血液违法案件进行调查、处理；负责拟定全省血液质量和安全管理规章制度、操作规范和技术标准；负责采供血机构血液质量抽检、检测和实验室质量评价；负责全省临床用血调剂审批工作。2012年《临床用血管理办法》颁布后，同时承担全省临床用血质量控制中心职能，负责全省医疗机构临床用血管理的指导、评价和培训。

2. 采供血服务机构

全省设置中心血站16所、中心血库1所、单采血浆站14所。自2004年开始，全省进行了采供血机构调整，撤销了所有县级血站和26所中心血库，取消了2所省级医院输血科的采供血机构设置，在合肥市中心血站增挂"安徽省血液中心"，形成"以省血液中心为龙头，15所中心血站为主体，1个中心血库为补充"的采供血服务体系。

（二）人员状况

2017年，全省血站共有编制数564个，实际工作人员1197人，其中编内514人，占42.94%；编外聘用人员683人；卫生技术人员939人，占78.45%；中级以上341人，占卫生技术人员比例为36.23%；本科及以上学历人员688人，其中硕士占2.92%，本科学历占54.55%。

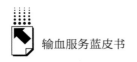

（三）预算形式与基本建设

全省17个血站（库）中，9家血站预算形式为全额拨款、8家血站为差额拨款单位。2017年全省采供血机构总建筑面积为79668平方米，各市用于血站设施、设备、宣传等政府拨款共3940万元（见表1）。

表1　2017年各血站建设配置情况

单位：m²，元

序号	单位名称	总建筑面积	预算形式	政府投入
1	安徽省血液中心	19439	差额	1819
2	滁州市中心血站	3000	全额	5
3	芜湖市中心血站	5304	全额	255
4	安庆市中心血站	3984	全额	146
5	马鞍山市中心血站	4200	全额	139
6	亳州市中心血站	5316	全额	375
7	蚌埠市中心血站	4794	全额	89
8	池州市中心血站	2005	全额	15
9	淮南市中心血站	4400	差额	10
10	阜阳市中心血站	3500	全额	9
11	六安市中心血站	3300	差额	45
12	铜陵市中心血站	3300	差额	32
13	淮北市中心血站	3838	差额	79
14	宿州市中心血站	4100	差额	17
15	宣城市中心血站	3260	全额	856
16	黄山市中心血站	5018	差额	48
17	天长市中心血库	910	差额	1

注：政府投入指用于血站设施、设备、宣传等政府拨款。

全省17个血站（库），共设固定采血点94个、采血车83辆，平均每个血站有5.5个固定采血点和4.9辆采血车（见表2）。

表2　2017年各血站献血场所配置情况

单位：个，辆

序号	单位名称	固定采血点数量	采血车数量
1	安徽省血液中心	21	14
2	滁州市中心血站	3	8
3	芜湖市中心血站	7	7
4	安庆市中心血站	10	9
5	马鞍山市中心血站	0	5
6	亳州市中心血站	2	5
7	蚌埠市中心血站	7	2
8	池州市中心血站	4	1
9	淮南市中心血站	3	3
10	阜阳市中心血站	10	7
11	六安市中心血站	8	8
12	铜陵市中心血站	2	1
13	淮北市中心血站	1	1
14	宿州市中心血站	1	5
15	宣城市中心血站	7	3
16	黄山市中心血站	7	3
17	天长市中心血库	1	1
全省平均		5.5	4.9

二　全省采供血情况

（一）采血情况

2013～2017年全省全血采集及单采血小板采集量呈上升趋势。2017年全省共有485545人次参加无偿献血，无偿捐献全血762001U，比上年增加

0.82%；无偿捐献机采血小板33199治疗量，比上年增加3.15%。供应临床红细胞类制品753470U，血浆类制品639468U。血液采集供应量实现稳中有升，基本满足全省血液供应需求（见图1、图2）。

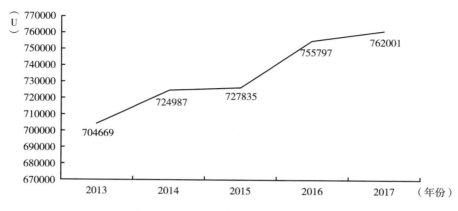

图1　2013~2017年全省全血采集情况

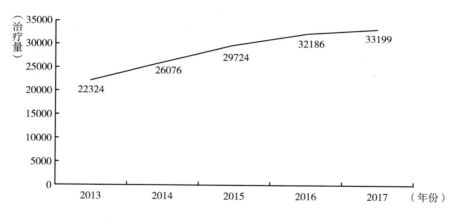

图2　2013~2017年全省单采血小板采集情况

（二）献血者构成

2017年，485545人次献血者中，59.52%为男性，40.48%为女性。在献血者年龄方面，18~25岁年龄段占29.92%；在职业构成方面，学生和职员分别占19.01%和15.05%；在学历构成方面，本科以上学历占24.98%。

（三）血液检测情况

2017 年全省献血者快速筛选发现 22203 人次不合格，其中 ALT 不合格占 59.20%，HBsAg 阳性占 8.63%，其他阳性占 32.16%。全年共检测全血血液标本 483676 份，各种原因不合格 11143 份，阳性率为 2.30%。不合格标本中，ALT 检测不合格占比为 46.54%。全年共检测核酸标本 474090 份，发现拆分试验阳性 520 份，联检阳性 79 份（鉴别阴性），阳性率 1.26‰（核酸阳性是指酶免阴性后单独的核酸检测阳性）。

（四）血液报废情况

2017 年，全省血站制备血液成分 1787126U，各种原因共报废血液 138974U，总报废率为 7.78%。其中脂血报废率、检测不合格报废率分别为 4.19% 和 2.27%，其他原因（包括血液不足量、浓缩血小板和血浆过期、意外抗体配血不合、保密性弃血等）报废率为 1.24%（见图 3）。

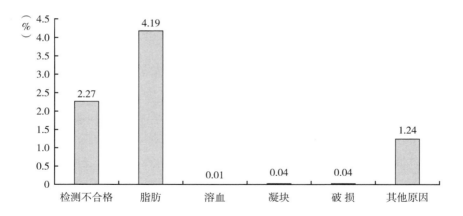

图3　2017 年全省不同原因血液报废情况

（五）临床机构用血情况

2017 年，全省共向 1095 家医疗机构供应血液，其中三级医院 68 家。全年共向临床提供 1540126.35U 血液，其中红细胞类 753470.05U（包括 Rh 阴性血

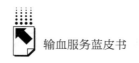

3979.5U)、血浆类 639468U、浓缩血小板 33584.5U、单采血小板 33186.3 治疗量、冷沉淀 78823.5U、全血 1594U。

三　安徽省无偿献血工作推进情况

2017 年，全省组织开展了一系列无偿献血宣传活动。5～6 月围绕世界献血者日庆祝活动，开展了安徽省 2017 年度"献血公益之星"评选活动，全省推荐 34 名优秀献血者作为候选人，经过公众网络（微信）投票和评选委员会投票等程序，产生 10 名安徽省年度"献血公益之星"。在"6·14 世界献血者日"期间举办大型庆祝活动，对荣获 2014～2015 年度全国无偿献血先进单位和个人以及安徽省 2017 年度"献血公益之星"获得者进行表彰颁奖，省政府分管副省长出席活动并讲话。7 月，省暨合肥市联合开展省直机关党员干部庆"七一"无偿献血宣传活动，4000 多名省直机关党员干部参与无偿献血。11 月，为庆祝《献血法》颁布 20 周年，省政府分管副省长主持召开有关厅局负责人会议，研究解决血液供应和无偿献血宣传工作，同时决定由省卫生计生委、省红十字会牵头，有关厅局参与的首个"安徽省无偿献血月"活动，在全省范围内集中开展为期 2 个月的无偿献血宣传活动。省政府分管副省长（兼任省红十字会会长）、省卫计委主任、省红十字会常务副会长、合肥市长以及其他相关厅局分管领导出席了无偿献血月启动仪式，省暨合肥市重点开展了无偿献血进高校、进社区、血站开放日和慰问困难献血者等集中活动。各市联动开展了形式多样的宣传庆祝活动，掀起了无偿献血宣传高潮。

在开展无偿献血主题宣传活动外，全省还采用多种形式持续进行无偿献血宣传。与省人口宣教中心合作，制作无偿献血宣传墙报通过计生宣传渠道免费发放全省各地街道、社区和卫生服务站进行张贴，宣传无偿献血知识和血液生理知识、无偿献血者血费偿还政策等。在省人口宣传教育中心支持下，请安徽电视台公共频道《小雪问健康》节目组录制了 2 期无偿献血宣传节目——"无偿献血，你参与了吗"和"无偿献血，我能做什么"，在安徽视台公共频道播出。利用网络进行血液管理信息交流和无偿献血宣传。全年共发布新闻稿306 件，在安徽血液安全信息网上发布 12 期"每月一星"内容，对无偿献血工作及献血先进人物代表的感人事迹进行网络宣传。

除了省级层面开展的一系列无偿献血宣传动员外，各市中心血站都开展了形式多样的无偿献血宣传报道。利用情人节、五一、5·8红十字日、七一、国庆、元旦等传统节日进行集中宣传，同时各地市根据地方特色开展无偿献血向乡镇和农村延伸，促进农村无偿献血开展。通过组织一系列无偿献血活动，弘扬了无私奉献精神，扩大无偿献血宣传影响范围，提高了社会公众对无偿献血的知晓及重视程度，有力地推进了无偿献血工作。

四　安徽省血液综合管理情况

（一）信息化建设

在信息化建设方面，安徽省着力推动全省血液管理信息系统的升级改造。安徽省血液管理信息系统是2007年通过政府招标建设完成的覆盖全省采供血机构、二级以上医疗机构输血科，及卫生计生行政管理部门和生物制品公司的血液信息管理系统，目前已经运行10年以上。随着信息系统的运行和国家血液管理相关法律法规要求的变化，同时也为了进一步加强实时动态监控，提高血站质量管理标准化水平，规范临床输血过程管理，从2013年开始对血液管理信息系统唐山现代5.0版本全面升级到唐山启奥9.0版本，2017年完成所有血站信息系统和省平台升级，并进一步规范和完善血站质量管理模块功能。同时对医疗机构输血科原有软件同步进行升级改造，2017年选择4家三级医院试点升级为合理用血管理软件，对临床输血前中后过程进行监控，规范医疗机构临床输血。

（二）质量督查

2017年，全省继续着力从规范执业行为、强化质量体系建设、公示采供血信息等方面加强血液安全监管。

一是修订颁布血站技术审查标准。随着《血站技术操作规程》等法规标准的颁布和修订，2017年8月，对原有2012版技术审查标准进行修订，省卫生计生委发布了《安徽省血站、血站实验室、单采血浆站质量管理规范技术审查标准》（2017版），并在全省培训了78名技术审查专家队伍，为采供血机

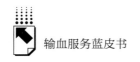

构技术审查做好支持。通过技术审查，对各血站质量和业务管理进行全面梳理检查，提升血站质量管理水平。

二是开展技术培训，提升技术能力。省血液管理中心先后举办了采供血机构献血服务培训班、血液安全技术核查指南培训班、全省血站、血站实验室和单采血浆站质量管理规范技术审查标准（2017 版）审查员培训班，共有 324 名采供血服务人员和临床输血科人员参加了培训。此外，根据《安徽省输血科（血库）建设配置标准》《安徽省输血科（血库）业务技术人员岗位培训方案》，9 家输血科人员岗位培训基地开展了 2017 年全省输血科（血库）业务技术人员岗位培训工作，共培训输血科业务技术人员 452 人。

三是公示全省采供血信息。每月在省卫生计生委网站和安徽血液安全信息网公布、公示全省 16 市首次无偿献血比例、自愿无偿献血比例、400 毫升献血率等指标。定期公示主要医疗机构临床用血指标，定期向社会公开公示采供血机构许可和行政处罚信用信息等。

四是开展了临床用血专项督查工作。2017 年首次与省临床检验中心联合开展了医疗机构临床用血暨血站民营医院检验科能力专项督查，共完成 26 所三级医院、16 所中心血站、16 所民营医院督导检查。对 26 所三级医院提出 159 条整改意见。同时对 26 家医院 779 份输血病历 2043 次输血的规范性和合理性进行评价，采用"十分制双专家"独立评价法评价红细胞类、血浆类和血小板类制品输注合理及趋向合理比例分别为 83.75%、42.17%、93.06%。

五是开展了采供血服务满意度调查。在临床用血专项督查的同时，邀请 26 家被督查医疗机构的输血科、医务科、普外科、血液内科、胸外科、消化内科以匿名的方式对血站的服务满意度和血液质量情况进行调查。结果显示，在血液供应、血站服务、血液质量方面的满意率分别为 65.38%、89.1%、100%，平均满意率为 84.83%，比 2016 年提高了 9.77 个百分点。

（三）调血机制

安徽省下发了《安徽省临床用血和原料血浆调配管理若干规定》（皖卫医〔2007〕34 号），通过安徽省血液管理信息系统，强化全省血液库存预警监控及血液供应调度。血液调配方式有常规调配和应急调配二类，其中常规调配需经调出血站申请，当地卫生计生行政部门同意后报省血液管理中心审批；应急调配实行备案管理，紧急急救临床用血可以先行调配，在调配后 24 小时内通过安徽省血液管理信息系统备案。所有调配信息通过血液管理信息系统实现，调配血液的所有信息经过信息系统同时转移到接收血站，避免了血液二次检测，大大节约了急救时间。2017 年，全省共调配血液 676 批次、39959.5 单位，其中应急调配 474 批次、7148.5 单位；调配悬浮红细胞 17463.5 单位、血浆 22110.5 单位。

（四）输血研究

2017 年，全省采供血机构科研工作取得新进展，"安徽省血液检测检定实验室"被确定为安徽省"十三五"医疗卫生重点培育专科（实验室）；省血液中心输血研究室被确定为"合肥市第五周期特色专科建设项目"；省血液中心与中国科学院合肥物质科学研究院联合申报的《用于血液核酸检测的自动化微流控芯片分析系统研制及应用示范》中标"安徽省科技重大专项项目"；省血液中心牵头华东地区采供血机构协作组项目中三个科研项目；同时省血液中心还分别引进了加拿大和美国各 1 名专家开展科研和教学工作。在地市级血站中，马鞍山市中心血站完成市级科研立项项目"血小板基因库建立与临床应用项目"的课题研究，目前项目都在有序进行中。

五　存在问题

近年来，安徽省依法推进无偿献血工作，建立完善采供血服务体系，升级全省血液管理信息系统，不断探索建立血液安全管理长效机制，连续三届荣获"全国无偿献血先进省"光荣称号，在无偿献血、血液供应和安全等方面取得了积极进展。但是随着社会经济的快速发展和医疗水平的提高，全省采供血事业仍存在一些难点和有待解决的问题。

一是临床用血呈现供应紧张的局面。随着医疗技术水平的发展、医疗保障能力的提高，全省住院患者每年以 10% ~20% 的速度增长，临床用血需求也随之增加，2017 年全省出现数次不同时间段或不同血型的血液供应紧张情况，临床用血需求不能得到充分满足。

二是采供血机构建设发展相对滞后。目前全省财政总体对血站经费投入不

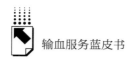

足，设备更新换代不及时，血站人员和资源配置缺少明确的政策保障，血站建设规模和服务能力与医疗资源发展不相适应。

三是采供血服务体系有待进一步优化。目前血站是地方政府设置，其采供血服务区域有着严格的界定，但也为血液的跨区域调配及采供血工作协调带来了障碍。如安徽省北方人口众多，血液资源丰富，医疗资源相对不足；南方人口少，医疗资源较丰富，血液资源紧缺。虽然建立了全省血液调配机制，但受制于财政分灶和绩效工资政策，制约了省域内血液资源平衡和充分利用。

四是血站运行机制需要进一步改进。采供血工作有着自己的独特性，血液采集的多少与血站及其员工的服务密切相关，如节假日、夜间等都是血站采血最重要的工作时段。但目前实行的总量控制的绩效工资政策缺乏相应激励措施，甚至连正常的夜班费都不能保证，造成大量人员外流，影响了采供血工作人员的积极性和采供血工作的持续发展。

六　工作展望

采供血工作是医疗卫生工作的重要组成部分，直接关系着人民群众的健康和生命安全。全省采供血事业发展将围绕健康安徽建设的总体目标，以促进人民健康为出发点，强化制度创新，加强能力建设，促进全省采供血事业健康可持续发展。

一是继续强化政府领导下的无偿献血工作推进机制。建立健全省、市、县（区）级"无偿献血领导小组"，促进"统一规划，部门协调，上下联动，落实考核"的无偿献血工作机制的形成，进一步提高无偿献血相关资源配置水平，促进采供血机构建设发展，深入推进无偿献血工作。

二是不断完善无偿献血支持和激励政策。参照国内兄弟省份的先进做法，完善无偿献血激励机制，对获得国家表彰的无偿献血先进人物可以凭相关证件免费游览政府投资主办的公园、旅游风景区等场所，免费乘坐城市公共交通工具，免除城市公立医院普通门诊挂号费，献血者及其亲属临床用血优先使用等优惠政策，鼓励更多市民加入献血队伍，提升无偿献血社会参与度。

三是强化血站服务能力建设，调整血站运行保障政策。将血站的发展规划纳入医疗卫生事业总体规划，与医疗卫生机构发展同步规划和建设。通过政府设立的人员"编制周转池"增加血站人员编制，实行同岗同酬。地方财政加大对血站经费投入，确保血站必要的设备、设施和核酸检测经费，增设献血服务网点。调整现行血站绩效工资政策，对血站实行公益一类机构保障二类机构管理，允许血站从业务收入中提取一定比例资金，作为血站工作人员奖励资金，并建立随采血量增长的机制，以调动血站员工积极性。

四是建立血液安全保险机制。通过购买商业保险等方式，探索建立因输血"窗口期"感染艾滋病等经血传播疾病的患者和献血者献血后的意外伤害的救助补偿机制，关爱献血者和用血者健康，提升无偿献血社会形象和血液安全信任度。

地市报告篇

Prefecture-level City Reports

B.16
2017年大连市采供血发展报告

梁晓华　顾　彦*

摘　要： 2017年，大连市近10万人次无偿捐献全血12.86×10^4U，比2012年增长了19.2%；捐献机采血小板1.27×10^4治疗量，比2012年增长了77.7%。其中个人无偿献血占64.3%，团体无偿献血占35.7%。本报告梳理了大连市2017年采供血基本概况、无偿献血情况、采供血业务工作开展情况等，重点分析了在新形势下采供血机构面临的问题与挑战，针对街头献血下滑的趋势以及采供血机构高成本运营的模式提出加强献血者奖励机制、完善无偿献血工作机制、加大科学合理用血管理力度等建议，为输血事业发展提供借鉴。

关键词： 无偿献血　采供血　大连市

---

* 梁晓华，大连市血液中心主任兼党委书记、主任技师，教授、硕士研究生导师；顾彦，大连市血液中心办公室副主任，高级政工师。

大连市地处欧亚大陆东岸，中国东北辽东半岛最南端，东濒黄海，西临渤海，南与山东半岛隔海相望，北依辽阔的东北平原。全市总面积 12574 平方公里，常住人口 669 万人，共辖市内中山区、西岗区、沙河口区和 7 个涉农区市县，包括庄河、普兰店、瓦房店、金州、甘井子、旅顺口区和长海县，还有高新园区、保税区、长兴岛开发区、花园口经济区 4 个国家级对外开放先导区。全市设 114 个乡镇（涉农街道办事处），其中有 66 个乡镇、48 个涉农街道办事处，917 个行政村。

2017 年，在全国大部分城市供血紧张常态化的严峻形势下，大连市通过创新机制，拓宽工作渠道，做到了献血淡季不淡，全市城乡供血基本保持在平稳状态，有效保障了临床每年 3 万多名需要输血救治患者的用血需求和血液质量。大连市曾十届 20 年荣获"全国无偿献血先进城市"称号，大连市血液中心被授予辽宁省文明单位、辽宁省学雷锋学郭明义活动示范点等荣誉称号。

一　基本概况

（一）机构设置情况

大连市血液中心（同时挂大连市献血办公室牌子）负责为全市城乡 69 个医疗机构的输血科（血库）供血。曾依据国家和辽宁省卫生厅有关文件精神逐步分批取消县级血站，并分别建立 6 个中心储血室。2003 年 11 月 3 日，第一批取消了旅顺、金州、普兰店血站；2005 年 9 月 29 日，第二批取消了庄河、瓦房店血站。保留瓦房店市献血办公室和庄河市献血办公室负责辖区内无偿献血宣传和招募等工作。

（二）人员设置情况

2017 年大连市血液中心在岗人员 227 人，卫生技术人员 171 人，占 75.3%。在编人员 159 人，占 70%；编外人员 68 人，占 30%。高级职称 31 人，占 13.7%；中级职称 46 人，占 20.3%；初级职称 127 人，占 55.9%。硕士以上 69 人，占 30.4%；本科 120 人，占 52.9%（见表 1、表 2）。

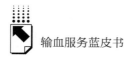

表1　2017年大连市血液中心和瓦庄两市献血办人员编制情况

单位：人

单位名称	编制数	在编人员人数	非编制人员人数
大连市血液中心	165	159	68
瓦房店市献血办公室	21	21	—
庄河市献血办公室	15	15	8
合计	201	195	76

表2　2017年大连市血液中心和瓦庄两市献血办人员职称、学历构成情况

单位：人

单位名称	人员总数	正高级	副高级	中级	初级	其他	博士	硕士	本科	大专	中专及以下
大连市血液中心	227	9	22	46	127	23	2	69	120	25	11
瓦房店市献血办公室	21	—	3	6	12	—			16	2	3
庄河市献血办公室	23	—	6	8	5	4			20	3	—
合计	271	9	31	60	144	27	2	69	156	30	14

（三）采供血网络建设情况

以献血屋为依托，建立全市献血网络系统，实现了全市城乡每个区市1个献血屋的合理布局。为全市城乡近10万名无偿献血者提供一个方便、宽敞、舒适的献血环境，解决了献血车冬季寒冷、夏季炎热和连接宽带、上下水的问题，为文明城市建设增添了一道亮丽的景观。同时，建立全市医疗单位供血信息化网络系统，实现了从献血者血管到受血者血管全过程的质量管理。截至2017年底，已建成了全市采供血信息网络和信息安全管理预警平台，全面实现大连市血液中心、12个固定献血屋、多辆流动献血车、6个中心储血室、32家医疗机构输血科（血库）的实时联网，实现横向业务网络（用血医疗机构和血液中心之间）和纵向业务网络（采血点、储血点到血液中心）管理，建立血液安全控制管理，保证血液安全。

（四）质量管理体系建设和血液质量控制情况

大连市血液中心（简称中心）为全国首家通过ISO15189认可的采供血机构。2013～2016年分别通过了一个认可周期内的初评、监督评审和复评审，通过认可不仅仅是检测能力的国际互认，更重要的是在认可过程中收获了更多实验室管理的先进理念与方法。在一个周期的认可过程中，ISO15189切实推动了中心质量管理水平和检测能力的不断提升，为血液安全提供了有效保障。中心尝试探寻更多有效的途径推动血液安全质量管理体系的发展，2017年与上海市血液中心建立了联合内审协作小组，并于9月邀请上海5名行业知名专家对中心进行了现场审核，审核内容以全国血液安全技术核查要求为主，为持续改进工作提供了方向与方法。同年10月，大连市血液中心派6名专家到上海市血液中心参加其组织的联合内审，进一步学习上海的精细化管理和内审技巧与方法，对中心质量体系的不断完善具有重要意义。

为了有效控制血液报废率，最大限度地避免血液资源浪费，中心基于血液报废的统计数据及对报废原因的全面分析，于2009年7月开始对10多个血液报废项目实施考核管理。在实施考核管理初期，部分考核项目的血液报废率大幅下降，经过近10年的管理，目前中心血液报废总体情况呈现低水平的稳定态势（见表3）。

表3　2011~2017年非检验血液报废情况

单位：袋，%

年份	报废总数	分离总数	报废率
2011	460	149392	0.31
2012	347	154841	0.22
2013	457	164474	0.28
2014	530	182655	0.29
2015	561	176803	0.32
2016	540	207748	0.26
2017	609	202921	0.30

同时，结合中心的实际情况以及在实际工作中发现的问题，不断地调整和完善血液成分质量检查策略：一是改变以往每种血液成分每月均抽检4袋的抽样模式，适度、合理地调整了抽样规则。针对不同种类的血液成分及不同的质量检查项目，规定了更恰当的抽检时机；二是制定了各种血液成分容量的内部控制标准。GB 18469-2012《全血及成分血质量要求》中部分血液制剂，如去白细胞悬浮红细胞，未给出明确的容量标准，还有部分血液制剂给出的容量

标准不尽合理，如浓缩红细胞、洗涤红细胞等，为此通过统计计算，制定了中心内部的各种血液成分的容量控制标准用于血液成分质量检查时使用，并将其提供给临床供其进行输液量测算时做参考。三是不断完善血液成分质量检查结果趋势分析的方法，从而更有效地对血液的采集、制备及保存等过程进行评价。我们通过对质量控制理论、技术和方法的不断学习以及对血液质量控制实践的不断总结，改变了以往"例行公事"式的结果分析模式，采用了更有功效的结果趋势分析方法，如采用"移动窗口型达标率"统计方法，通过计算累积符合率对血液成分质量检查结果进行统计计算和趋势分析，从而确保更有效地发现和消除血液采集、制备及保存等环节存在的不合格或潜在不合格因素，更好地评价血液采集、制备及保存等过程是否在控①。近年来，部分考核项目如乳糜血、血袋破损的血液报废率远低于全国平均水平（全国平均水平分别为2.574%、0.073%）（见表4）。

表4　2015~2017年大连市血液中心部分考核项目血液报废率情况

单位：%

年份	ALT	乳糜血	血袋破损
2015	1.28	0.027	0.045
2016	1.25	0.010	0.045
2017	1.35	0.019	0.055

注：报废率（%）＝报废血液总袋数/分离血液总袋数×100%。

二　无偿献血情况

（一）依法推动无偿献血工作

积极争取各级政府对献血工作的支持力度。大连市卫生计生委下发了《关于印发2017年市、县（区、市）政府（先导区管委会）卫生与健康工作

---

① 郑井滨、张丽、安万新等：《全国采供血机构加工制备环节血液报废情况分析》，《中国输血杂志》2017年第30卷第5期，第490~492页。

目标责任书考核标准的通知》文件，对全市 14 个市、县（区、市）政府（先导区管委会）2016 年度卫生计生工作目标责任进行考核。组织召开大连市血液管理工作会议，通报全市采供血、临床用血督导检查情况，明确各级卫生行政部门的监督管理责任和临床用血管理工作任务。截至 2016 年底，普兰店、庄河、长海、长兴岛、旅顺、金普新区已成立了献血委员会。普兰店、旅顺、长海完成了献血任务，长兴岛实现了首次团体献血。2017 年庄河市加大工作力度圆满完成了献血任务。瓦房店市团体献血量较往年也有较大提高。同时，大连市献血办拟对大连市献血委员会成员进行调整，制定了《大连市献血委员会各委员单位（部门）工作职责（征求意见稿)》，已上报市政府审批中。

（二）无偿献血宣传工作

近年来，由于媒体负面事件的报道，影响了公益事业的公信力，无偿献血工作面临着十分困难的局面。面对这种严峻形势，中心采用多种形式加强宣传招募，努力营造无偿献血的良好社会氛围。

一是以"血站开放日"为契机，树立血站正面形象。从 2002 年开始，每年的 6 月和 12 月都举办"血站开放日"活动，每年都有 200 余名市民，参观血液采集、制备、储存和发放等工作流程。同时，无偿献血宣传从娃娃抓起，大连市青少年记者学会小记者团，《半岛晨报》、《德育报》和新华网小记者团等八大青少年团体每年都会有近 2000 余人走进中心，切身感受《一袋血的历程》，树立"献血储蓄健康，救人功德无量"的理念。

二是开展节假日、纪念日等各种献血宣传活动。2017 年 6 月 14 日举办了纪念"世界献血者日"无偿献血表彰暨"大爱连心"主题演讲分享会，表彰了 2014～2015 年全国无偿献血促进奖和奉献奖获得者和 2017 年大连市"献血之星"。会上分享了优秀献血者代表的感人故事，传递了利人利己的温暖情意；中心工作人员讲述了在搭建献血者和用血者爱心桥梁过程中的切身感受；"受血者家属给无偿献血者的一封信"，让献血者真切感受到无偿献血，挽救生命的人间大爱。在国内首次出版印刷了大连市一位无偿献血者的"献血自传"——《热血春秋》，真诚翔实地讲述了大连市无私奉献的献血前辈谢绥 22 年的献血历程，展现了一个无偿献血者健康、快乐、奉献的一生，诠释着"献血无碍健康"的理念。同时，举办元旦、情人节、元宵节、五一、中秋

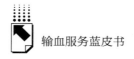

节和国庆节等系列献血活动，及时有效地缓解春节前后和夏季供血紧张的局面。

三是加大媒体宣传力度。每年的"6·14世界献血者日"活动期间，大连市新闻媒体都配合做相关新闻报道；在大连电视台"新闻锋线""大连新闻""城市直通车""法制新天地""有医说医"等栏目上播出梁晓华主任、范亚欣副主任及专家讲解的大连市《献血法》实施情况、大连市献血状况。每年8、9月份在多家媒体报道大连乡镇、医疗单位、高校率先动员带头献血的典型事例。2017年中心梁晓华主任亲自录制的"政务形象公益报时"无偿献血宣传被大连新闻广播播出252次，制作无偿献血55秒电视公益广告，通过《大连晚报》的"无偿献血时时报"专栏和《半岛晨报》微信公共平台及时报道献血典型、系列活动和淡季血液招募等。同时，每年在献血和志愿活动中成绩突出的全市前30名无偿献血者，会荣摘大连市的"献血之星"，他们的事迹和照片以彩版形式整版刊登在主流媒体上。目前，"献血之星"已经成为大连市无偿献血的品牌，是固定献血者努力的目标。2017年在电视、广播、报纸、网络等媒体完成献血新闻报道1000余篇次。2011年开始每月在《青春行》杂志刊登《滨城热血》专辑。

四是努力开辟招募和宣传新途径。通过市教育局向全市中学生发放《血液知识小课堂》，在未成年人中普及血液知识；向高校学生发放《手臂上的爱心》，发挥答疑解惑、正本清源的积极作用。建立大连市血液中心微信公众平台，发布无偿献血知识、献血新闻事件、先进团体和个人等信息，并与政府网站天健网联合做"为爱点亮一盏灯"专题系列活动，以图文、视频等多媒体形式，开展无偿献血在线活动，调动网友互动参与的积极性。2017年，以"我是时尚大连人，我健身，我献血，我快乐；我是热血大连人，有爱心，有责任，有担当"为主题的201、202路有轨电车无偿献血公益广告宣传车正式上线运行，形成贯穿大连东西和南北走向的两条流动无偿献血宣传线路，推动无偿献血在大连市的宣传普及不断深入。

五是加强偏远地区无偿献血宣传力度。2017年庄河市献血办加大力度扩大宣传覆盖面。组织了世界无偿献血者日宣传活动和"献爱心学雷锋做义工无偿献血活动"；连续在庄河市电视台《祝你健康》《庄河新闻》《说见说闻》等栏目播出无偿献血相关报道；在庄河广播电台做访谈节目，详细阐述无偿献血相关知识和政策；在《庄河报》连续刊登无偿献血活动。同时，在辖区 20个乡镇、街道、社区举办无偿献血知识讲座，受众达 3000 余人次，还在农村集市发放宣传单近 5 万份。投入宣传经费 10 余万元，制作墙体海报和醒目宣传字幅。配合庄河市电视台制作无偿献血公益宣传片，在电视台黄金时段滚动播放；制作的无偿献血动画宣传片持续在辖区内 36 个小区滚动播放。成立村屯无偿献血义务宣讲员队伍，还与庄河市网络志愿者、红崖慈善义工、青年志愿者及自媒体成员广泛联系，收到了较好的宣传效果。

2017 年瓦房店市献血办与炮台、老虎屯、永宁驻军部队组织了军民共建活动，官兵累计献血量 16000 毫升。还与瓦房店市狮子联会成员以"血液连接你我，狮爱洒满人间"为主题开展"瓦房店市第二届红色行动"，在集贸市场和复州城采血屋同时启动，活动当日共计 53 人献血，累计献血 96U。编写了《献血用血手册》，实行"3 依托"进行宣传，即依托乡镇政府利用农村阵地，对辖区居民开展献血用血知识普及活动，做到每户一册，家喻户晓；依托教育部门利用校园阵地对全市中小学生开展普及献血用血知识活动，并向学生赠送书签，让小学生从小立志做一个有爱心、有责任心，懂得奉献的人；依托"卫生人"，以农村乡镇卫生院、防保站、村卫生所为宣传阵地，充分发挥"卫生人"的作用，对前来就诊的市民进行宣传。全年累计下乡宣传 40 个工作日，共发放宣传材料 40 万余册。

（三）固定献血者队伍建设

积极采取有效措施稳定并扩大"三支"固定献血者队伍。已有固定献血者 3 万人，其中稀有血型献血者 630 余人，固定捐献机采血小板献血者 1500余人。从 2017 年 4 月份开始，根据《大连市户籍管理办法》，大连已经为近200 名外来务工人员快速、及时地核查、反馈在大连市的献血情况，其中有166 人因献血加分成功办理落户，大大提高了广大市民献血的积极性。自 2008年 6 月 14 日成立大连市无偿献血者志愿服务队 9 年来，共召开 4 届队员代表大会，现有队员 400 余人，2017 年全年参加志愿服务 2886 人次，无偿奉献25595 小时。2017 年大连召开"大连市稀有血型爱心之家成立暨应急献血表彰大会"，全年阴性血应急献全血 176 人次、68400 毫升，应急献单采血小板 69人次、90 治疗量。

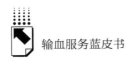

（四）团体献血情况

自 2016 年以来，大连市重点打造高校、乡镇、企业、医院 4 支团体献血队伍建设。截至 2017 年，全市共有 26 所高校参与团体献血。中心还与 9 个涉农区市县的下属街道、乡镇、社区和村分别签订自愿无偿献血协议书，普兰店区、庄河市、旅顺口区、长海县团体献血工作开展较好。同时，号召医务人员参与无偿献血，市内 15 所医院、瓦房店 4 所医院、庄河 3 所医院均在 7、8 月份献血淡季组织医务人员参加应急献血。2017 年全年团体共有 34442 人献血 45418U，与上一年相比分别增长 10.4% 和 20.9%，团体采血量占总采血量的 35.3%。全市街头献血和团体献血均为自愿无偿献血，能够 100% 满足临床供应，截至目前，大连市无一例互助献血。

三 采供血业务工作情况

（一）血液采集情况

2017 年，全市城乡近 10 万人次全年自愿无偿捐献全血 12.86×10^4 U，无偿捐献机采血小板 1.27×10^4 治疗量。其中，个人自愿无偿献血占 64.3%，团体无偿献血占 35.7%；一次捐献 200ml 占 33.6%，一次捐献 300ml 占 9.1%，一次捐献 400ml 占 56.9%，不足量占 0.4%。

1. 无偿献血者性别构成情况

2017 年在无偿献血人群中，男性为 54050 人次，占 61%；女性为 35081 人次，占 39%。

2. 无偿献血者年龄构成情况

2017 年在无偿献血人群中，18～45 岁是无偿献血的主力军，约 72.6 万人占献血总人数的 81.5%。但是近三年 18～30 岁占比有所下降，其中 18～25 岁占比由 2015 年的 38.8% 降为 36.7%，26～30 岁占比由 2015 年的 14.3% 降为 11.0%；46 岁以上占比略有上升，46～55 岁占比由 2015 年的 12.9% 上升为 16.9%，55 岁以上占比由 2015 年的 0.9% 上升为 1.6%。

3. 无偿献血者职业构成情况

2017 年来自社会各阶层无偿献血人群中，学生、工人、农民、职员仍然是献血主力军，共占献血人群的 45.8%，占比分别为 25.6%、8.0%、6.3%、5.9%。其他人员占献血人群的 50.7%。

4. 无偿献血者学历构成情况

2017 年在无偿献血人群中，学历构成结构比较均衡，其中最多为本科、高中、专科、初中及以下学历占献血人数的 91.3%，分别为 30.8%、24.6%、12.4%、23.5%。

（二）血液供应情况

大连市血液中心是大连市输血质量控制中心的主任委员单位，多年来，依据《医疗机构临床用血管理办法》和《临床输血技术规范》，开展了一系列临床输血管理工作，推动了大连市临床输血工作规范化、标准化建设。

1. 建立了大连市临床输血质量控制管理体系

2017 年组建了大连市 5 个区市县临床输血质量控制管理小组，并定期组织培训，加大对其辖区内医疗机构的临床输血管理力度，促进临床输血管理横向到边、纵向到底，提高了区市县医疗机构临床输血管理水平，保证临床输血安全。

2. 依法加强临床用血监督管理

2015 ~ 2017 年，依据输血相关法律法规和文件要求，修订完善了《大连市医疗机构输血科（血库）建设检查细则》、《大连市医疗机构临床用血管理检查细则》以及《大连市医疗机构临床输血病历考核评价标准》，对全市各级医院开展临床用血督导检查和合理用血专项检查，促进了全市临床输血工作的规范化发展，提高了大连市临床合理用血水平，不合理用血率逐年下降。

3. 建立规范化输血临床路径，制订单病种临床用血评价和考核方案

2014 年建立了大连市规范化输血临床路径，规范了全市临床输血标准流程，明确了医务人员在整个临床输血过程中的责任与义务，保证了临床输血安全。2016 ~ 2017 年，开展了腰椎管狭窄术、子宫全切术、二尖瓣手术与输血相关性的研究，明确了单病种诊疗与输血的相关性，给出了科学的干预措施，制定了《大连市医疗机构单病种临床用血评价和考核方案（试行)》，对促进单病种患者血液管理，降低输血风险，保证输血安全，具有重要的应用价值。

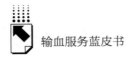
4. 明确血液供需双方职责，签订《供血协议书》

2017年，进一步明确了中心与各区域性中心储血室以及各医疗机构之间的权责，加强了三方之间的分工与协作，完成了与62家医疗机构《供血协议书》的签署，最大限度地避免了输血相关风险和法律纠纷。同时，实施了临床计划供血管理模式，制定了各医疗机构全年和各月份的临床供血计划，对临床计划用血情况进行统计分析，及时向医院反馈，保证了血液资源的有效利用。

（三）核酸检测工作

中心自2010年11月开展核酸检测工作以来，到目前已经运行了7年多时间。核酸年检测量在9万人份左右，资金由大连市财政支持，实验室配备了2套诺华的单样本检测系统和2套罗氏的六混样检测系统，对采集的所有标本都进行检测，并与2遍酶免的检测结果一同汇总后形成检测结果报告。同时，由于核酸检测工作的开展，加强了献血者召回的实验工作，通过对核酸检测阴性而酶免单阳的献血者进行多次检测，从而获得更准确的检测数据，已经建立了献血者召回的有效程序和更为有效的献血者评估策略。自2016年1月1日起，中心根据国家和省卫生计生委的要求，开展核酸的集中化检测工作，承担鞍山、丹东、盘锦、营口的核酸检测任务。同年3月1日开始进行机采血小板的核酸检测工作。随着省卫计委核酸检测设备及试剂招标工作的完成，各个市的核酸检测工作也逐渐开展起来，自2017年5月中心已不再承担集中检测的任务。2015～2017年完成核酸检测量在26万人份左右，检出酶免阴性、核酸阳性共182例，其中发现艾滋窗口期4例、丙肝3例。

（四）血液分离和制备情况

2017年制备去白红细胞12.6万U，去白新鲜冰冻血浆6.6万U，去白洗涤红细胞3093U（同比增加31.5%），成分输血率和去白细胞血液均占临床供血的99.9%（达到发达国家水平）；各类血液成分均呈现上升趋势，其中再加工血液成分如洗涤红细胞和浓缩红细胞增幅明显大于总采血量的增幅，说明临床对于血液成分的安全性与有效性的需求在增加。因制备过程中操作因素致血液报废率始终稳定在0.04%以下。未出现任何因血液质量导致临床投诉及事故。

（五）血型研究工作

中心血型室创立于 1981 年，主要服务于大连地区临床医院的特殊血型鉴定、疑难输血、特殊的血小板配型和临床医院器官移植配型检测，在全国采供血机构中第一个通过国家输血医学实验室 ISO15189 质量认证、第一个通过国家级司法鉴定机构认证。2001 年血液中心成立了大连器官移植配型中心，是大连地区唯一能够为临床医院完成肾移植、肝脏移植和造血干细胞移植等的患者提供相关检测的实验室；2002 年成为大连市医学重点学科，2003 年血型室开始成为中华骨髓库大连 HLA 实验室，每年大约完成 4000 人次的 HLA 检测和大量的咨询服务。2005 年成立大连血液中心司法鉴定所，为大连地区唯一可以开展法医物证司法鉴定的机构，年完成 3000 例左右亲子鉴定，完全满足了司法对刑事和民事的鉴定需求。2015 年 7 月 29 日成为中国合格评定国家认可委员会和中国国家认证认可监督管理委员会评审的司法鉴定机构，所出具的鉴定报告具有国际互认性。2017 年完成新生儿、孕产夫妇红细胞抗体检测、器官移植配型、血小板抗体检测、疑难血型检定和 B27 因子检测等总计 6066 人次（见表 5）。目前中心有技术人员 12 名，博士 2 人，其余 10 人为硕士。

表5　2015～2017 年血型研究室主要工作情况

单位：人次

年份	疑难配血	血小板检测	组织配型	亲子鉴定	夫妇标本检测	新生儿标本	HLA－B27	疑难血型及抗体	Rh 阴性血确认
2015	2821	1259	74	3329	448	313	79	334	409
2016	2537	1513	77	3142	539	479	69	329	448
2017	3024	1010	85	2507	428	434	66	423	576

（六）科研和培训情况

2013～2017 年，大连市血液中心获省部级科研立项 1 项、中国输血协会基金项目立项 1 项、市级科研立项 19 项、结题科研项目 15 项；荣获辽宁省科技进步奖二等奖、三等奖各 1 项，辽宁省医学科技奖三等奖 1 项，获大连市科技进步一等奖 1 项，二等奖、三等奖各 2 项；发表 SCI 论文 11 篇，在《中国输血杂志》上发表论文 76 篇，其他科技核心期刊发表论文 55 篇，国际会议交流论文 17 篇；著作《血液的病毒灭活》获得大连市科学著作三等奖；获"辽宁省自然科学学术成果奖" 11 项，市级优秀科技成果（论文）奖 22 项；选送 6 名业务骨干到欧洲或中国香港进修，其中 3 位业务骨干到法国输血研究所进修学习 3 个月，他们与法国国立输血研究所在输血检验方面保持长期合作交流关系。

四 问题与挑战

（一）快速增长的临床用血需求与街头献血人数明显减少的矛盾日益突出

近年来，随着新农合政策的实施、医疗技术水平的不断提高，医院的不断扩建和增床，加之人口老龄化的问题，大连市临床用血以每年 5%～10% 的速度呈快速增长。2006 年，年供血 5.5×10^4 U；2017 年，年供血达到 12.86×10^4 U。但是，随着经济下滑、外来人口的减少和高校招生的减少，大连市的街头自愿无偿献血同全国一样，面临着非常严峻的形势。特别是近年来全国采供血负面新闻事件，不断发酵，又将无偿献血事业继续推向风口浪尖上，社会上的质疑让无偿献血工作陷入举步维艰的困境，使原本就十分脆弱的献血机制雪上加霜[1]。近 2 年来，大连市街头无偿献血持续以 6.5% 左右的幅度下降，只能依靠团体无偿献血补足这一缺口。同时，随着固定血小板献血者中年龄较大的献血者由于年龄、身体、家庭等诸多原因逐步退出固定献血者队伍，献血者招募形势极其严峻，固定献血者队伍的扩大将异常艰难（见图 1）。

（二）采供血工作运营成本高、经费缺口大

1. 采供血服务半径增大

依据 2005 年省卫生厅有关文件精神，县区血站全部取消后，全市城乡的

---

① 梁晓华、安万新、孟庆丽等：《全国 357 家省、市两级采供血机构无偿献血工作现状调查与分析》，《中国输血杂志》2015 年第 28 卷第 2 期，第 1233～1236 页。

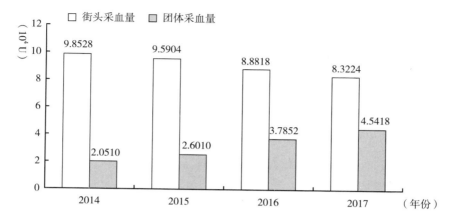

图1　2014～2017年大连市街头献血与团体献血比较

采供血工作都由大连市血液中心负责。这样就导致采供血服务半径增大，最大的服务半径为庄河市170公里。2017年全年外出团体采血共计249天303团次，其中，因下乡采血在北三市留宿93天共约1300人次，加大了采血成本的投入。

2. 运行成本明显增加

目前，大连市血液中心配备各型车辆18台，其中急诊车1台、平诊车1台，各型血液运输车辆14台，大型采血车1台、中型采血车1台。仅2017年累计出动采血车60余台次，运送物料800余吨。在实际工作中，因为急诊用血没有规律，1台急诊送血车无法有效满足需求，最多时每天会有20余次急诊用血，甚至有几个用血单位同时需要急诊送血的情况发生。2017年共保障平诊送血2700余次，急诊用车1100余台次，尤其县区平诊配送，每天须往返普兰店、瓦房店、庄河3地中心储血室，日均行驶450余公里。成本的增加是临床用血安全、充分和有效的必要保证。

3. 公益广告

目前，大连市的献血宣传广告，大都是商业性质的，献血广告的公益性还存在困难，远未达到《全国无偿献血表彰奖励办法》中无偿献血先进市公益宣传的获奖要求，在辖区内的公共场所，如主要路段、街头、广场、公园、商业区和旅游景区等，免费设置无偿献血知识的公益广告牌或宣传栏比较困难。

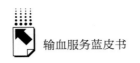

而献血宣传经费政府投入比例也在50%左右，随着无偿献血服务质量的提升，现有的资金已无法满足日益增加献血宣传支出的需要。

（三）无偿献血的氛围不尽如人意，尚未形成多部门联动机制

目前，无偿献血工作长效机制的建立还需要进一步加强。无偿献血工作还存在薄弱的环节。在每年的2月和8月，受天气炎热或寒冷，大学生和外来务工人员放假、返乡等因素的影响，大连市都会出现不同程度的季节性血液短缺，机关和企事业单位团体献血参与度较低，淡季献血保障力度还明显不够。另外，对无偿献血者的表彰，还没有在社会荣誉的载体、高度、含金量与认可形式方面体现无偿献血崇高的社会价值。在对无偿献血者的鼓励方面，还需进一步激励民众的荣誉感与奉献意识[1]。街头献血屋和献血车的献血工作经常受到限制，如城管不让在献血屋门前摆放桌子、凳子、伞等宣传用品进行献血宣传和招募，不让在献血屋外墙挂宣传条幅，不让工作人员在街头发放无偿献血知识宣传单等；献血车停靠在社区和乡镇采血办理审批手续比较难。采血点周围邻居不理解不支持献血宣传工作，多次在网站或到上级部门投诉血站在工作时间播放献血宣传音响扰民等。

（四）人力资源配备和岗位配置严重不足

1. 编制不足，编外人员无法纳入编制内管理

临床用血量的持续攀升，导致各地采供血机构业务量大幅提升，势必招聘大量新员工，在编制数量有限的情况下，新招聘人员只能作为编外人员服务于采供血机构[2]。大连市血液中心现有在职职工227人，其中，在编人员159人，编外专业技术人员68人，编外人员占中心职工总数的30%。编外专业技术人员同在编人员一样，分布在各一线科室，从事采血、检验、成分制备和疑难配血等专业技术工作，与在编人员同工同酬，统一管理。目前的岗位设置工作，只针对编制内人员。岗位设置工作将会影响中心1/3的编外人员工作的积极性

---

① 朱永明：《我国采供血的热点及影响》，《中国输血杂志》2012年第25卷第10期，第921～923页。

② 孟庆丽、董雯、高勇、安万新、梁晓华等：《全国省市两级采供血机构人力资源现状及趋势分析》，《中国输血杂志》2017年第30卷第5期，第477～480页。

和中心岗位设置工作的稳定性，并将影响中心采供血工作的开展。

2. 晋升渠道不畅通，某些专业不得晋升输血技术专业资格

近年来，辽宁省卫生专业技术资格采取考试或考试和评审相结合的办法，在"辽宁省高级卫生专业技术资格报评专业"中输血技术专业是针对采供血机构和医院输血科及血库中的主管技师（检验、免疫、生物、生化、微生物、分子生物学、高护）等工作人员设置的，但由于政策要求，非医学院校生物类专业（细胞生物学、生物科学、生物技术、生物工程、生物化学与分子生物学等）不可申报输血技术专业技术资格，只能申报微生物检验技术。

目前，大连市血液中心生物类等其他业务相关专业从事成分制备、检验、血型和质控工作的技术人员共计60人，其中30人为生物类专业毕业，这些工作人员完全胜任输血技术类岗位的工作。但是，全中心50%的技师不可以报考输血技术专业技术资格，目前只能报微生物检验专业。这与输血技术专业设立的初衷严重不符，造成中心这部分人员专业技术资格晋升困难，严重挫伤了采供血专业技术人员的工作积极性，更影响了采供血工作专业技术人员队伍的稳定[1]。

（五）事业用房紧张问题亟待解决

大连市血液中心的事业用房面积仅有6200平方米，业务用房十分拥挤，已是大连市采供血事业发展的"瓶颈"和"短板"。换建或扩建问题曾被列为大连市"十五"、"十一五"和"十二五"卫生基本建设项目，但至今尚未落实。目前，事业用房面积处于全国血液中心倒数第一，远远低于15个副省级城市（大连市除外）的平均面积1.67万平方米。

五　思考与建议

（一）采取有效措施提高街头献血率，加强献血者奖励机制，提升无偿献血获奖者的社会荣誉感

在全国大部分城市出现无偿献血季节性、结构性和常态化缺血的严峻形势

---

① 徐爽、刘青宁、安万新等：《采供血机构人力资源管理存在的问题及对策》，《中国输血杂志》2011年第24卷第3期，第194~196页。

下，要充分认识建立无偿献血长效机制的重要性，探讨对荣获国家无偿献血金、银、铜质奖和志愿服务奖的献血者实行"三免"政策，将会有效提升街头无偿献血者的积极性①。目前，我国对 60 岁以上的老人、30 年以上教龄的教师以及残疾人、军人、见义勇为者等都有相应的关爱政策，他们得到了公众的尊重和理解，很好地体现了社会的正能量。因此，对长期坚持为他人无私奉献的献血者们的鼓励，不应该仅仅停留在精神层面，而应该从法律层面对他们给予实质意义上的奖励，他们为保障医疗用血和挽救患者的生命奉献出的血液，不能用金钱来衡量，特别是获得国家无偿献血奉献奖的固定献血者们，十几年如一日，默默无闻，没有索取，只有奉献，难能可贵，这种大爱无疆的精神理应得到全社会的理解和尊敬。"三免"政策主要在公共交通、园林旅游和医疗卫生这 3 个方面，给予献血者一些优待政策，以体现党和政府以及社会公众对献血者善举行为的尊重、认可、肯定和关怀。比如荣获国家无偿献血奉献奖的献血者，凭相关证件可以免费游览政府投资主办的公园、旅游风景区等场所；到非营利性医疗机构就诊免交门诊诊查费；免费乘坐城市公共交通工具；等等。

（二）进一步完善政府领导与多部门支持的无偿献血工作机制

要充分认识血液供求问题的严肃性、严重性、社会性和解决这一问题的迫切性，把无偿献血工作纳入城市精神文明建设考核中，建立对无偿献血指标完成情况定期通报机制，切实加强政府对无偿献血工作的领导，提供政策保障。协调城管、交通、公安等部门对无偿献血的大力支持。按照《献血法》规定，国家机关、社会团体、部队、企事业组织以及居（村）民委员会应动员和组织本单位或本居住区的适龄健康公民参加无偿献血。机关干部、党员、军人、医务人员和教师、高校学生应身先士卒、积极踊跃参加无偿献血，为树立社会新风尚做表率。同时，按照采供血工作的特点和规律，各级政府要对采供血机构给予财政、人员和编制等方面的支持，切实保障无偿献血和采供血事业的健康、可持续发展。

---

① 梁晓华、周世航、孟庆丽等：《全国省市两级采供血机构无偿献血情况调查与分析》，《中国输血杂志》2017 年第 30 卷第 4 期，第 325～327 页。

（三）进一步加大科学合理用血管理力度

按照《医疗机构临床用血管理办法》和《临床输血技术规范》，加强临床用血管理与监督。建立完善用血管理制度，定期对临床科室合理用血情况进行评价与公示，逐步建立本院以单病种为基础的临床用血分析、评价和考核制度，保证临床输血安全。各医疗机构还要严格输血指征，杜绝不合理输血现象的发生，并积极推动自体输血等血液保护技术，避免因不合理用血而造成血液浪费。同时，要把医院作为无偿献血的宣传阵地，在医院门诊大厅服务台、病房护士站、输血科办理用血窗口等设立无偿献血宣传点。免费发放无偿献血宣传单、《告用血患者及家属的一封信》等宣传资料，以提高患者及其家属对无偿献血认知。在血液供应紧张时期，医院应当优先保障急重症患者的抢救用血，分流需要输血的择期手术患者，缓解用血紧张。

（四）尽早解决中心业务用房问题

借鉴全国各省市的经验和做法，综合考虑选择各大医院交通方便、送血及时的区域，特别是面临交通拥堵，对生命垂危患者而言供血保障就更具有重要意义，尽早解决大连市血液中心业务用房问题，以满足全市医疗卫生事业发展的需要。

B.17
2017年厦门市采供血发展报告

王宇征　林辉祝　宋秀宇*

摘　要： 本报告对2017年厦门市采供血基本情况、主要措施、工作成效及存在的问题进行分析总结，旨在为下一阶段全市采供血工作的有效开展提供可借鉴的经验。厦门市通过强化有关部门合力、优化血站内部管理、创新宣传招募形式、加强血液质量控制、保障临床用血安全等措施，持续推进全市无偿献血工作的落实，有效保障了临床用血的供应和安全。报告中也针对目前厦门市无偿献血工作存在的瓶颈问题及实际困难，进行分析和探讨，并提出了完善地方政策法规、倡导文明单位带头献血、加强血站综合能力建设等应对措施。

关键词： 厦门市　采供血　献血事业

2017年，厦门市无偿献血工作紧密围绕《中华人民共和国献血法》（简称《献血法》）和《厦门经济特区无偿献血条例》，坚持"保障血液供应，确保血液安全、科学合理用血"的指导目标，在社会各界爱心人士的关心、支持和共同参与下，扎实推进全市无偿献血工作，确保了临床用血的需要和安全。

一　基本情况

（一）血站基本情况

厦门市中心血站（简称中心血站）始建于1984年，建筑面积3780平方

---

* 王宇征，厦门市中心血站宣传招募部副主任，经济师；林辉祝，厦门市中心血站高级工程师；宋秀宇，厦门市中心血站书记、站长，主任技师。

米，设置行政办公室、宣传招募部、体检采血部、血液供应部、成分制备部、血液检测部、质量管理部、分子生物学研究室 8 个科室。

现有工作人员 92 名，在编工作人员 72 名、编外工作人员 20 名；其中高级职称 16 名、中级职称 34 名，卫生专业技术人员 76 名，为辖区内 40 多家临床医疗机构提供用血服务。

（二）献血点分布

全市共有固定献血点 9 处：中心血站、第一医院献血房车、前埔新华都献血房车、海沧医院献血房车、SM 商业广场献血房车、枋湖献血屋、集美献血屋、集美新华都献血房车、同安献血屋。其中思明区 3 处、湖里区 2 处、集美区 2 处、同安区 1 处、海沧区 1 处，翔安区未设置固定献血点。

（三）厦门市献血人群特征

1. 献血者性别特征

厦门市献血人群中女性献血者 19256 人，占比为 33%；男性献血者为 38455 人，占比达 67%。男性献血者是女性献者近两倍。

2. 献血者年龄特征

厦门市献血者年龄中以 18～45 岁居多，达 49261 人，占总人数的 85%；46～60 岁为 8450 人，占 15%。

3. 献血者职业分布特征

2017 年，在献血者职业分布方面，厦门市献血者职业以学生、职员、工人和其他居多，分别为 14084 人、12430 人、9706 人和 11135 人，占比为 82%。

4. 献血者学历特征

2017 年，在献血者学历方面，厦门市献血者中以初中、高中、本科、大专学历居多，分别为 10743 人、8257 人、18448 人、13470 人，占比为 88%；其中本科学历人数最多，占比为 32%。

5. 采供血情况

（1）全血采集情况

2013～2017 年厦门市全血采集人次和采血量呈稳步上升趋势（见图

1）。2013～2017年厦门市采集全血量的人次构成方面，其中200ml人次和300ml人次采集全血量呈稳步上升趋势，而400ml人次采集全血量呈下降趋势（见图2）。

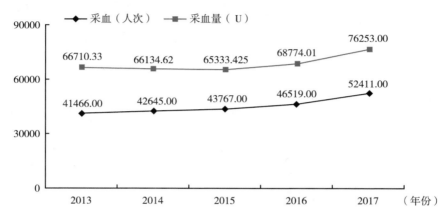

图1　2013～2017年厦门市全血采集情况

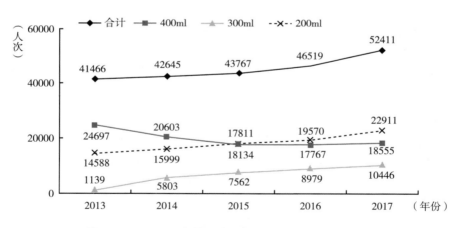

图2　2013～2017年厦门市不同采集全血量的人次构成

（2）机采血小板采集情况

2013～2017年厦门市机采血小板采集方面，总体呈逐年上升趋势，2个治疗量的机采血小板和1个治疗量的机采血小板近5年都保持稳定的增长态势（见图3）。

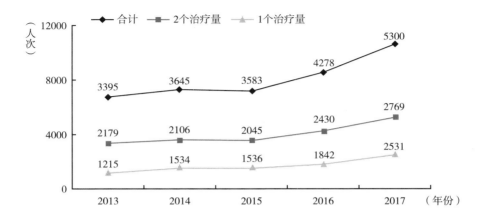

图3　2013～2017年厦门市机采血小板采集情况

（3）供血情况

2013～2017年厦门各种血液成分供应量方面，总体呈上升趋势，其中血浆供应量在2015年有些许回落，但2016年后又稳步上升（见图4）。

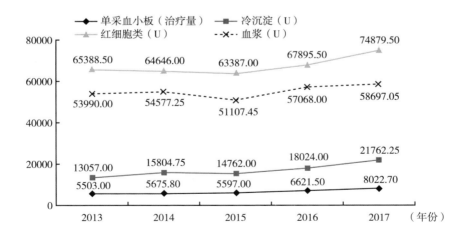

图4　2013～2017年厦门各种血液成分供应量

253

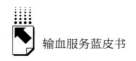

二　无偿献血工作成效

（一）加强组织领导，推动无偿献血工作

1. 注重统筹谋划，强化经费保障

厦门市委、市政府高度重视无偿献血工作，把贯彻落实《厦门经济特区无偿献血条例》作为保障人民群众生命健康安全、推进社会文明进步的重要工作来抓，在编制实施《厦门市卫生事业"十三五"发展规划》及年度工作计划中，进一步体现支持和促进无偿献血工作的目标任务、政策措施①。目前厦门市已形成了由政府负责组织领导和统一协调，卫生部门负责牵头和监督管理，有关部门依法配合推动，社会各界积极参与的工作机制。保障中心血站工作经费投入，建成保证临床合理使用与用血安全的采供血体系。

2. 广泛宣传发动，营造良好氛围

一是利用好传统媒体宣传主渠道作用。与厦门市广播电视集团合作，在厦视、厦广各套节目、XM6中插播献血广告3000多次；与《厦门日报》、《厦门晚报》、《厦门商报》、厦门电视台等主流媒体建立良好的沟通渠道，及时报道无偿献血工作的进展情况，部分报道被中央电视台、《福建日报》等上级媒体转载；2017年"6·14世界献血者日"，举办大型活动"爱·从未冷却"，对献血楷模进行感恩回馈；配合无偿献血各种品牌活动，开展前期、中期、后期系列报道，广泛宣传"世界献血者日"的概念，提高知晓率。

二是充分发挥新媒体宣传优势。在全省血站系统率先开通微信平台，目前已发展粉丝近25000人，为全市人民提供无偿献血法律法规政策、献血用血等方面的咨询便民服务，制作大量有影响力的微信，被全国媒体关注并加以报道，取得良好的宣传效果。如："坚持献血25年！如今60岁的他完成了最后一次献血"被央视新闻转播，"小时代4：无知不是误导的理由"被全国各大媒体转载及转播，"三代单传父亲，获知孩子不是自己的当场晕倒"上全国各大媒体热搜，"地市：厦门如何破解城市'缺血'难题"被《福建

---

① 厦门市卫生和计划生育委员会：《厦门市"十三五"医疗卫生服务体系与区域卫生规划》。

日报》专题报道等；2017年首次尝试与地方热门网络媒体小鱼网合作，进行"血站开放日小鱼网专场""中华血两岸情"献血活动现场直播，有数万人关注；2018年初与网易厦门公益合作，对获得2014～2015年度国家无偿献血团体奉献奖的2018年度"百商万人献血公益行"活动启动仪式进行直播，有15万多名网民关注，取得了线下现场采血量大、线上关注支持多的良好效果。

三是加强公益广告牌、宣传栏设置。加强与红十字会、商业广场、社会等合作，在主要路段、街头、广场、公园、商业区和旅游景点等，设置无偿献血知识的公益广告牌和宣传栏，普及献血知识。

四是加强主题活动宣传。全年寒、暑假期间，血站和共青团市委学校部、少工委、思明区红十字会在厦门市中、小学开展"爱的小血滴旅行记"无偿献血知识普及活动，2017年组织2000多名中小学生参加。既有"请进来"，邀请十多家学校1500多名中小学生走进血站；又有"走出去"，走进厦门滨北小学，开展近500人的专场学生讲座，普及无偿献血知识。同时还多次走进社区、走进企业开展专场献血讲座，同时不定期开展"血站开放日"活动。

通过广泛宣传，扩大献血宣传知晓率，目前厦门城市居民对无偿献血知晓率超过85%、农村居民达到75%以上，在校青少年达到95%以上。

3. 动员各方力量，缓解用血紧张

在多部门的密切配合下，2017年厦门市采取多种举措，以社会团体、企事业单位为招募对象，建立无偿献血团体机制。市卫计委组织全市医疗卫计机构在春节后血液库存最紧张的季节，举办"仁心仁术、热血暖冬"大型医务人员献血活动，充分展现了厦门市白衣天使"热心公益，救死扶伤"的良好社会形象；举办"大爱鹭岛公务员"无偿献血活动，将献血车开进市政府大院，接受机关公务员集体献血，通过活动传递公务员热心公益、乐于奉献、情系百姓的正能量，使之成为厦门市精神文明建设的新名片及创建全国文明城市的一大亮点；2017年春、秋两季在厦门大学、集美大学等16个高校20个校区举办"青春热血　让爱相随"大型无偿献血和造血干细胞入库活动；举办"百商万人献血公益行"品牌活动，全年数十家驻厦商协会、企业积极参与厦门市无偿献血活动；继续推广"无偿献血进社区"品牌活动，将流动献血车开进金林社区等人口多、外来务工人员比例较高的社区，有效支持全市血液供

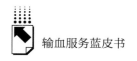

应；举办"红色行动在国企"无偿献血活动，彰显国企员工的社会责任，成为厦门无偿献血一大品牌。通过十几个献血品牌的建设，对街头献血形成有效补给，对保障用血需求起到重要作用。

4. 圆满完成厦门会晤用血保障

2017年厦门市作为金砖会晤承办城市，按照最高要求，全力做好血液保障的筹备工作。在国家卫计委的具体指导下，建立厦门市、福建省、省际（福建、广东、江西、浙江四省）、全国四级血液保障联动机制，进行了多次全市、省内、省际应急采供血演练；组建Rh（－）应急保障队伍，并适量储备稀有血液，有效保证供应；对血站的一、二楼采血大厅及部分献血点、献血车进行改造，提升采血能力；对血站机房进行改造，加强信息化建设。按照保障方案的要求，厦门市超额60%完成血液保障库存量，同时在岛内外设置六处供血点，以有效及时安全地保障供应，圆满完成会晤采供血任务，有效满足会晤国际友人医疗救治和鹭岛人民群众的临床用血需求。通过会晤用血保障，厦门市中心血站这个采供血能力及应急缓冲能力较弱的中小血站能够圆满完成任务，全面提升了城市临床用血保障体系，强化应急措施，确保临床血液供应及用血安全，同时也提升了突发事件及重要活动用血保障能力。

（二）加强血站建设，确保用血安全

1. 加强血站建设

中心血站是厦门市卫生计生委下属的全额拨款事业单位，2017年，新增海沧爱心献血屋，目前包括中心血站在内，全市共有9处爱心献血屋，逐渐形成以固定献血点及献血房车采血为主、献血车流动采血为辅的采血模式。2017年新购一部6座采血车，目前配备专用献血车3部，有效保障团体献血需求。具有国际先进的血液检测系统及血液管理和制备方法，血液检测实现了自动化、规范化、标准化、网络化。

2. 强化用血监管，杜绝违法行为

严格监管采供血的全过程，为血液质量安全提供保障。成立由卫生、市场监督管理、公安等部门组成的市区两级打击非法采供血专项检查小组，开展专项行动，通过明察与暗访相结合的方式，检查辖区内医疗机构是否存在违规自采自供临床用血行为，医疗机构内有无医护（技）或其他工作人员与社会人员串通进行血液买卖、采集血液的行为，是否有单位和个人擅自从事采血供血业务的行为，并通过悬挂条幅、发放宣传单等方式，加大对社会公众的健康教育宣传和血液科学知识普及力度，告知非法采供血的危害性，提高人民群众对非法采供血危害性的认识和防范能力。向社会公布举报电话，动员社会力量参与监督血液安全工作。

3. 注重血液检测新技术应用，确保用血安全

血站继续常规开展血液核酸检测，有效缩短检测"窗口期"，提高病毒检出率，为厦门市血液安全再添一道防护网。常规开展核酸检测至今，血站检测出 4 例艾滋病窗口期，乙肝病毒窗口期检出率提高 1‰。继续开展血液抗 – HTLV（人类 T 淋巴细胞白血病病毒）常规检测，该检测于 2004 年初由厦门血站在全国率先开展，至今已检测出近 50 例阳性标本，杜绝上百位病人输血感染该病毒，并获得国务院重视，成为行业标准，在全国部分省市推行，为推动我国血液安全做出重要贡献。

（三）加强医疗机构临床用血管理，推进科学合理用血

1. 发挥血液质控中心作用，指导临床合理用血

充分发挥血液管理质量控制中心职能作用，该中心由厦门市卫计委领导设置，血站具体执行。定期开展临床医疗合理用血情况调查，检查内容包括医院用血计划，用血申请分级管理，临床用血评价公示制度，医疗机构开展血液保护相关技术，自身输血、围手术期血液保护等输血技术管理制度，输血治疗病程记录，输血指征，输血信息管理系统。监督、指导临床医院规范、合理用血。对各医疗机构的临床医生就临床合理用血原则、输血的风险、特殊情形下的科学合理用血、Rh 阴性患者的输血等进行每年两次以上的专业培训，通过培训不但提高了广大医务人员的业务水平，也加深了临床医务人员安全、有效、科学的用血理念，使临床用血更加合理、更加安全。

2. 推进输血科建设，规范临床用血

输血科的建设和规范化管理是临床用血安全的前提条件，根据《厦门市临床用血安全质控评价标准》要求，目前全市各医疗机构均已成立输血管理委员会，并由各医疗机构主要领导或分管领导担任输血管理委员会主任，定期召开输血管理委员会会议。二级以上医疗机构设立了独立的输血科，工作人员

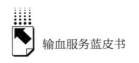

相对固定，并建立了工作人员备案制度，使用血管理工作趋于合理化、规范化。

3. 推动自体输血开展，缓解临床用血紧张局面

自体输血在临床上得到广泛应用，大大节约了宝贵的血液资源，在用血紧张时有效地弥补了血源的不足。目前厦门市共有 6 家医疗机构积极开展了此项业务（第一医院、第二医院、第三医院、中山医院、解放军第 174 医院、厦门市中医院），既避免了因同种免疫以及经输血传播疾病等输血不良反应，降低了医疗风险，又有效减少了患者的医疗费用支出，具有良好的社会效应和经济效益。

（四）加强无偿献血者队伍建设，推动无偿献血工作健康发展

1. 加强无偿献血者招募，拓宽无偿献血者队伍

2017 年厦门血站利用春节、"6·14 世界献血者日"等重要节日，通过群发祝贺短信，及组织团体无偿献血组织者、高校献血志愿者骨干、捐献机采血小板骨干、稀有血型献血者座谈、联谊等，加强与献血者的沟通，提升献血者的荣誉感、归属感，稳定献血队伍；针对 2017 年临床机采血小板用量剧增的情况，积极开展机采献血者的征召工作，把血站大厅献血人群作为重点征召对象，收效明显。2017 年共新增机采献血者近 200 人，现有机采献血者队伍已达 3000 多人，基本满足临床需求；继续积极组织无偿献血志愿者服务队，从献血者中招募志愿者骨干，让他们用自己亲身献血和参与志愿服务的感受感染带动更多的市民参与献血，2017 年该支志愿服务队中共厦门市委文明办授予厦门市无偿献血志愿者服务队"厦门市第三批品牌志愿服务队伍"荣誉称号；同时让中共福建省委、厦门市总工会授予无偿献血志愿者服务队"厦门市总工会品牌志愿服务队"荣誉称号。加强高校无偿献血协会之间的沟通交流，推广高校献血爱心团体的工作经验，开展高校志愿者骨干培训班，提升学生组织高校献血的能力，目前厦门大学、集美大学、厦门城市职业学院、厦门医高专等四家高校无偿献血志愿者有 200 余人，开展血型普查，建立高校学生血型数据库，扩大备用血源队伍，提高应急能力。2017 年市文明办、市志愿者联合会继续做好无偿献血者注册成为厦门市志愿者，及时将献血者献血量转换为志愿服务时长，推动广大志愿者积极参加无偿献血。为促进无偿捐献造血干细胞工作的开展，市红会专门成立了厦门市红十字会造血干细胞工作志愿服务

队，该队主要由无偿捐献造血干细胞志愿者组成，协助市红会普及捐献知识，进行再动员、高分辨、体检和捐献陪护等工作，发挥了积极的作用；同时还成立了厦门市造血干细胞捐献者联谊会，邀请已经完成造血干细胞捐献的人员参加，协助市红会普及无偿献血、捐献造血干细胞知识，并组织捐献者参观、学习、交流等联谊活动。

2. 表彰楷模，弘扬献血善行

2017年，举办庆祝"6·14世界献血者日"大型感恩活动"爱从未冷却"，400多名献血楷模齐聚一堂共度节日；在市红十字会的积极推动下，由社会各界爱心人士捐款，在厦门市红十字基金会专门设立了造血干细胞捐献基金，慰问奖励捐献者；大力弘扬志愿者的高尚行为，倡导文明厦门、关爱生命，全市各大媒体积极报道献血者好人好事，倡导社会文明新风。每个献血品牌活动结束后，适时总结、交流、表彰。

（五）加强无偿献血基金管理，保障无偿献血者合法权益

1. 完善制度，加强基金使用管理

厦门市无偿献血基金从1997年4月1日《厦门市无偿献血条例》实施之日起建立。自1998年起市卫生行政管理部门设立专户对基金实行统一管理。为加强厦门市无偿献血基金的管理，促进无偿献血工作健康持续开展，根据《厦门经济特区无偿献血条例》，厦门市财政局、厦门市卫生局（现厦门市卫计委）于2017年度开始重新修订《厦门市无偿献血基金使用和管理规定》。无偿献血基金的收入和开支情况每年均由市卫计委委托审计部门进行审计，市财政部门进行监督，确保基金使用管理规范到位。

2. 提升基金使用效益，调动无偿献血者积极性

中心血站设专人进行无偿献血者及家属用血报销，2017年，共为636位献血者及其家属办理了报销，累计报销金额达63.06万元，并率先福建省实现无偿献血者及其直系亲属用血费用在厦门市各临床医疗机构直接报销，为献血者提供便利。此外，为有效调动献血单位及无偿献血者的积极性，血站严格按照《厦门市无偿献血基金使用和管理规定》要求，不定期开展单位及个人的奖励。同时，坚持必要性和效率性相结合的原则，合理利用经费开展无偿献血宣传教育及表彰。

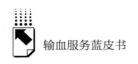

三 存在问题与建议

（一）存在问题

1. 部门协作不够紧密，未能较好形成工作合力

《厦门经济特区无偿献血条例》明确规定了各级政府、各相关部门和单位的职责，但在实际工作中，献血主要工作由卫生行政主管部门和中心血站承担，其他部门和单位参与该项工作不够深入。从部门联动情况看，部分单位和部门对无偿献血工作认识不高，存在依法履职欠到位的现象。一些固定献血点设置在城市规划中未得到落实，献血点或流动采血车设置受市政建设、城市管理和经营商户等诸多影响干扰的情况时有发生，协调难度较大。各相关部门在配合卫生行政主管部门开展无偿献血宣传力度上需加强。全社会无偿献血的意识和参与无偿献血的自觉性、主动性还有较大的提升空间。

2. 医疗机构蓬勃发展，无偿献血成为制约短板

2017年8月13日中共厦门市委出台《中共厦门市委关于加快补齐民生短板确保全面建成小康社会的决定》（厦委发〔2017〕20号），致力合理配置医疗卫生资源，实现病有良医的目标。2017年厦门市政府增加对非营利医疗机构的投入，建设由三级综合医院、二级医院及以下医院（镇卫生院）、社区卫生（医疗）服务机构为主组成的基本医疗服务体系。而随着厦门市众多医疗项目的建成，采供血压力将非常紧迫，供血不足也将成为制约厦门市医疗卫生进一步发展的直接因素。

3. 血站综合建设滞后，与全市医疗事业发展形成反差

以厦门市中心血站2017年的采血量测算，目前实际配备的人员数仅占应配备人员数的72%，献血点的工作人员只能按一点一人配备，影响献血工作的正常开展以及各项业务工作的提高。且现有血站的业务楼配备比较落后，随着采供血业务的持续扩大，业务楼拥挤，血站缺编、缺人和人才引进难、人才流失严重，献血点建设不合理等问题突出，难以满足采供血业务拓展的需要。

（二）建议

1. 修订《厦门经济特区无偿献血条例》，明确各部门职责

《厦门经济特区无偿献血条例》于1997年1月16日正式实施，2002年3月29日、2009年5月27日先后两次修订，两次修法间隔时间分别是5年和7年，而从2009年修法至今已历时8年多，厦门市的无偿献血及用血状况发生了很大的变化，《厦门经济特区无偿献血条例》第三次修订亟待进行。进一步强化相关主体的责任，扩大无偿献血宣传力度，同时更有效地保障献血者权益，扩大献血参与率，保障持续增长的用血需求。

2. 加强血站综合能力，服务健康厦门

建议把采供血机构综合能力建设和爱心献血屋规划建设纳入厦门政府重要议事日程，纳入民生工程的重要内容，加大经费投入力度，进一步加强采供血机构人才队伍建设、基础设施建设、信息化建设，根据厦门市医疗机构临床用血量需求和城市规划要求，科学选址、合理布局数量适当的固定采血点（屋），为广大无偿献血者提供安全、卫生、便利、温馨的无偿献血环境。

B.18
2017年青岛市采供血发展报告

逄淑涛　吴玉清*

摘　要：　本报告全面总结评价了2017年青岛市采供血工作，全年无偿
献血113402人次，共采集全血18.06万U，单采血小板1.67
万治疗量，千人口献血率为12.3‰，临床用血需求明显增长，
血液供应充足且安全。报告中对青岛市无偿献血发展现状、
血液采集及供应、采供血信息化建设、血液核酸检测、质量
管理及临床输血管理等方面进行了介绍，并对当前采供血工
作中存在的问题进行分析和探讨，提出加大政府对无偿献血
工作的主导作用，探索建立区域化血液保障机制等建议。

关键词：　青岛市　无偿献血　采供血

青岛地处山东半岛东南部沿海，山东省地级市，简称"青"，国家计划单
列市、副省级城市、特大城市、国家沿海重要中心城市、国际性港口城市和山
东省经济中心。青岛市总面积11282平方公里，下辖7区（市南区、市北区、
李沧区、崂山区、城阳区、黄岛区和即墨区），3个县级市（胶州市、莱西市
和平度市）。2017年末，青岛市常住人口929.05万人，市区常住人口625.25
万人。

2017年青岛市中心血站坚持以采供血工作为中心，全站职工共同努力，
深入开展无偿献血宣传和招募，加强血液质量管理，进一步提升采供血服务水
平和血液检测能力，全市采供血工作得到持续稳步发展。

---

* 逄淑涛，青岛市中心血站站长，高级政工师；吴玉清，青岛市中心血站业务科主任，副主任
技师。

一 基本情况

（一）机构设置

青岛市中心血站成立于1993年8月（前身是青岛市献血管理站，1965年9月成立），是青岛市卫生和计划生育委员会直属的全额拨款事业单位，承担着全市91家医疗机构的临床供血任务，同时还承担青岛市输血医学研究所、青岛市输血质量控制中心及中华造血干细胞捐献者资料库组织配型实验室的工作，为临床开展血小板输注配型、新生儿溶血检查、产前检查、疑难配血、器官及骨髓移植配型等检测服务项目，负责全市医疗机构临床输血质量控制及中国造血干细胞捐献者资料库实验室检测工作。血站内设职能部门及业务科室14个，同时在即墨区、胶州市、平度市、莱西市、黄岛区设置6个献血服务部。

（二）人员情况

2017年底，血站职工254人，其中在编工作人员212人，占83.5%；编外工作人员42人，占16.5%。在编工作人员结构分析如下：专业结构情况，卫生专业技术人员160人，占75.5%；非卫生专业技术人员52人，占24.5%；职称结构情况，高级职称37人，占17.5%，中级职称71人，占33.5%，初级职称73人，占34.4%，其他人员31人，占14.6%；学历结构情况，博士5人，占2.4%，硕士38人，占17.9%，本科137人，占64.6%，大专及以下32人，占15.1%。

（三）献血网点分布情况

2017年全市共有18个固定献血网点，其中固定献血屋11个、献血车固定停放点7个，分布在全市7区3市，为献血者就近献血提供方便，具体分布见表1。

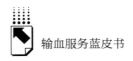

表 1　2017 年青岛市固定献血网点情况

单位：个

区域	固定献血屋	献血车固定停放点	流动献血车
市区	4	3	3
即墨	1	1	1
胶州	2	1	1
开发区	1	1	0
黄岛	1	1	1
莱西	1	0	1
平度	1	0	1
合计	11	7	8

（四）采供血情况

1. 血液采集情况

近年来青岛市无偿献血工作稳步上升，2017 年全市共有 113402 人次参加无偿献血，其中 101700 人次捐献全血 180550U，比 2016 年同期增长 2.02%，11702 人次捐献单采血小板 16655 治疗量，比 2016 年同期增长 3.11%。

街头献血比例逐年减少，团体献血比例逐年增加，2017 年全年团体献血占比为 29.7%，街头献血占比为 70.3%，街头献血占比比 2016 年同期下降 5.01%。随着团体献血比例的增加，400ml 献血比例呈下降趋势，2017 年 400ml 献血比例为 73.23%，比 2016 年同期减少 0.15 个百分点。

2. 临床供血情况

近几年青岛市临床用血需求逐年增长。2017 年全市临床供血红细胞类 177506.5U，同比增长 2.91%；单采血小板 16585.5 治疗量，同比增长 3.08%，近 5 年平均增长率为 8.6%；血浆类 184325U，同比增长 14.33%。

（五）血液检测情况

1. 街头献血者快速筛查情况

2017 年街头献血者献血前快速筛查 104954 人，合格 101710 人，不合格 3244 人，不合格率为 3.09%。其中 ALT 不合格 1258 人，占不合格人数的

38.78%；血红蛋白不合格877人，占不合格人数的27.03%；HBsAg不合格201人，占不合格人数的6.20%；其他不合格908人，占不合格人数的27.99%

2. 实验室检测情况

2017年共检测血液标本113001人，血清学检测不合格1100人，不合格率为0.97%。其中ALT、HBsAg、HCV抗体、HIV抗原抗体和TP抗体的不合格率分别为0.27%、0.15%、0.18%、0.06%和0.25%。核酸检测112643人，阳性80人，阳性率0.71‰。

二 重点工作开展情况

（一）多角度、全方位开展无偿献血宣传招募工作

1. 依托无偿献血健康科普基地，推进无偿献血宣传

2015年底青岛市中心血站建设高标准、高起点的互动体验式无偿献血健康科普基地，配备专职健康教育工作人员，全面负责无偿献血健康教育工作。2016~2017年开展健康科普活动400余场，科普受众近3万人次；开展"与爱同行健康公益课程"进校园，与十余家学校联合开展校园无偿献血健康公益课程推广活动，建立无偿献血公益志愿服务社会实践基地；举办首届无偿献血健康创意设计大赛；成立无偿献血健康科普宣讲团，首聘20位爱心志愿者，充实无偿献血健康科普宣教队伍；联合青岛市知名科普基地，开展多元化无偿献血健康宣教，举办惠民义诊20余场次，拓宽无偿献血宣传渠道。

2017年市卫生计生委、市文明办、市教育局、共青团青岛市委、市科协和市红十字会六部门联合发文，将每年的6月、10月设立为无偿献血健康科普月，全社会开展无偿献血健康知识的科普宣传。青岛市无偿献血健康科普基地先后荣获"青岛市巾帼文明岗公益志愿服务基地""中小学生社会课堂"等荣誉称号，并荣获全国首批"健康促进与教育优秀实践基地"，成为山东省内首家获此殊荣的采供血机构。

2. 创新宣传方式，在全社会营造良好的公益爱心氛围

通过青岛市7家主流纸媒，4家主流网络媒体，5个主流广播、电视台频

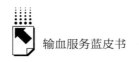

道节目，广泛深入地宣传献血法规和血液科学知识。每个工作日推送 3 条微信，不定期更新微博，公开无偿献血工作动态，普及无偿献血知识。创新开展"无偿献血在路上"主题宣传活动，2017 年青岛市首辆无偿献血科普宣传主题巴士正式上路，省内首条无偿献血科普客运班线、空中无偿献血小课堂、无偿献血知识进地铁、无偿献血标识扬帆海上同步上线。组建青年网络文明志愿者队伍，积极与自媒体互动，在各大门户网站、微博论坛等积极发言，弘扬正能量。

3. 加大典型人物和典型事件的宣传，传播社会正能量

全市广播电台每天播报献血的热点新闻和消息，平均每天有 2 家新闻媒体刊登献血先进人物的事迹，节日献血、入党献血、成人礼献血等报道经常出现在报纸和电视上，成为岛城新时尚。以青岛市献血"女状元"韩珞的故事为原型，推出"热血红嫂"品牌人物，联合交运集团组建千人"热血红嫂志愿服务队"，与青岛话剧院共同创作的公益话剧《热血红嫂》2017 年荣获第十五届中国人口文化奖舞台艺术类戏剧类三等奖，成为全国唯一获此殊荣的采供血机构。"热血红嫂"韩珞获评 2016 年度"感动青岛"道德模范，RH 阴性"熊猫侠"应急献血者团队荣获 2016 年度青岛市"十大微尘公益之星"（社会团体）。"热血真情"服务品牌 2017 年荣获青岛市著名商标。2017 年 6 月 14 日召开青岛市无偿献血表彰大会，对在无偿献血工作中做出突出贡献的 110 家先进团体单位和 120 位无偿献血先进个人进行表彰。

4. 运用新时代献血招募方式，献血者队伍稳步壮大

创新献血招募理念，加大团体单位招募力度，2017 年新开发 30 人以上献血单位 59 个，固定献血者比例达到 41.14%。发挥 96606 客服平台优势，开展流失献血者召回工作，成功预约献血者 1645 人次。加大高校无偿献血宣传和招募，2017 年组织无偿献血高校达到 21 所，新开发招募组织献血高校 1 所，成立高校无偿献血宣传教育基地 8 所、无偿献血爱心驿站 1 所。高校流动血库效能显著，大学生无偿献血知晓率及参与度大幅提升，全年高校大学生共16345 人次献血，累计 509.48 万毫升，献血人次较上年同期增长 18%，献血量较上年同期增长 16%。开展无偿献血进乡镇、赶大集等活动，为乡镇居民献血提供便利，2017 年农民献血占比达到 8.39%。

（二）加强质量管理体系建设，提升血液质量管理水平

1. 建设持续完善的质量管理体系

青岛市中心血站在 2006 年依据 ISO 9001《质量体系要求》建立质量管理体系；2008 年对体系进行改版，建立符合《血站管理办法》《血站质量管理规范》《血站实验室质量管理规范》要求的质量管理体系；2010 年在原有体系的基础上，导入 ISO/IEC 17025 的要求和标准，建立同时符合"一法两规"和 ISO/IEC 17025 标准的质量管理体系，并于 2011 年 10 月通过中国合格评定委员会（CNAS）评审，获得 ISO/IEC 17025 实验室认可；根据 CNAS 管理要求，血站实验室认可由 ISO/IEC 17025 转为 ISO 15189 医学实验室认可，青岛市中心血站于 2013 年 12 月，建立依照"一法两规"和 CNAS-CL02：2012《医学实验室质量和能力认可准则》要求的质量管理体系，并于 2016 年 5 月通过中国合格评定委员会（CNAS）现场评审，获得 ISO15189 医学实验室认可，成为省内首家、国内第 3 家获得 ISO15189 医学实验室认可资格的血站，2017 年 8 月，通过中国合格评定国家认可委 ISO15189 监督评审。

2. 落实质量管理各项措施，确保临床用血安全

建立站、科两级质量监管机制，加强采供血业务关键环节的监控，每月对体系运行情况进行评估、每季度召开质量分析会和质量专题培训，加强全站职工、业务骨干的质量培训；建立采供血风险防控体系，采取日常巡查、数据分析、科内自查等方式进行实时监控，降低采供血业务质量问题的发生；与烟台、日照、临沂血站一起开展联合内审工作，共同提高质量管理水平；加强献血前初筛，全年血液检测不合格率为 0.89%，同比下降 18.6%，血液非正常报废为 0.36%，献血不良反应 <0.5%，离心破损率 <0.05%，血液质量管理水平持续提升。

（三）加快推进血液管理信息化建设

1. 血站智能分析系统的开发和应用

基于现代血站信息管理系统，开发出血站智能分析系统并投入使用。利用多维数据分析的手段，对采供血过程的大数据进行深入挖掘、分析，实现采供血过程不同阶段、不同主题词的统计分析，将分析出的结果、趋势通过图、表

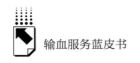

及其他更直观的方式展现出来，对完善采供血管理提供科学的、前瞻性的建议。

2. 加强血站信息管理系统安全保护能力的建设

为提高血站信息系统的安全性，计算机硬件采取软驱和硬驱限制使用、系统分级授权访问、数据实时异地备份等措施，现代血站信息管理系统、临床输血管理系统、微信平台献血服务管理系统具备系统自动审计消除隐患的功能，计算机安全保护能力达到三级，确保系统数据的完整性、安全性。

3. 实现单采血小板和成分制备全过程信息化管理

不断推进采供血过程信息化管理，单采血小板分离机全部联网，采集过程数据全部发送至血站信息管理系统，采集过程数据在血站信息管理系统中自动记录、保存和备份，并与献血者其他信息合并，实现单采血小板献血者的信息全部可追溯。加强成分制备过程信息化建设，离心机、全血分离机、无菌接管机、解冻洗脱设备、病毒灭活设备联网，制备过程自动监控，数据自动传输至血站信息管理系统，保存及备份，提高成分制备信息化、规范化管理。

（四）加强临床输血质量管理

1. 履行市输血质控中心的职能，全面开展输血管理工作

青岛市输血质控中心自 2007 年起挂靠在青岛市中心血站，利用输血质控中心的平台，加大临床输血的管理。在全市开展医疗机构输血资质评审工作、输血知识培训、输血管理工作考核、输血相容性检测室间质评工作、完善输血评审标准等工作，并逐步建立输血质控中心区市两级管理模式，输血管理覆盖偏远的用血医疗机构，全面提升岛城输血技术水平。

2. 积极推广自体输血技术，自体输血率逐年提高

为加大自体输血技术在临床的应用，一方面，在市卫计委的支持领导下，每年将自体输血推广列为全市血液管理重点工作，建立自体输血考核标准，考核情况纳入医疗机构年终考核结果；另一方面，全市加大自体输血技术的培训，组织医院分管领导赴华西医院取经，让医疗机构领导重视，医务人员树立自体输血意识，全面掌握自体输血技术。2017 年全市自体输血 4965 例，同比增长 41.94%；回输血量 15342.94U，同比增长 13.05%；有 8 家医疗机构自体输血比例达到 25% 以上。

（五）加强科研创新及对外交流合作，提升血站综合实力

1.加强学科建设，提升科研管理水平

站内定期开展科研论坛，为专业技术人员搭建成果分享和研究探讨的平台，鼓励工作人员积极参与科研工作。目前，青岛市中心血站各级在研课题27项，近年来共获得市级科技进步奖7项，省级科技进步奖2项，2017年全站发表学术论文82篇，其中核心期刊刊登22篇、SCI收录7篇。青岛市中心血站连续多年获评青岛市输血医学重点学科，重点开展临床输血、血液免疫、免疫遗传、干细胞和血液安全五个方向的研究，并取得了一定的成绩，2017年在对ABO及RHD血型系统基因多态性研究过程中发现A型新等位基因2例、RH血型系统新等位基因1例，3个新等位基因序列均已上传至Genbank及BGMUT数据库，并得到确认和命名。

2.成立半岛采供血联盟，共同推进采供血事业发展

2017年联合临沂、烟台、潍坊、日照和威海共同成立半岛采供血联盟，旨在加强半岛采供血机构间的交流合作，定期进行学术交流和经验分享，开展半岛联盟成员单位的联合内审工作和课题共研工作，建立半岛地区血液应急保障联动机制，提升半岛地区采供血综合能力，共同促进半岛地区采供血事业发展。

3.引进国内外先进的输血技术和管理经验

青岛市中心血站先后和荷兰皇家血站、高雄捐血中心和中国医学科学院输血研究所正式签订合作协议，常规开展输血医学相关领域的科研、培训和教学合作，开展献血者宣传招募、血液成分制备及输血安全等方面的经验交流，学习先进的输血技术和经验，共同促进输血事业的发展。

三　当前存在的主要困难

（一）临床用血需求增长和采供血能力的提升不平衡

近几年，青岛市经济发展迅速，为加快民生建设，2018年青岛市政府工作报告中提出"努力使群众享有更高水平的医疗"，将加速城市新城区、远郊区等区域的优质资源布局。根据《青岛市区域卫生规划（2016—2020年）》，

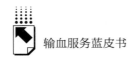

到 2020 年，全市三级医院将达到 20 所以上，全市床位数达 5.8 万张，华西医院、山东大学齐鲁医院等一批高水平医院落户青岛，本市 10 余家大型三级医院进行扩建，青岛市临床用血需求会逐年大幅递增，采供血工作将面临巨大压力。

（二）血站人员编制不足、薪酬机制不合理

目前，青岛市中心血站在编工作人员占 83.5%，编外工作人员占 16.5%。采供血工作量不断增加，但人员编制未能增加，血站每年需要招聘大量编外人员完成工作，编外人员存在报酬低、流动性大、不好管理的现象。2012 年起，青岛市中心血站按照一类事业单位进行管理，血站人员收入明显低于医疗机构，采供血机构积极性下降，人才流失严重，优秀人才引不进，给血站日常工作及长远发展造成较大影响。

（三）青岛市无偿献血地方法规急需修订

近几年，随着无偿献血工作的推进，国家采供血行业标准和无偿献血相关政策相继出台或修改，一些省市政府也陆续修改或出台当地无偿献血法规政策，例如江苏和浙江在法规中，增加无偿献血者的"三免"政策，明确各级政府对无偿献血工作的职责，实施后效果显著。《青岛市实施〈中华人民共和国献血法〉若干规定》于 2004 年颁布实施，至今未曾修订，急需完善和修订，以推动青岛市无偿献血事业发展。

（四）政府对无偿献血工作的支持需要加强

《中华人民共和国献血法》中明确规定，无偿献血工作由各级政府主导，但是在实际工作中，青岛市无偿献血联席会议机制至今未能建立，全市无偿献血工作未能统一组织协调，无偿献血工作发展缓慢，与医疗机构发展不协调，难以满足不断增强的临床供血需求。

四 对策及建议

（一）建立与医疗卫生事业发展相适应的采供血服务体系

随着医疗水平的提升、社会保障机制的健全，临床用血需求增长是必然趋

势，采供血事业的发展必须跟上医疗卫生事业的总体发展，因此，应重点解决当前采供血发展中存在的问题。一是根据采供血业务增长，合理增加人员编制，加快人员引进，建立稳定的采供血人员队伍；二是血站应与医疗机构同样并入公益二类事业单位，实行经费预算外管理，保证采供血发展所需的人员经费、公用经费和业务经费，建立有效的人员激励机制；三是合理规划献血点，在交通便利、人流多、环境适宜的地方增设献血屋，改善献血环境，为市民提供献血便利。不断完善采供血服务体系，进一步提升采供血能力。

（二）加大政府对无偿献血工作的主导作用

各级政府应认真履行无偿献血工作职能，将无偿献血宣传纳入政府宣传计划之中，建立无偿献血工作联席会议制度，并且将各级政府关于无偿献血工作履职的情况进行监督和考核。

（三）探索建立区域化血液保障机制

为缓解季节性、结构性供血紧张以及突发事件时临床急救用血需求，城市间血液应急保障联动机制的建设、城市间血液常规调配机制的建设势在必行。烟台、日照和潍坊等城市均在青岛市 2 小时生活圈内，通过建立血液检测结果、采供血过程质量互认和区域内采供血信息化联网，可以探索建立区域化血液保障机制，提高整个区域的血液保障能力。

B.19
2017年运城市采供血发展报告

史文君*

摘　要：　本报告总结了 2017 年运城市采供血机构基本概况和相关数
据，介绍了运城市无偿献血发展状况、开展的重点及特色工
作、取得的成绩及存在的四个问题：在编人数少、政府投入
少、人员待遇低、场所设置数量少等，最后提出应进一步加
强血站信息化管理，强化全员质量意识。

关键词：　无偿献血　采供血　运城市

2017 年，运城市中心血站紧紧围绕全市卫生事业发展大局，坚持以质量
要求为核心，顾客需求为中心，提供安全、有效、满意的服务，将责任、忠
诚、敬业和求精融入工作中，确保血站可持续发展的目标；以"为献血者提
供一流的服务，为受血者提供一流质量的血液"为使命，严格按照卫生部
"一法两规"的要求，抓管理、促发展，确保了临床用血的需求和安全，各项
工作快速、健康、持续发展。

一　基本情况

运城市古称河东，是一代名将关公故里，位于山西西南部，在山西、陕
西、河南三省交界之地，素有"五千年文明看运城"的说法，是中华文明的
重要发祥地之一。运城市下辖 1 区 2 市 10 县、133 个乡镇（街道办事处）、

---

* 史文君，运城市中心血站站长，工程师。

3338 个行政村，地域面积 1.4 万平方公里，常住人口 530 万。运城市 8 次荣获全国无偿献血先进城市称号，2017 年无偿献血 41618 人次，采集血液 80251U，单采血小板 1779 人次、2853 治疗量。

（一）机构设置情况

运城市区设置中心血站一家，中心血库两家，单采血浆站三家。市中心血站成立于 1988 年，隶属于市卫生计生委管理下的科级财政差额单位。现有职工 89 人，采供血大楼建筑面积 4200 平方米。站内设有办公室、财务科、检验科、体采科、质管办、信息科、质控科、成分科、供血科、设备科和后勤科 11 个科室，在市区建有 4 个固定献血屋，流动采血车 3 辆、送血车 6 辆。承担着全市 530 万人口、99 家医疗机构的采供血任务，并负责两个中心血库的集中检测工作，2016 年开始承担山西省临汾市中心血站的核酸检测工作。

（二）人员编制情况

运城市血站现有人员 89 人，其中在编人员 32 名、外编人员 57 人。具有高级职称人员 4 名，中级职称人员 13 人，初级职称人员 52 人，其他人员 20 名。卫生技术人员占到职工总数的 80%。

1. 职工学历构成情况

在职工学历构成方面，运城市中心血站职工本科学历人数最多，占比为 59%；其次为大专学历，占比为 34%；占比最小的为中专学历，仅有 6 人，占比为 7%。

2. 职工职称构成情况

在职工职称构成方面，运城市中心血站职工拥有初级职称人数最多，为 52 人，拥有高级和中级职称人数较少，分别为 4 人和 13 人，两者之和也不到拥有初级职称员工人数的一半。

（三）仪器设备配置情况

现有固定资产 7000 余万元，主要设备有：浩源病毒核酸扩增检测系统、华益美病毒核酸扩增检测系统各一套，瑞士 HAMILTON 全自动酶免分析系统两套，英国汉典血型分析仪，日本奥林巴斯全自动生化分析仪，德国产 Trima 血细胞分离机、血细胞淘洗机、贺力氏 6000i 大容量离心机，德国费森尤斯、

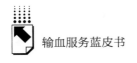

普特全自动血液成分分离机，卢森堡多美达血浆速冻机，唐山智能血液全自动贴签机、大型冷库等。全站由双电路供电，并配备250千瓦发电设备；拥有计算机100余台，实现了采供血业务全过程计算机网络化管理。

二　重点工作

（一）采供血情况

1. 全血采集情况

图1为2013～2017年运城市中心血站全血采集人次的情况。由图1可见，5年来运城中心血站全血采集人次基本平稳，在40000人次上下轻微波动，因此，2013～2017年运城市中心血站全血采集数量也基本平稳（见图2）。

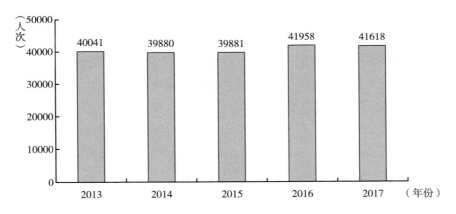

图1　2013～2017年运城市中心血站全血采集人次的情况

2. 血小板采集情况

2013～2017年运城市中心血站机采血小板的人次和治疗量略有波动（见图3）。

3. 千人口献血率

2014年运城市千人口献血率略有下降，2015～2016年千人口献血率持续上升，2017年又有点回落，整体来看，2013～2017年运城市千人口献血率波动不大（见图4）。

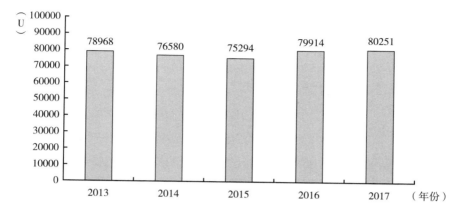

图2　2013～2017年运城市中心血站全血采集数量

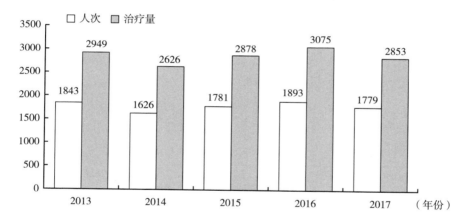

图3　2013～2017年运城市中心血站机采血小板情况

4.团体献血情况

图5为2014～2017年运城市中心血站团体献血情况,其中2016年团体献血人次最多,2017年又有回落。

5.临床用血情况

2013～2017年5年来运城市中心血站临床用血红细胞类制品较稳定,基本在75000U上下波动(见图6)。2013～2017年运城市中心血站临床用血浆量呈下降趋势,临床用冷沉淀量呈上升趋势力,单采血小板用量基本稳定(见图7)。

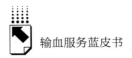
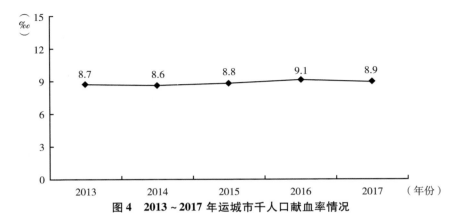

图4 2013～2017年运城市千人口献血率情况

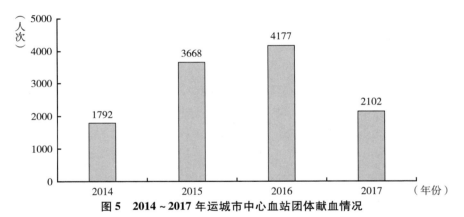

图5 2014～2017年运城市中心血站团体献血情况

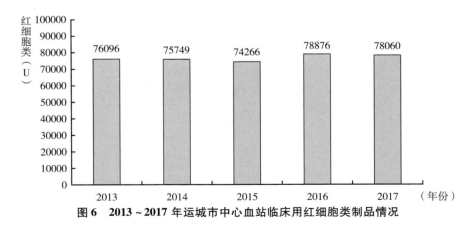

图6 2013～2017年运城市中心血站临床用红细胞类制品情况

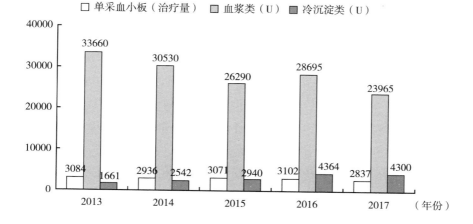

图7 **2013～2017年运城市中心血站临床用其他制品情况**

（二）无偿献血宣传招募

2017年，运城市共有43397人次参加无偿献血。献血者的性别、年龄、职业、学历构成情况如下。

1.献血者性别结构

2017年运城市参加无偿献血的男性献血者为29420人，占比达68%，是女性献血者的两倍多。

2.献血者年龄结构

2017年运城市献血者年龄构成方面，以24～55岁年龄居多，占比达84%（见图8）。

3.献血者职业结构

在献血者职业构成方面，2017年运城市献血者以农民居多，达29720人，占68%；其次是工人，为6165人，占比为14%；公务员和教师献血者占比较低，占5%，需加强在这些人群中的献血宣传。

4.献血者学历结构

在献血者学历构成方面，运城市中心血站献血者中以初中、高中学生居多，从专科起，学历越高，献血人数越少。

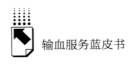

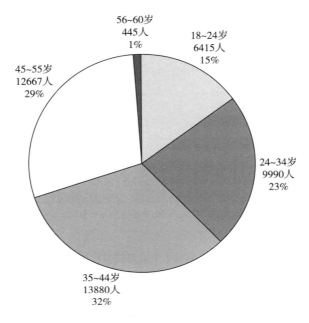

图8 2017 年运城市献血者年龄结构

（三）加大无偿献血宣传，完善无偿献血服务，健全无偿献血工作机制

建立多部门协作的无偿献血工作协调联动机制，提高公民无偿献血的意识和参与度，形成全社会积极支持、参与无偿献血的良好氛围。

1. 充分发挥媒体宣传的主渠道作用

2017 年，运城血站通过与当地电视台、报刊等主流媒体合作，加强无偿献血的宣传报道。在发行量大、关注度高的《黄河晨报》设立专栏，及时预报血情，刊登血液库存概况，每周通报一次采供血信息，指引爱心市民参加无偿献血；与电视台《生活阳光》栏目常年合作，每天在不同时段播放三次献血宣传广告和无偿献血知识；在市区主要街道、高铁站、商场电子屏幕和公交车等处与多家传媒公司合作，宣传无偿献血知识。

2. 不断拓展无偿献血宣传的招募方式，建立无偿献血长效机制

充分利用"5·8"国际红十字日、"6·14"世界献血者日和"10·1"

《献血法》纪念日等重大节日，与市红十字会和电视台共同策划组织无偿献血宣传活动。免费为市民测血型和血压，散发宣传资料10000余份，创办了《运城献血》报。

2017年，积极主动上门与工厂、学校、部队和企事业单位联系沟通，强化团体无偿献血工作。组建了7支无偿献血应急队伍，并与之签订了应急献血保障协议。壮大无偿献血固定队伍，精心打造一系列无偿献血活动品牌，如公务员献血，运城市人社局将每年的6月13日，定为本系统的"无偿献血日"。举办了医务人员献血月活动，运城市二院将"5·12"护士节定为本院无偿献血日。2017年运城血站注重稳固发展稀有血型队伍，在民政局注册成立了运城市稀有血型联盟协会，定期组织稀有血型献血者参加各种活动，有效发展和巩固了稀有血型献血者队伍。现注册登记献血者450余人，为临床特殊用血需求提供了保障；为鼓励更多民众参加无偿献血，充分发挥志愿服务队示范带头作用。2017年，运城市中心血站与运城市第一时间志愿者服务队联合成立无偿献血志愿者服务大队运城分队，开展各种宣传活动，收到了很好的效果。

3. 无偿献血工作，注重青少年的教育

2017年，运城血站将无偿献血的宣传工作延伸到市区学校年龄在13岁以上的学生中间，使他们从小养成无私奉献、助人为乐的高尚情操，普及无偿献血的理念。共在13所中学和大中专院校中授课43次，参与听课学生3000余人，通过宣传有200名大学生参加了无偿献血，有79名加入无偿献血志愿者服务队。

（四）信息化建设情况

运城市中心血站1999年引入标准化血液管理信息系统。两个中心血库和4个固定采血点，均已和站内网络实时互联。运城市中心血站建立了大型冷库和储血设备温度智能监控系统。2016年开通献血者自助填表及等候叫号服务。严格把控风险确保数据安全，在本地做好数据安全的同时将系统数据备份上传至IDC（Internet Data Center）。2017年全省血液信息管理平台实现联网。

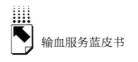
（五）血液检测、临床输血服务

1. 血液检测

2017 年血清学样本共计检测 47659 份，合格 46745 份，合格率为 98.08%；不合格 914 份，不合格率为 1.92%（2016 年不合格率为 2.27%）。2017 年血清学样本不合格率同比下降 0.35 个百分点，ALT 项下降 0.19 个百分点，HCV 项下降 0.13 个百分点，HBsAg、抗 TP 项不合格率同比略降 0.02 个百分点（证明 HBsAg、抗 TP 街头初筛控制持续有效），HIV 项不合格率同比持平。

2. 核酸检测

为保障临床用血安全，依据国家卫计委《全面推进核酸检测工作实施方案》，运城市中心血站 2014 年完成核酸检测实验室改造建设，2015 年 12 月通过山西省卫计委核酸检测实验室技术验收专家组现场评审验收并正式投入使用，实现了核酸检测全覆盖，2016 年 1 月承担了山西省临汾市中心血站核酸检测任务。2016～2017 年共计检测标本 162795 份，发现有反应 62 例，占总检测 0.38‰。2017 年参加山西省、卫生部室间质评，成绩 100% 通过。2017 年山西省临检中心采供血机构核酸盲样检测成绩符合要求。2017 年 3 月开始建造核酸备用实验室，10 月份安装华益美核酸检测系统并开始试运行。

3. 临床输血培训与管理

2017 年运城市中心血站在运城市卫计委的领导下，在临床输血质控部的配合下，开展了两期临床安全规范输血培训班，培训人员 808 人次。进一步丰富了临床输血专技人员及相关人员输血知识结构、提高了专业知识水平，规范输血上岗培训，为临床输血人才建设搭建良好平台。

2017 年血站开展了二级以下医院《供血协议》签订评审工作，充分发挥临床输血业务指导，加强临床用血管理，提升了协议用血单位安全用血水平。

（六）血站质量管理

1. 质量管理体系的建立

运城市中心血站自 2001 年 12 月开始 ISO9001 质量体系认证，2002 年 4 月通过审核获得 ISO9001 质量体系认证。2005 年 6 月为进一步提高实验室质量管理，血站根据 ISO/IEC17025《检测和校准实验室能力的通用要求》建立实验室认可管理体系，2006 年 11 月通过中国国家认可委员会（CNAS）监督评审，实验室获得认可资格，其间初评、复评、换证评审均顺利通过。

2007 年血站根据《血站质量管理规范》《血站实验室质量管理规范》的要求和条款与 ISO/IEC17025 实验室认可的管理体系条款进行整合和完善，覆盖了采供血和相关服务全过程的一体化质量管理体系。

2. 不断完善质量管理体系，确保其可操作性

运城市中心血站为持续改进质量体系文件的有效性、适宜性、符合性，充分发挥体系文件的指导作用，确保质量体系持续有效的运行，随内、外部环境的改变对文件做了相应的修订和换版，形成了包括质量手册、程序文件、管理规程和技术规程等一整套质量文件，为血液采集、制备、检验、储存、供应等全过程实施有效的质量保证奠定了基础。在制度框架下，遵循"外部监督"与"内部审核"相结合的工作机制，采取外部督导、内部审核和科室自查相结合的工作方法，让"重质量抓安全"融入日常工作中。

三　工作亮点

（一）以农民无偿献血为抓手，开拓无偿献血新模式

随着用血需求的不断增加，运城市中心血站积极改变无偿献血招募模式，探索出一条科学健康可持续发展的新路子，逐渐把无偿献血工作由城市向农村延伸。通过深入乡镇、农村宣传无偿献血知识，在部分乡镇固定时间、固定地点采集血液。经过多年的不懈努力，2017 年农民献血占献血总人数的 68%。

（二）临床服务与输血支持

2008 年运城市中心血站开展血型室输血及免疫血液学检测工作，满足临床需求，为临床提供输血、免疫血液学检测服务，以及输血技术支持。2017 年针对血液病患者反复输注大量血小板，体内血小板同种抗体增加，导致血小板输注无效，血站开展了血小板配型业务。2017 年运城市中心血站参加 WHO 中国地区血型血清学输血实验室室间质评 2 次，成绩 100% 通过。输血实验室能力评估 2 次，实验结果可靠，符合上海市血液中心血型参比实验室检测要

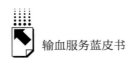

求。2017 年 4 月在临床输血质控部的配合下，开展二级以上医院输血病历点评：共抽取全市 37 家二级以上医疗机构 370 份病历进行点评。通过对输血病历质量、输血指征评价两方面的点评，规范了医疗机构用血管理，指导临床用血实现精准输血；进一步提升了运城市安全、合理用血水平，使血液资源充分发挥效能。

（三）开展血站开放日活动，传播无偿献血的理念

为进一步做好无偿献血宣传工作，促进广大市民对无偿献血的了解、理解、支持和参与，将血站信息公开落到实处，运城市中心血站从 2015 年以来，制定了血站开放日的管理制度，每年不定期邀请社会各界人员到血站，参观了解血液的采集、检验、制备、贮存和发放过程，搭建了献血者与血站工作人员相互了解的平台，增进了采供血工作的公开化和透明度，消除了大家对无偿献血的种种疑惑。

四 存在问题

（一）人员编制问题

运城市中心中心血站目前有职工 89 人，其中在编人数仅为 32 人，其他多为合同制员工。这种体制下员工的流动性较大，不利于人员的稳定，无形中增加了员工培养的经费开支。此外尽管目前卫生技术人员的比例占到 80%，但普遍职称偏低，职称结构不合理，不利于专业理论的进一步深化。

（二）政府投入问题

运城市中心血站为差额拨款的公益性卫生事业单位，每年固定的财政资金拨款杯水车薪，连人员工资都无法维持，更无法保障血站的日常基本运行，特别是开展核酸检测工作以来，资金短缺问题愈加严重。

（三）人员待遇问题

就单位性质而言，血站属于公益性事业单位，但是从血站工作实际出发，

其工作性质与纯粹的事业单位又有所不同，工作人员加班加点是经常的事情。而现行事业单位绩效工资管理统一性有余，灵活性不足。在人员待遇普遍偏低的情况下，不能发挥激励作用。

（四）场所设置问题

运城市中心血站所在的盐湖区为运城市核心区域，总面积1237平方公里，全区常住人口70余万。在这样的区域范围内，目前仅设有4个固定献血屋、1台流动采血车固定停车位，这样的场所设置数量较少，分布不均匀，造成市民参与无偿献血的诸多不便，影响了市民献血的积极性。

五 发展与展望

（一）进一步加强血站信息化的管理

随着无偿献血工作的开展和计算机技术的广泛应用，血站计算机管理信息系统作为现代化血站管理工具其作用越来越重要。我们要充分利用血站信息系统的管理平台，实现在全市范围内为献血者提供异地用血报销的便捷服务。实现从血液采集、制备、检测到发放的全过程监控，防止差错事故的发生。

（二）强化全员质量意识

利用多种形式，反复强化全员质量意识，开展标准化科室岗位技能竞赛，全面提升员工的职业技能，激发学习兴趣，造就一支高素质的采供血技术队伍，努力为献血者提供优质、高效、安全的服务。

B.20
2017年菏泽市采供血发展报告

巨昆　姜林恩　张勇军*

摘　要： 本报告统计汇总2017年菏泽市采供血基本概况和相关数据：2017年采集全血110252.5U、机采血小板6262.5治疗量、献血总人数59678人次，分别比上年增长7.1%、11.4%、7.7%。固定献血者占比为60.7%，400毫升献血占比为91.2%，机采血小板双袋占比为94.8%，一直保持机采血小板献血无现金补贴的无偿模式。县城和乡镇献血的人数为40768人，占献全血人数的72%；组织团体献血3181人，占比仅为5.3%，农村群众献血成为菏泽市血液的重要来源。报告中介绍了菏泽市无偿献血、血液采集、供应、成分制备、血液检测、质量管理、信息化建设和临床用血管理的现状，介绍了菏泽市的无偿献血特色工作和做法，分析目前存在的问题和面临的挑战，并从落实无偿献血政府主体责任方面，对加快采供血事业发展提出了相应的建议。

关键词： 菏泽市　采供血　无偿献血

　　2017年，菏泽市采供血工作继续稳步发展，深入实施了一系列工作措施，全市采供血服务能力、血液检测能力、血液质量管理和临床输血管理水平得到进一步提升，有效地保证了全市临床用血供应和血液安全。

---

* 巨昆，菏泽市中心血站书记、站长，主任技师；姜林恩，菏泽市中心血站副站长，副主任技师；张勇军，菏泽市中心血站工会主席。

一　基本情况

（一）区域情况

菏泽市位于山东省西南部，地处鲁西南黄河冲积平原，与江苏、安徽、河南三省交界，是全国闻名的牡丹之乡；总面积为1.2万平方公里，常住人口为862.2万。全市现辖七县四区，有2个省级贫困县，属经济欠发达地区。

（二）医疗资源情况

1. 医疗卫生机构数量

2017年底，全市共有医院、乡镇卫生院、社区卫生服务中心361家，其中医院175家（三级甲等医院8家，二级甲等医院19家；公立医院34家，民营医院141家），乡镇卫生院、社区卫生服务中心186家。

2. 卫生人员数量

全市共有卫生计生人员75275人，其中卫生技术人员50480人，管理和其他人员9546人，乡村医生和卫生员15249人；卫生技术人员中，执业（助理）医师21360人，注册护士21325人；每千人口执业（助理）医师2.26人，每千人口注册护士2.29人。

3. 床位数量

2017年底，全市医疗卫生机构开发床位48471张。其中公立医院17220张，民营医院12460张，基层医疗卫生机构18791张；每千人口床位4.93张。

（三）血站基本概况

菏泽市中心血站（简称中心血站）始建于1993年，1995年8月份正式投入运转，现有业务用房9600平方米，固定资产8000余万元，是菏泽市唯一的采供血机构，为公益二类科级事业单位；现有干部职工120人，其中在编职工74人、聘用制职工46人；卫生技术人员94人（高级职称10人、中级职称37人、初级职称47人），占职工总数的78%。学历构成方面，硕士及以上学历3人，本科学历68人，大专学历35人，其他14人。目前共设置14个科室。其中有4个职能科室：工会（人事、宣传）、办公室、财务科、总务科；10个业务

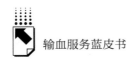

科室：血液供应科、质量管理科、检验科、成分科、业务科、信息科、体采一科、体采二科、体采三科、献血服务科。另设有经山东省司法厅批准的司法鉴定所一处，是菏泽市医学会输血分会和菏泽市输血质量管理控制中心的挂靠单位。中心血站多年来被国家、省、市先后授予143次荣誉称号，获得的主要荣誉有：全国无偿献血先进城市、全国模范职工之家、山东省文明单位、山东省卫计系统文明单位、山东省职业道德建设先进单位、菏泽市文明单位、菏泽市"工人先锋号"、菏泽市事业单位绩效考核A级单位、菏泽市卫计系统先进集体等。

（四）采血点情况

随着无偿献血事业的迅猛发展，参与无偿献血的人越来越多，对血液采集服务的要求也越来越高。为了方便社会群众参加无偿献血，菏泽市中心血站结合自身实际，充分考虑县区分布特点、人口密度、商业布局、服务半径等因素，以流动献血车为主，固定献血屋、献血房车为辅的模式设置献血点。目前，在市区设有固定献血点4处（其中一处固定献血屋200平方米，可以采集全血和血小板），在市区外的7个县城设置献血车固定献血点8个，在距离市区100公里远的单县放置献血房车一处，另在全市农村乡镇设置献血点56处。以上措施，极大地方便了群众献血，血液质量得到了有效保障。

（五）临床用血医院情况

菏泽市临床用血实行以中心血站为中心的分级网络辐射供血方式，在全市建设规范化储血库13个（其中县城8个，市区5个），属二级供血单位，由中心血站直接供血，每个县区设立一个储血库，负责各县区辖区内的储血和所有医疗机构的供血工作。市区医疗机构储血库同时负责临近医院的供血。县区储血库医院同时负责辖区内用血医院的输血培训和业务指导工作。2017年菏泽市输血质量管理控制中心对全市辖区内的88个申报输血资质备案的医疗机构进行了检查审核，经审核有77家医疗机构符合输血资质备案要求，准予供血开展输血业务，实现了临床用血横向到边、纵向到底的全覆盖输血供应和管理，保障了临床用血的安全。

二　采供血业务工作开展情况

菏泽市的无偿献血工作自开展以来，在各级领导关心支持下，在社会各界积极参与下，得到了健康快速的发展，截至 2017 年底共有 80 万人次参加无偿献血，献全血总量达 124 万 U、机采血小板 38779 治疗量。中心血站连续十次荣获全国无偿献血先进城市荣誉称号，成为全市精神文明建设的一张名片。

（一）血液采集

2017 年共采集全血 110252.5U、单采血小板 6262.5 治疗量，较 2016 年分别增长 7.1%、11.4%，献血总人数 59678 人次，同比增长 7.7%，各项指标增速高于全省平均水平，采供血量居全省第五位；向医院供应各类血液制品 188073U。固定献血者比例达到 60.72%，400ml 献血比例为 91.2%，机采血小板双袋比例为 94.8%。

（二）无偿献血人群特征

2017 年献血者的性别、年龄、职业、学历分布情况见表 1～表 4。2017 年固定献血者人数 36236 人，占 60.72%。

表 1　献血者按性别分析

单位：人，%

性别	人数	百分比
男	39518	66.22
女	20160	33.78
合计	59678	100

表 2　献血者按年龄分析

单位：人，%

年龄	人数	百分比
18～25 岁	8083	13.54
26～35 岁	15488	25.95
36～45 岁	17531	29.38
46～55 岁	18157	30.42
>56 岁	419	0.70
合计	59678	100

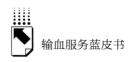

表3 献血者按职业分析

单位：人，%

职　业	人数	百分比
农　民	32969	55.24
工　人	4449	7.46
职　员	8081	13.54
学　生	4145	6.95
军　人	234	0.39
教　师	1135	1.90
公务员	778	1.30
医务人员	2215	3.72
其　他	5672	9.50
合　计	59678	100

表4 献血者按学历分析

单位：人，%

文化程度	人数	百分比
研究生	316	0.53
大学本科	4450	7.46
大学专科	6762	11.33
中等职业	5379	9.01
普通高等中学	8862	14.85
初级中学	30528	51.15
小学	1293	2.17
其他	2088	3.50
合　计	59678	100

（三）血液供应情况

2017年发送7种血液成分共188073U，其中供应红细胞106079.5U，同比增长6.67%；血浆类供应63754.5U，同比下降2.07%；冷沉淀凝血因子供应12715U，同比增长13.27%；血小板类6287治疗量，同比增长12.75%，提供RH阴性红细胞655U。送血车行程达287260公里（县城239560公里、市区47700公里），运送血液3404次（计划送血676次、急诊送血2728次），全市医疗机构临床用血得到充分保障。为保证供血安全，严格执行质量体系文件，树立高度的服务意识，及时合理的调遣车辆，尽快将血液送出，为抢救病人争取了时间，得到了医院的认可和赞扬。科学调度，周密调控各医院用血计划，在血源紧张和血液偏型的情况下，既满足了全市急危重症病人的用血需要，又控制了不合理用血。同时由于供血的控制，促使各医院相继制定了临床用血管理措施，使全市临床供血的有序供应，保证了安全供血。4℃储存的 RhD（−）红细胞的临床应用达到80％以上，大大提高了 RhD（−）红细胞应用疗效，同时也节约了大量成本。

（四）血液检测情况

2017 年共计完成献血者标本检测 59492 份，检出 ALT 阳性标本 612 例、HBsAg 阳性标本 215 例、抗 − HCV 阳性标本 117 例、TP 阳性标本 185 例、抗 − HIV 阳性标本 34 例（其中被省市 CDC 确认阳性标本 7 例，阳性结果不确定 1 例）。2014 年 4 月开始进行血液的核酸检测，目前有两个核酸实验室和两套检测设备，满足了工作要求，血液安全保障水平进一步提高，自 2014 年 4 月实现了所有血液标本核酸检测全覆盖。2017 年核酸检测阳性共 32 例，全部为 HBV DNA 阳性，阳性率为 0.54‰。各项合计共检出不合格标本 1154 例，不合格率 1.94％。完成酶免四项、ABO 和 RhD 血型、谷丙转氨酶、核酸试剂和质控品等试剂使用前确认 53 批次，完成 RhD（−）确认 305 例，疑难血型鉴定和疑难交叉配血 25 例，献血者不规则抗体鉴定 5 例，孕妇产前免疫血液学检测和新生儿溶血病检测辅助诊断 53 例，临床输血前技术问题咨询 23 例；献血者到站采样复查并告知 190 例；完成国家临检中心室间质评三次，山东省血液质量质控中心室间质评两次，全省血站系统督导检查盲样考评一次，上海市血液中心组办的全国血型血清学室间质评二次，山东省艾滋病预防控制中心盲样考评一次，质评结果均合格；完成了国家卫生计生委安排的部分血站试点 HTLV 项目 10000 人份的检测上报工作；2017 年 8 月份通过了山东省卫生计生委组织的核酸检测实验室的审核验收。

（五）质量管理工作情况

2006 年，按照 ISO9001 国际质量管理体系的要求，建立质量管理体系，并通过了国际质量管理体系的认证。2009 年，按照 ISO9001：17025 的要求，建立实验室质量管理体系，通过 CNAS 的国家实验室认可。按照《血站质量管理规范》和《血站实验室质量管理规范》的要求，2006 年 4 月建立了规范的血站质量管理体系，后来根据相关法规的要求，多次组织全站对质量管理体系文件进行修改和换版。目前执行的为第三版体系文件，包括质量手册 1 部、程序文件 26 个、技术操作规程 227 个、质量记录 267 个。目前的质量管理体系实施运转顺利，符合工作实际。每年安排三次内审和一次管理评审，严格抓好质量考核，每周一次进行专项质量检查，每月一次综合质量检查，检查情况月底在办公会进行总结反馈，限期整改，进一步规范了质量工作。为保证文件与实际工作的一致性，本年度共修改《质量手册》3 处、《程序文件》11 处、各科室《操作规程》44 处、科室质量记录 30 个，把质量体系文件贯穿于全站管理的全过程。全年共开具 31 个不符合项，涉及 11 个科室、共 27 个条款，全站提出 131 个建议项，现已全部整改完毕，促进了质量管理体系的落实和完善。解决质量问题报告 39 例，及时采取纠正及预防措施。全年血液抽检 7 个品种、214 袋，合格率 100%。每月按时对采供血关键环节的工作环境进行定期监控，细菌培养 200 多次，使用培养皿 2014 个；对关键原辅材料、试剂 37 个品种、128 批次按时抽样检测；关键设备 103 批、1052 台次定期监测，新购进、维修后的关键设备 22 台次及时确认评价；及时对阳性血液及不符合标准的血液进行监督报废，报废率逐年下降；计量器具 107 台件定期联系校验；对血液质量投诉、输血不良反应及时调查处理。2017 年 4 月、12 月中心血站两次接受市卫计综合监督执法局的监督检查，8 月接受省核酸实验室的验收，9 月接受省血液安全技术核查，均对血站的工作给予充分肯定；参加的国家、省级实验室 9 批次室间质评均获得"优秀"的成绩。

（六）成分血制备工作情况

2017 年共制备去白全血 608U、去白悬浮红细胞 109050.5U、冷沉淀 12854 袋、新鲜冰冻血浆 25800U、病毒灭活血浆 6400U、洗涤红细胞 737.5U、解冻去甘油红细胞 101.5U。同时对分离冷沉淀后的血浆进行病毒灭活再利用，共收集病毒灭活血浆 9390U，节约了宝贵的血液资源，各项工作量比上年增长 8% 以上。

（七）信息化工作情况

菏泽市中心血站高度重视信息化管理工作，早在 2004 年在全省率先设立独立的信息科。自 2000 年 8 月份菏泽市中心血站开始使用计算机管理血站采供血业务工作，起始于唐山现代的 Modern3.5，2004 年 4 月更新为 Modern5.0，2012 年 6 月全省首家启用 Shinow 9.0。Shinow 9.0 的应用，大大规范了血站工作，在各个采血点使用 APN 网络与站内服务器联接，采血用 PDA 核对，献血者初筛用身份证识别器识别。目前站内的 Shinow 9.0 和 TMIS5.0 服务器可以相互访问，全省血站联网已联通，站内所有连接 Shinow 9.0 的微机都不连接 Internet 网，医院联网用光纤专线、采血车联网用 APN 连接，整个局域网装有网络版的杀毒软件等，保证了局域网的安全。2015 年，与本站所用软件开发公司签订合同，实施了"云灾备"系统，实现了 Shinow 9.0 整个系统的异地灾备（区别于数据级的备份），该系统能够在血站的业务系统出现故障时，实现即时切换使用云备份端的 Shinow 9.0 软件系统，实现血站业务的不间断运行，同时也时时备份了血站的数据。

目前使用的软件系统有血站信息管理系统、医院输血管理系统、冰箱冷链监控系统、实验室 LIS 系统、样本存储系统、OA 办公软件、财务管理软件、档案管理软件、车载监控系统和固定资产管理系统等。

（八）无偿献血宣传工作情况

多年来，菏泽市中心血站紧紧抓住主流媒体做好多方位宣传。一是充分发挥报纸、电视、广播等传统媒体的宣传作用，与其建立了长年合作关系，设定了固定栏目。不定期在《菏泽日报》《牡丹晚报》《齐鲁晚报》刊登专版，在菏泽电视台、市广播电台设立专门栏目，每天播放无献血公益广告，及时报道献血动态。根据媒体发稿数量给予宣传费，促进了媒体记者工作的主动性。二是重视新媒体的宣传作用，在中国网、鲁网、菏泽新闻网、大众网等网站开辟了宣传专栏，随时报道献血动态消息，并与血站网站进行了链接。建立了血站官方微信和微博平台，每天做到及时更新内容，2017 年与有关网站合作，让其帮助管理及时更新内容，效果良好。三是举办血站开放日活动，多次邀请媒体记者和社会各界走进血站进行采风活动，向社会公开血站信息。四是做好重

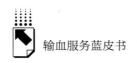

大活动的跟进宣传。每年的"6·14"世界献血者日，2017年举办的"菏泽十大爱心献血者评选，"无偿献血点亮菏泽"，献血宣传进校园、进社区、进农村、进广场、进企事业单位等活动，都联合新闻媒体及时报道。2015年8月中央电视台12频道播出的《产妇危情》，报道了菏泽市抢救稀有血型产妇的事迹，肯定了中心血站的工作，树立了血站系统的良好社会形象。五是做好了户外宣传。与市委610办公室联合制作了440块瓷砖画，粘贴在全市400多个社区、乡镇、村庄；在市区制作公交站宣传牌；在9个二级以上医院制作安装21块宣传牌，在市区200部公交车上投放视频献血公益广告，大力营造无偿献血奉献爱心的户外氛围。

三 开展的特色工作和工作举措

近年来，血站以献血工作和质量管理为中心，以"巩固城市、拓展农村"为目标，持续完善采供血服务体系建设，力促街头自愿献血，满足临床用血需要，确保了血液质量安全，采供血工作实现创新发展，一直保持机采血小板献血无现金补贴的无偿模式。2017年县城和乡镇献血的人数为40768人，占献全血人数的72%；组织团体献血3181人，仅占5.3%，农村群众献血成为菏泽市血液的重要来源。

（一）领导重视，全面推动，组织保障进一步加强

近年来，菏泽市各级领导对血液管理工作高度重视，提供了强有力的组织保障。首先是形成了思想共识。在去年初的市政协十五届一次会议期间，市委书记孙爱军专门听取了市无偿献血工作汇报，并对工作中存在的困难和问题给予批示。2017年6月14日，郭保存副市长专程到血站调研献血工作并参加献血；当天，市卫计委再次组织献血，市委主要领导再次带头献血。2017年11月29日，市政协秘书长吴福广率部分市政协委员调研采供血工作，就工作中存在的困难和问题向有关领导和部门提出建议。无偿献血和血液管理工作得到了各级领导的关心和支持，形成了思想共识。其次是强化了组织保障。近年来市政府两次及时调整充实公民献血委员会和办公室；2011年5月市政府在全省率先出台《菏泽市采供血应急预案》，纳入全市应急体系。2015年11月市

文明办等四部门联合下发《关于开展无偿献血活动的通知》，号召各级文明单位、共青团组织等加入献血队伍；市卫计委每年都下发文件，号召全系统积极参加献血活动。各级领导的关心和鼎力支持，成为推动无偿献血和血液管理工作的强劲动力。

（二）巩固城市献血，拓展乡镇农村，献血空间进一步延伸

基于菏泽城市人口少、农村人口多的市情，结合当前城市献血人群增长缓慢的情况，我们提出并实施采血工作"巩固城市、拓展农村空间"的工作思路，将献血工作重点及时向县城和乡镇转移。一是设立固定献血点。在市区外的八个县城设立固定献血点，每周两次在固定时间接受群众献血。在距离市区100公里远的单县放置献血房车，聘用当地工作人员，每天接受群众献血。目前，中心血站采血车已走过全市123个乡镇，并在条件成熟的56个乡镇驻地设置了固定献血点。二是开展农村无偿献血万里行活动。我们有计划的选择乡镇大集之日，将采血车开到农村集市，动员群众积极献血，根据血源情况随时变换采血地点，让采血车真正流动起来。2017年，采血车开往县城586次、乡镇280次，4辆采血车行程达102160公里，采血41775人、79354U，县城和乡镇人们的献血量占到总量的72%。

为做好农村献血工作，我们科学谋划、提前宣传，提高了工作效率，平均每车次采血在96单位左右。一是充分发挥社会公益组织的作用。目前，菏泽市有12支志愿服务队的935人常年服务于流动献血车和献血点。二是及时加强与乡镇政府、卫生院和村委会的协调。依托乡镇政府、卫生院、村居的微信公众号、广播等平台，提前做好献血地点和时间的宣传；发挥乡镇和村干部的公信力，积极动员群众献血。三是创新宣传招募措施。除发放宣传材料、制作宣传条幅外，重点发挥新媒体优势，利用"微信""美拍""快手"等手机软件平台动员献血；通过乡镇政府、村干部和乡村医生的微信工作群、朋友圈等传播献血信息。

（三）组建"爱心团队"，树立公益形象，促进团体献血开展

为确保献血淡季和紧急情况的临床用血，早在2011年，中心血站积极协调菏泽市文明办、团市委、菏泽电视台、《牡丹晚报》等单位，联合发起了组

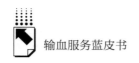

建"菏泽市无偿献血爱心团队"活动。通过各类媒体宣传,积极动员单位加入这一组织,我们将主动加入的单位和曾组织献血的单位建立了"爱心团队"档案,通过媒体向社会公示名单,同时颁发"爱心团队"牌匾,树立了"爱心团队"单位的公益形象。当这些单位组织献血时,我们及时组织地方主流媒体给予集中宣传报道,进一步提升献血单位的社会公益形象,使其得到回报,实现了互利共赢,收到了良好的效果。每当献血淡季,就有"爱心团队"单位主动组织献血,关键时刻真正发挥了作用,团体献血的比例每年控制在10%以内。

(四)充分发挥社会公益组织作用,共同推进献血工作

社会公益组织在宣传献血知识、招募献血者方面具有得天独厚的优势,易被社会和群众所接受。血站为其提供办公场所和条件,使其实现自我管理,他们有序安排值班,每天都有人服务于流动献血车和固定献血点。中心血站积极加入菏泽市传统文化促进会、市传统文化促进会的公益活动,并与传统文化促进会的会员交友;积极同各县区的志愿者组织密切合作,使志愿者能更好地服务于无偿献血工作,大部分县区采血点均有志愿者服务;加强同狮子会的联系与合作,为其开展活动提供便利条件,赢得了狮子会的信任,中国狮子会青岛会员管理委员会在菏泽市成立了专门服务于献血工作的"红心服务队"。志愿者们在做好街头招募和献血服务的同时,热情奔走于机关和企事业单位,积极动员爱心单位参加献血活动。目前,中心血站已与12家志愿者组织建立了密切的合作,对菏泽市的献血工作起到了极大推动作用。

(五)创新服务模式,强化情感沟通,固定献血者比例进一步提高

在招募和采血的过程中,我们创新实施了"123456"的服务模式,即一是全新的服务形象;二是提供温馨的环境和温馨的服务;三是手勤、脚勤、嘴勤;四是主动介绍、主动征询、主动服务、主动帮助;五是一个微笑、一声问候、一杯热水、一声感谢、一声祝福;六是来有迎声、走有送声、服务过程有称呼声、服务完毕有感谢声、失误和不满意时有道歉声。温馨良好的服务赢得了献血者赞誉,增进血站和献血者的感情。

在献血后服务方面,着力做好了"五个一":一次电话回访:对首次献血

者全部进行电话回访，询问其献血后状况，征求意见和建议，表达我们谢意，全年有效回访21820人次。一条短信通知：献血后将检验结果及时以短信的方式告知献血者，并在献血者生日和节假日之际发送感恩祝福短信。一次当面沟通：对不合格的献血者进行一次当面沟通或者电话交流，必要时可再次复检。一场联谊交流：每年组织志愿者、稀有血型和机采献血者举办联谊会，增进友谊，加深感情。一趟完成报销：积极推行异地报销和报销"只跑一次"制度，全力为献血者免费用血提供方便。2017年，固定献血者达到36225人，占60.7%，群众对献血服务的满意度达到98.6%。

（六）优化科室结构，强化绩效考核，工作积极性进一步高涨

不断优化人员组合，改革绩效考核，进一步调动了大家工作的积极性和主动性。根据工作情况的变化，将原来的一个血源管理科划分为四个科室，引入科室竞争机制，实行"科主任和人员双向选择"，并为外采人员提供晋升机会，调动了大家工作的主动性和积极性。实行绩效考核制度，多次修改完善绩效工资改革方案，从绩效工资总量中拿出40%捆绑到绩效考核中。给体采科室制定了基本工作量，完成后只能得到部分绩效工资，如超过基本工作量，将按照阶梯加倍给予奖励。科室的收入与工作质量的考核同时挂钩，采血的数量和工作质量决定每个人奖励性绩效工资的多少，调动了职工的工作热情，效果显著。

（七）加强用血管理，注重业务指导，科学用血水平进一步提升

为规范临床用血，近年来菏泽市实施了医疗机构临床用血备案管理，申请输血业务的医疗机构按照相关法规和标准筹备和自查，对县、市输血质控中心进行核查，符合条件的可以开展输血相关业务，给予备案供血。通过全面检查、技术指导和业务培训，进一步规范了临床用血管理。一是做好对输血备案医疗机构的审核。2017年对全市输血备案的82家医疗机构再次逐一进行了检查审核，根据检查结果下发了《临床用血专项检查工作情况通报》，11月召开全市输血管理工作会议，进一步规范了输血管理。二是做好对医疗机构临床用血的技术指导。选派专家常年在各医疗机构巡回检查指导，重点做好储血点医院和直接供血医院的日常检查。三是做好对临床医护人员的业务培训。组织专

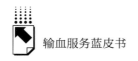

家逐个医院进行培训，先后对所有开展输血业务的医疗机构都进行了全员培训。仅 2017 年，就对 26 家医院进行输血知识培训，培训医护人员 1 万多人次，提高了合理用血技术水平。

四 存在的问题

（一）血液供需矛盾突出，血源压力大，献血工作有一定困难

由于医疗保险制度的不断完善和医疗机构的快速发展，医疗用血每年仍在快速增长。而由于多种因素的影响和市单采血浆站的设置（现辖区设置单采血浆 2 处），无偿献血人数增长缓慢，采取多项综合措施加大采血力度，虽目前基本满足临床用血需要，但进一步增加采血量有很大困难，下一步有可能出现季节性临床用血紧张的状况。

（二）人员编制少，高学历卫生专业技术人员难以引进

目前血站实有在编人数为 74 人，由于历史的原因，现有工作人员学历层次低，卫生专业技术人员比例低，难以满足当前工作需要，而又因编制的限制，难以引进高学历卫生专业技术人才。

（三）经费不足，采供血事业难以持续发展

血站现为二类公益事业单位，实行收支两条线管理，多年来，血站运行由业务收入维持，市财政无业务收入以外的经费补助。目前血站的供血业务收入只能维持基本的业务运转，政府如无经费补助支持，将难以发展，发展后劲不足。

（四）流动采血车停放难和街头献血室建设难

按照无偿献血的特点，流动采血车和街头献血室应分别停放和建设在人口密集的商业区。由于历史的原因和社会车辆的快速发展，街头献血室无规划，流动采血车停放困难。目前，中心血站在市区租用房子作为献血室，流动采血车无处停放，经常遭遇商家、商贩、城管驱赶采血车的尴尬局面。

（五）政府主导作用没有充分发挥，多部门协作机制没有形成

目前政府作用大部分还只停留在表面上，特别是政府献血委员会和办公室，没有发挥职能作用，无偿献血工作基本由血站自己努力去做，往往困难重重。

（六）宣传力度不够，公民无偿献血的意识有待进一步提高

虽然经过多年的宣传教育，公民在一定程度上对献血的认识有所改变，但群众对"无偿献血有偿用血"的误解还很深，"献血伤害身体"陈旧的观念依然存在。

五　工作建议

一是，各级政府要把《献血法》贯彻实施纳入重要日程。充分发挥献血委员会和办公室的作用，组织、协调有关部门开展好献血工作，切实形成多部门协作的机制，解决工作中存在的问题，为献血工作创造良好的外部环境，建议建立独立的省、市、县级血液管理组织或献血办公室，负责团体献血的协调，使其真正发挥作用。

二是，各级党委和政府要将无偿献血宣传纳入宣传计划之中，建立无偿献血宣传制度。新闻媒体要采取多种形式普及献血常识，免费刊播献血公益广告等，使《献血法》和献血知识家喻户晓，深入人心。文化、宣传、教育、卫生等部门要各司其职，相互配合形成合力，主动宣传科学献血知识以及无偿献血意义，从根本上消除对献血的恐惧和疑虑，促进观念转变，引导广大干部群众主动自愿地参加无偿献血。

三是，国家或省编制部门出台各级采供血机构编制标准，按照采供血量配置工作人员，以确保血站可持续发展。

四是，地方政府应为中心血站的业务开展（包括核酸检测项目）和发展提供充足的经费，以保证血液安全。

五是，国家和省有关部门应制定科学的薪酬制度，以调动血站工作人员的积极性。

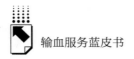

六是，建议当地政府牵头，组织规划、建设、城管、卫生等部门，为街头献血室建设和流动采血车的停放做好选址工作，为献血工作提供便利条件。

七是，建议国家层面必须抓紧修订《中华人民共和国献血法》，建议山东省修订《山东省献血法实施办法》，增强激励措施，以适应当前工作的需要。

B.21
2017年锡林郭勒盟采供血发展报告

靳才　兴安　赵桂霞*

摘　要：　本报告介绍了锡林郭勒盟采供血机构发展现状，以2017年采供血数据为基础，通过对采供血现状、无偿献血、宣传招募、血液检测、血液报废、临床用血等方面进行分析，梳理出工作亮点，并结合工作实际提出对策。

关键词：　锡林郭勒盟　采供血　无偿献血　宣传招募

锡林郭勒盟（简称锡盟）位于内蒙古自治区中部，北与蒙古国接壤；西与乌兰察布市交界；南与河北省毗邻；东与赤峰市、通辽市、兴安盟相连。常住总人口104万，土地总面积20.26万平方公里，辖9旗2市1县和1个管理区。锡林浩特市是中共锡盟委、行政公署所在地，是锡盟政治、经济、文化中心。

多年来，在盟委、行署的高度重视下，在盟卫计委的正确领导下，锡盟中心血站经历了从无到有、从小到大的发展过程，现已成为功能齐全的采供血机构。血站严格贯彻执行"一法两规"等法律法规及行业标准，通过加大无偿献血宣传力度，加强固定自愿献血队伍、应急献血队伍、稀有血型队伍及"爱心血库"建设，建立和完善质量管理体系，加强对采供血全过程的质量控制，无偿献血工作取得了显著成绩。全盟医疗用血100%来自自愿无偿献血，在保证了全盟临床用血需求的同时，积极支援了其他血站应急调血。锡盟已连续三次获得国家卫生部、红十字总会、总后卫生部2010~2011年

---

*　靳才，锡林郭勒盟中心血站站长，主任医师；兴安，锡林郭勒盟中心血站副站长，主任技师；赵桂霞，锡林郭勒盟中心血站副站长，副主任检验师。

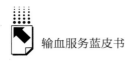
度、2012～2013 年度和 2014～2015 年度全国无偿献血先进城市奖，2000 年以来获得全国无偿献血奉献奖金、银、铜奖的献血者分别为 24 人、58 人、238 人。

一 基本概况

锡盟中心血站位于锡林浩特市，始建于 1997 年，2000 年开展采供血业务。锡盟采供血工作经历了计划献血阶段、自愿无偿献血两个阶段。计划献血阶段：每年制定献血计划下发给各单位，职工为了完成年度献血任务而献血，此阶段的献血者均可获得所在单位发放的一定数额的营养补贴；自愿无偿献血阶段：从 2008 年起取消献血计划，完全实现了自愿无偿献血。2003 年 7 月国债项目建成搬迁现址，是全盟唯一的采供血机构，承担着全盟临床用血采集、检测、制备、储存、发放和指导工作，2017 年采血量达 11197.25U。占地面积 3540m²，现有建筑面积 1708m²，固定资产近 1810 万元。2017 年扩建 3165m² 业务楼（拆除旧房 273m²），总建筑面积达 4600m²，计划 2018 年建成。基本建筑总投资 1980 万元，配套设备 1120 万元，业务楼改扩建项目完成后，环境、设施、设备条件将达到内蒙古自治区一流水平。

锡盟中心血站为全额拨款事业单位，正科级，核定科级领导职数一正两副。内设综合办公室、质量管理科、献血服务科、成分科、检验科和供血服务科；在锡林浩特市建有 200 平方米和 100 平方米的献血屋各一处，在其他 12 个旗、县、市及管理区设有临时采血点及四个储血点（二连浩特市、正镶白旗、西乌旗、多伦县）。能够为临床提供全血、去白细胞悬浮红细胞、普通冰冻血浆、新鲜冰冻血浆、病毒灭活滤白血浆、机采血小板、冰冻红细胞、洗涤红细胞、冷沉淀等血液成分，成分用血比例为 99.65%。

二 采供血现状

（一）基本情况

1. 人员

共有工作人员 39 人，其中男性 11 人，占 28%；女性 28 人，占 72%。在编人员24人，占62%；外聘人员15人，占38%。

（1）学历结构。在编人员专业技术本科学历占76%，专科占24%，无硕士以上学历；外聘人员专业技术本科学历占40%，专科学历占60%，无硕士以上学历。均取得有效上岗资格，符合人力资源要求。

（2）专业结构。在编人员24人，专业技术人员21人（卫生专业技术人员19人，其他专业技术人员2人），工勤人员3人。专业技术人员占在编人员总数的88%，达到了规范75%的要求（见图1）。

（3）职称结构。在编专业技术人员中，高级职称8人，占38%；中级职称7人，占33%；初级职称6人，占29%（见图1）。

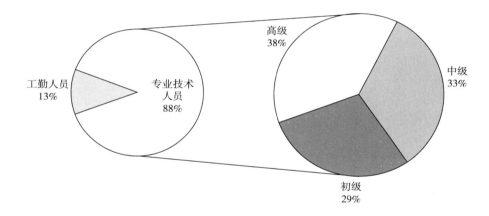

图1 锡林郭勒盟中心血站在编人员专业及职称结构

2.设备

拥有大型采血车、全自动酶免仪、全自动血型仪、全自动试管开盖机、全自动核酸提取工作站、荧光扩增仪、全自动生化仪、大容量低温冷冻离心机、血液成分分离机、医用冷藏冷冻箱、全自动血液细菌培养仪、冷沉淀制备仪、全自动细胞洗涤机、血浆病毒灭活柜、无菌接管机、血球计数仪、4040半自动生化分析仪、低温操作台、速冻机、血液标本管理储存系统、全自动凝血分析仪、全自动全血成分分离机等设备，且全部实现双机备份。采供血业务及质量工作实现了计算机信息化管理，与二级以上医疗机构实现了临床用血信息化管理。

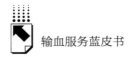

（二）采供血情况

1. 无偿献血情况

（1）2017 年度无偿献血情况。2017 年度无偿献血总人数 7101 人次，采血量 11197.25U，同比增长 7.6%。锡林郭勒盟中心血站向内蒙古血液中心、赤峰市克旗医院、乌兰察布市中心血站调拨悬浮红细胞 1073U。

（2）采血情况见图 2、图 3。

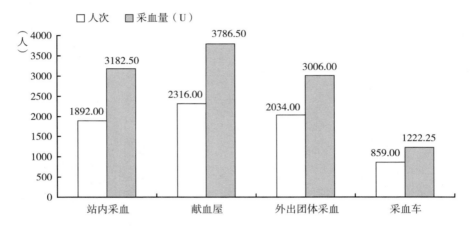

图 2　2017 年锡林郭勒盟中心血站采血情况

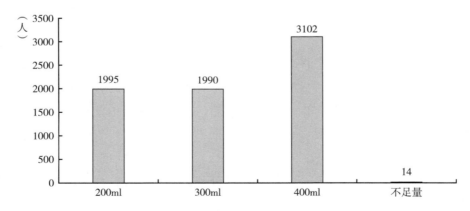

图 3　2017 年锡林郭勒盟中心血站不同采血量人次

（3）2017 年献血者捐献全血量统计情况分析（见图 4）。

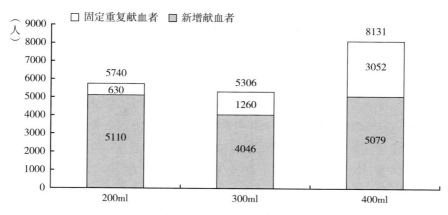

图 4　2017 年锡林郭勒盟中心血站献血者情况

（4）2015～2017 年捐献机采血小板情况见图 5。

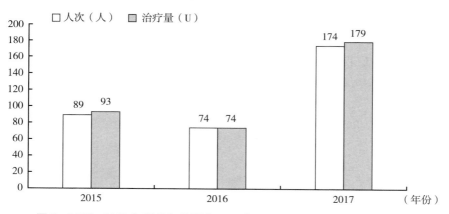

图 5　2015～2017 年锡林郭勒盟中心血站机采血小板人次及治疗量情况

2. 宣传招募情况

始终把无偿献血宣传招募作为首要工作来抓，创新宣传模式，巩固宣传成果，充分发挥平面媒体和自媒体作用，大力普及无偿献血知识，协调红十字会依法参与推动无偿献血职能，加大旗县及基层宣传力度，连续开展大型宣传活动，做到了"全方位、立体式、广覆盖"。

（1）2017 年，继续在商业区、新区醒目位置的大型 LED 屏上全天滚动播

303

出献血宣传片，在本地三套电视节目中播出献血公益广告，在报纸上刊登一系列献血相关文章，在血站网站和微信平台大力推送与献血相关的报道和科普文章，在公交车和出租车上投放广告，印发蒙汉文宣传折页。

（2）2017 年 5 月 8 日参加了红十字会宣传活动并开展了现场采血。2017 年 6 月 12 日晚，在锡盟广播电视台演播大厅举办了大型无偿献血公益宣传晚会，表彰了近年来获得国家无偿献血奉献奖金银铜奖获得者和全盟无偿献血先进集体和先进个人，锡盟人大、行署、政协分管领导和锡盟公民无偿献血协调领导小组成员单位领导出席了晚会，在锡盟电视台二套录播了两次，收到了很好的宣传效果。6 月 14 日，组织两台采血车，在大学校园爱心献血屋小广场摆放宣传牌、拱门，宣传无偿献血知识，同时准备了丰富的宣传资料和小纪念品，共发放宣传资料 1000 多份，场面非常热烈，收到了很好的宣传效果，电视台对本次宣传进行了跟踪报道。

（3）继续加强固定献血队伍、壮大"爱心血库"队伍、发展稀有血型队伍和机采献血队伍，加快志愿者队伍建设。2017 年固定献血者所占比例较往年有了大幅度提升，加大了无偿献血活动向旗县、大型国企、矿区及苏木延伸工作力度，提升了团体招募献血水平，强化了应急献血动员，破解了季节性、结构性供需矛盾，确保了临床用血。2015～2017 年深入旗县采血情况见图 6。

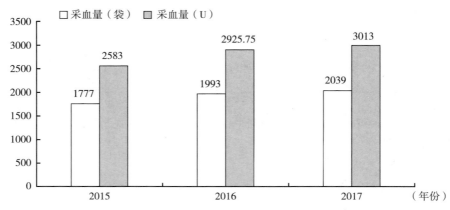

图 6　2015～2017 年锡林郭勒盟中心血站旗县采血情况

（4）针对机采血小板工作起步较晚的实际，单独印制了血小板宣传彩页，成分室机采人员不放过任何机会，积极和献血者进行面对面讲解和交流，宣传捐献机采血小板的重要性并鼓励大家积极参加。由于临床用量小，2017 年机采血小板为 179 治疗量。

3. 血液检测情况

（1）血液标本检测模式。锡林郭勒盟中心血站采用 2 次酶免加 1 次血液核酸检测的形式进行检测。2017 年酶免实验室和生化实验室进行血液初复检检测（酶免四项、血型、ALT）共计 7200 份标本，不合格标本共计 174 份；核酸实验室共计检测 7099 份标本，其中全项拆分 194 份，混检反应性拆分 48 份，因为核酸试管未离心实验终止 3 份。本年度共发布检测报告 70 份，无收回及再发报告（见表 1）。

表 1　2017 年血液检测情况

单位：份，%

检测项目	检测总数	初检不合格数	复检不合格数	不合格率
酶免组检测	7200	157	17	2.4
核酸组检测	7099	48（6p）+2	0	0.03

（2）酶免、ALT 检测情况

2017 年度对 7200 份标本进行了酶免四项血液初复检、ALT 检测，共检测出不合格标本为 174 份；检测不合格率为 2.4%，较上年不合格率有所下降；复检再检标本 102 份，其中复检不合格（单试剂阳性）标本为 17 份；共进行酶免检测 77 次，其中 23 次为 16 板检测，即同时检测两批标本（见表 2、图 7）。

表 2　酶免、ALT 初复检检测情况

单位：份，%

内容		检测总数	合格总数	阳性总数	检测不合格				
					ALT	HBsAg	HCV	HIV	TP
检测情况	初检	7200	6941	157	92	17	4	0	44
	复检	102	85	17	0	5	3	5	4
	合计	—	7026	174	92	22	7	5	48
不合格率	不合格数/检测总数	—	—	2.4	1.28	0.31	0.097	0.069	0.67
	不合格数/不合格总数	—	—	—	52.87	12.64	4.02	2.87	27.59

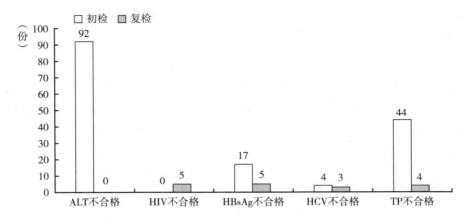

图7　锡林郭勒盟中心血站初检、复检不合格情况

（3）核酸检测情况。全年共混检 7099 份标本，混检反应性 6pool（每pool8 个标本，即 48 份标本），拆分检测后均为非反应性；全项拆分 194 份，其中有两份为反应性，分别为 HBV、HCV 反应性；2 次重复实验 304 份，一次为 PC 中 HBV 未起跳，一次为 NC 中 HCV 起跳；三个区污染监控 184 份，共计 23 个 pool，均为非反应性；参加两次国家临检中心室间质评检测，共计 20 个标本（汇集 160 份，拆分 20 份）。全年共进行核酸检测 70 次（见表 3）。

表3　核酸检测基本情况

单位：份，%

年份	标本数	汇集标本	反应性拆分	单检	污染监控	EQA 汇集/拆分	重做	阳性率
2016	5873	5706	80	74	152	160/18	345（3 次）	0.085
2017	7099	6905	48	194	184	160/20	304（2 次）	0.03

（4）血型检测情况。血型检测 7200 人次，符合率 100%；2017 年全年 RH 阴性献血者有 16 人，占全年献血总数的 0.22%，其中首次献血的有 14 人，再次献血的有 2 人，血型初筛与实际血型不符的有 4 份。

4. 血液报废情况

（1）全年血液报废情况。2017 年共采集全血 7101 人次，采血量

11197.25U;机采血小板 174 人次,机采合计 179 治疗量。血液报废情况见图 8。

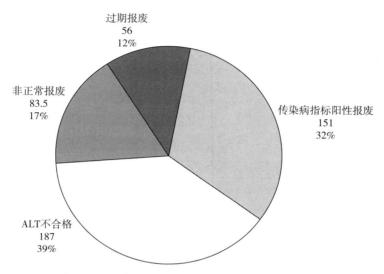

过期报废
56
12%

非正常报废
83.5
17%

传染病指标阳性报废
151
32%

ALT不合格
187
39%

图8 2017 年锡林郭勒盟中心血站血液报废情况

(2) 因检测不合格血液报废情况见图 9。

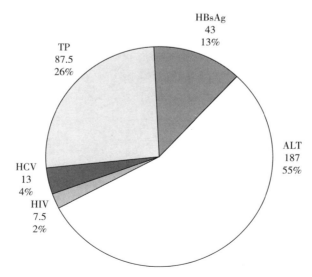

HBsAg
43
13%

TP
87.5
26%

ALT
187
55%

HCV
13
4%

HIV
7.5
2%

图9 2017 年锡林郭勒盟中心血站因检测不合格血液报废情况

（3）非正常报废情况。非正常报废共 83.5U，具体情况见图 10。

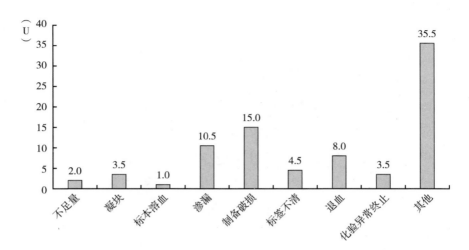

图 10　2017 年锡林郭勒盟中心血站非正常报废情况

5. 临床用血情况

最远供血距离为 360 公里，最长送血时间为 5 小时，供血旗（县）数达 13 个，供血医疗机构数有 39 个。2017 年临床用血情况见图 11。

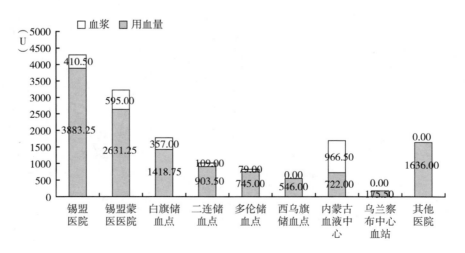

图 11　2017 年锡林郭勒盟中心血站用血情况

三　工作亮点

（一）无偿献血宣传工作投入大、效果好

每年投入十几万元，通过电视、广播、报纸、户外 LED、公交车、出租车、本单位网站、微信平台等媒体常年播放无偿献血公益广告，扩大无偿献血影响。邀请记者进行专题采访和报道。继续办好《血液工作信息》，全年出版了 40 期。定制多种纪念品和宣传品赠送给献血者，不仅可以表达感谢和尊重，同时还可以做宣传广告，意义非凡，深受广大献血者的欢迎和喜爱。无偿献血宣传工作做到了"网上有点、街头有景、报纸有文、电视有影、广播有声"，为保障血液供应打下了坚实的基础。

（二）切实发挥了红十字会依法参与推动无偿献血的作用

为使无偿献血工作健康可持续发展，积极探索无偿献血工作的有效途径和良性机制，通过改变传统献血管理模式，充分调动红十字会的工作积极性。锡盟红十字会把无偿献血工作纳入年度考核目标，旗县市区红十字会也把无偿献血作为"三献"工作的重要任务，每个旗县市区每年组织 1 ~ 2 次无偿献血活动，逐步建立起旗县市区无偿献血的良性发展机制，采血效果显著。遇到应急、血液偏型、库存血紧张、冬季由于天气寒冷献血人数减少及节假日备血等情况，就到旗县去，缓解了季节性、结构性供需矛盾，确保临床血液供应及安全。

（三）公务员及企事业单位工作人员成为无偿献血主力军

坚持"以固定献血者为基础，以团体献血者为保障"的献血模式，积极主动上门与机关、企事业单位、学校、部队等单位联系及沟通，赢取他们的重视与支持。随着无偿献血工作逐渐被群众接受和理解，一些机关企事业单位相互协调和大力配合，特别是锡林浩特地区已形成了良好的无偿献血氛围，现已建立 6000 多人的固定献血队伍，"爱心血库"登记人数 8200 人。公务员及企事业单位工作人员作为低危人群，不仅对血液安全起到了很好的保障作用，而

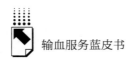

输血服务蓝皮书

且不受舆情影响，无论网上有什么杂音，都能坚持献血。机关单位自愿组织的团体献血和个人自愿献血基本满足血站正常储存需要。

（四）2008年以来没有任何形式的互助献血

锡盟无偿献血工作起步较晚，2000年锡盟中心血站建成运行后，逐渐实现了计划无偿献血向自愿无偿献血转移。建站初期每年献血约1300人次、采血1500U，自愿无偿献血占临床用血的比例在80%左右。2008年彻底取消了献血计划，但群众献血热情逐年高涨，采血量从2007年的4545U跃升到2017年的11197.25U。2000年以来，近80000人次参加无偿献血，保证了锡盟临床用血和安全用血。从2010年起每年支援其他采供血机构的血液占临床供血的10%左右。

（五）RH阴性血型患者用血得到有效保障

血站把RH阴性献血者的招募动员纳入无偿献血工作重要内容之中，组织成立"稀有血型献血者联谊会"，让稀有血型献血者自我体验、自我管理，通过新年联谊会、文体活动、知识竞赛、参加大型宣传活动等形式，增进彼此感情，凝聚共识，组成一个互相关爱、互相救助的特殊大家庭，现有178人的稀有血型队伍。2013年开始制备冰冻红细胞后，血液库存充盈。

（六）无偿献血工作稳步向社区和苏木乡镇延伸

城镇无偿献血已经形成良好氛围，人们的健康素养及献血意识明显提高。为了实现"十三五"期末采血量达30000U、血小板达500治疗量的目标，我们将进一步创新献血模式，未雨绸缪，利用创建文明、卫生社区和苏木乡镇，创建健康旗县市区活动，利用"祭敖包""那达慕"等民族特色活动，把采血车开进草原、开进牧区，像草原上的文艺轻骑兵乌兰牧骑一样，让无偿献血工作在辽阔美丽的锡林郭勒大草原落地生根、开花结果。

四　困难和对策

（一）血液供需矛盾仍然突出

锡盟尽管保持了血液供需的相对平衡，但是随着医疗服务能力不断提升转

310

院病人减少、全民医保和健康扶贫深入推进、外地就诊病人因用血紧张而回转，临床用血量还会逐年上升，季节性血液紧张、库存血液偏型时有发生，血液供需矛盾仍然突出。因此，需要采取综合措施应对。一是建立政府主导、多部门合作、全社会参与的无偿献血长效机制；二是开展形式多样的无偿献血宣传工作，努力实现更多公民从知晓献血、关注献血、接受献血到参与献血的行为转换[1]；三是继续坚持团体和个人自愿无偿献血相结合的献血模式，巩固固定献血队伍，加强街头个人自愿无偿献血招募工作，切实提高血液招募总量；四是加强献血屋的招募和服务能力，提升400ml献血比例，根据血液库存及时出动采血车；五是紧急情况下邻近血站跨区域互相调剂血液，希望国家层面出台跨省调剂血液的相关政策，简化调剂血液手续。

（二）在编人员数量无法满足采供血工作需求

现有在编人员数量基本满足《血站基本标准》要求，事实上根本无法满足采供血工作需求。加上聘用人员均一人多岗，兼职情况较为严重，甚至影响了外出学习培训。另外，小型血站自我发展能力不足，外聘人员工资待遇偏低且没有保障。一是建议国家卫生健康委员会对《血站基本标准》进行修订；二是实现定额编制管理，财政保障外聘人员工资待遇，实现同工同酬；三是加强人员分类培训，继续采取"送出去""请进来""远程继续教育"等形式，加大人才培训力度，提高采供血技术水平；四是引进高学历人才，从而进一步加强锡盟血站的科研水平，提升血站发展的内生动力。

（三）储血点无惯性运行保障机制

由于供血距离较远，锡盟现设有4个储血点，但是无惯性运行保障机制，上级无储血点专项工作经费，运转费用由血站和协作医院承担，不利于储血点可持续发展和充分发挥作用，血液配送已经成为血站始终无法打通的"最后一公里"问题。应当争取到国家项目来保障边疆少数民族地区小型血站储血点的人员编制、储血设备、送血车辆和工作经费的充足，这样才能更好地实现

---

[1] 邹峥嵘等：《2015年上海市采供血发展报告》，《中国输血行业发展报告（2016）》，2016，第226页。

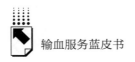

血站"依法开展采供血活动，持续改进质量管理体系，不断提高全员素质，为献血者提供优质服务，为临床提供充足、安全、有效的血液及血液成分"的质量方针。

（四）绩效收入较低影响采供血人员的工作积极性

血站为公益一类全额事业单位，除人事部门核定、财政发放的工资外，编内人员不得发放任何津补贴及绩效工资，绩效收入与公益二类医疗机构差距较大，一定程度上影响了采供血人员的工作积极性。建议上级部门按照习近平总书记在全国卫生与健康大会上提出的"两个允许"要求和采供血机构的实际，出台"公益一类财政保障、公益二类运行管理"的薪酬制度①。

---

① 2018 年内蒙古自治区基层卫生和医疗管理工作会议资料。

B.22
2017年宜昌市采供血发展报告

卢 伟 李璐璐*

摘 要: 本报告对 2017 年宜昌市采供血状况进行了分析。宜昌市 2017 年共采集全血 8.09 万 U，单采血小板 3590 治疗量，临床用血需求略有增长，血液供应充足和安全。报告介绍了"智慧血站"建设、全市无偿献血宣传招募和血液质量管理工作状况，分析目前存在的问题和面临的挑战，并从落实建立献血者关爱制度、合理布局献血网点、落实人员编制、调整绩效工资方案、调整规划协调全市采供血工作方面提出了相应的建议。

关键词: 宜昌市 采供血 智慧血站 无偿献血

宜昌市地处湖北省西南部长江三峡西陵峡畔，被誉为"三峡明珠·世界电都"，省域副中心城市。全市下辖五县三市五区，分别是远安县、兴山县、秭归县、长阳土家族自治县、五峰土家族自治县、宜都市、当阳市、枝江市、夷陵区、西陵区、伍家岗区、点军区、猇亭区。2017 年末，宜昌市户籍人口 392.2 万人，常住人口 411.5 万人。

作为宜昌市辖区唯一一所采供血专业机构，宜昌市红十字中心血站在各级主管部门的高度重视和协调配合下，扎实开展相关工作，全市无偿献血工作及临床安全输血工作取得了长足的进步。宜昌市无偿献血率已连续十五年保持 100%，年均采血量维持在 8.5 万 U，千人口献血率达 13.02‰，人均献血量为 4.15 毫升，人均用血量为 3.47 毫升。至 2015 年底，全市荣获无偿献血奉献奖

---

* 卢伟，宜昌市红十字中心血站站长，副主任技师；李璐璐，宜昌市红十字中心血站信息中心主任，高级统计师。

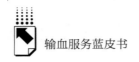

的人员达 3446 人，其中金奖 55 人、银奖 628 人、铜奖 2263 人。2016～2017 年度拟表彰无偿献血奉献奖 1608 人。连续五届十年获得卫生部、中国红十字总会、原总后勤部卫生部颁发的"全国无偿献血先进市"称号，荣获"湖北省文明单位""湖北省群众满意的卫生计生机构""湖北省工人先锋号""宜昌市五一劳动奖状"等荣誉称号。由市中心血站承担临床血液供给的 149 家医疗机构，全部实行临床用血计划管理，有效地保证了临床用血的需求与安全。

一 基本概况

宜昌市红十字中心血站业务大楼建筑面积为 6733 平方米，年采血量达 8.5 万 U 以上；承担着全市五县三市五区及神农架林区的采供血任务，全市共有 26 个固定献血网点，设有固定献血屋 11 个、流动献血车 5 辆、街头固定采血点 10 个，分布于全市 13 个行政区，为广大市民就近献血提供方便。实验室达到国家二级生物实验室标准，有酶免检测实验室、质控实验室、核酸检测实验室，总面积 1000 余平方米。血液管理信息化程度高，配备有计算机中心机房，血液管理软件覆盖采供血全过程，与兴山分站及 18 家医院实现联网。建立了 14 个输血费用直报点，方便献血者就近办理免费用血报销手续。

二 采供血机构人员构成

（一）人员

宜昌市采供血机构现有工作人员 115 名，其中：男性 37 人，占 32.17%，女性 78 人，占 67.83%；在编人员 70 人，占 60.87%，非在编人员 45 人，占 39.13%。卫生专业技术人员占 81.8%，达到了规范 75% 的要求，所有工作人员均取得有效上岗资格，符合人力资源要求。

（二）学历结构

宜昌市采供血机构现有的工作人员中，研究生学历 1 人，占总人数的 1%；本科学历 80 人，占 70%；大专学历 24 人，占 21%；大专以下学历 10 人，占 9%。

（三）职称结构

高级职称 12 人、中级职称 23 人、初级职称 80 人，分别占 10.43%、20.00%、69.57%。

三　采供血情况

（一）采血情况

1. 2015～2017年采血情况

2017 年，全市无偿献血总数为 52073 人次，献血总量约 84456U，比 2016 年增长 1.28%；全血采集量约 80865.75U，同比增长 0.83%；单采血小板采集量为 3590 治疗量，同比增长 12.63%（见表1）。

表1　宜昌市血液采集情况统计

年份	献血总人次		全血献血总量		单采血小板量	
	数量（人次）	增长率（%）	数量（U）	增长率（%）	数量（治疗量）	增长率（%）
2015	50909	-7.04	80304.75	-6.62	3538	4.49
2016	50407	-0.99	80198.5	-0.13	3187.5	-9.9
2017	52073	3.31	80865.75	0.83	3590	12.63

2. 2015～2017年献血者年龄结构统计情况

2015～2017 年宜昌市无偿献血者年龄构成见图1。

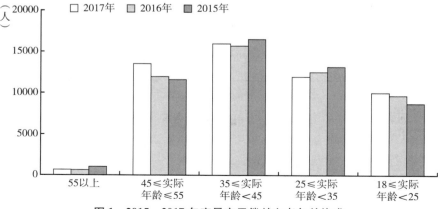

图1　2015～2017年宜昌市无偿献血者年龄构成

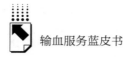

3. 2015~2017年献血者性别结构统计情况

2015~2017年宜昌市无偿献血者性别构成见图2。

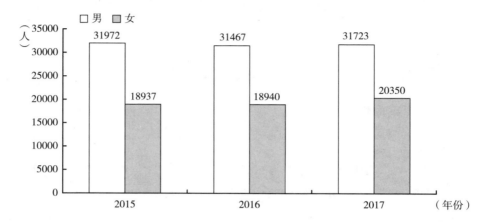

图2　2015~2017年宜昌市无偿献血者性别构成

4. 2013~2017年重复献血者统计情况

2013~2017年重复献血者统计情况见图3。

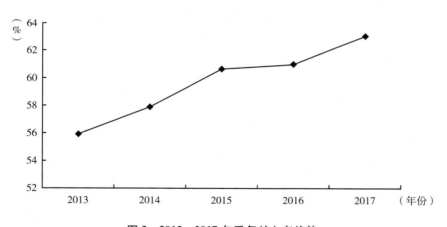

图3　2013~2017年重复献血者趋势

（二）供血情况

2017年全市临床用量略有增长；红细胞类成分用量76309.25U，同比增长

4.44%；单采血小板用量 3572 治疗量，同比增长 13.99%；冷沉淀用量 17077U，同比增长 12.97%；血浆类用量 58500U，同比增长 10.74%（见表 2）。

表 2　宜昌市临床用血情况统计

年份	红细胞类		单采血小板		冷沉淀		血浆类	
	数量（U）	增长率（%）	数量（治疗量）	增长率（%）	数量（U）	增长率（%）	数量（U）	增长率（%）
2015	73871.75	-5.17	3537	5.11	12988	-8.34	55941	-11.81
2016	73065.75	-1.09	3133.5	-11.41	15116	16.38	52825	-5.57
2017	76309.25	4.44	3572	13.99	17077	12.97	58500	10.74

（三）血液检测情况

1. 快速筛选情况

全年共检测 56024 位献血者，其中有 5325 位初筛不合格，初筛不合格率为 9.6%，具体情况见图 4。

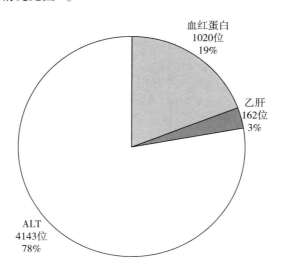

图 4　初筛不合格情况

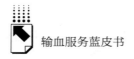

2. 实验室检测情况

实验室共检测样本 52066 例，检测不合格数为 695 例，不合格率为 1.33%。核酸检测样本 51405 例，检测不合格数为 28 例，不合格率为 0.05%。

（四）血液报废情况

2017 年报废血液 13564.5U，其中检验不合格报废 2295.25U，占比 16.92%；检测不合格报废中，ALT 不合格报废占比为 26.13%，乙肝等酶免检测阳性报废占比为 70.41%，核酸检测阳性报废占比 4.25%；物理原因报废 11332.5U，占比 83.55%。

四 特色工作

（一）智慧血站建设

1. 智求服务，慧聚爱心

（1）建立多通道服务评价收集系统，不断提升服务水平。一是献血者献血后 30 分钟内，通过采供血业务系统推送感谢短信，同时进行献血者满意度调查。二是在宜昌市无偿献血公众服务平台、宜昌市中心血站官站、宜昌市民 e 家 App 平台中的"爱献血"中设置"服务评价"专栏进行意见收集，对不满意和基本满意的情况进行电话回访。三是建立献血者服务中心，及时回应献血者通过不同渠道反馈的服务评价信息。2017 年献血服务满意率达 99.68%。

（2）建立多渠道预约献血网络，大力开展预约献血工作。宜昌市中心血站充分利用血站官网、宜昌市无偿献血公众服务平台、宜昌市民 e 家 App 平台、采供血业务管理系统和多功能录音电话等五种方式，积极开展预约招募工作，所有数据实现互联互通。各采血点工作人员随时关注采供血业务管理系统中的预约动态，及时回应预约信息，实行痕迹化管理。利用信息系统每月对预约献血工作进行统计分析和考核评价，2017 年预约献血者 11645 人，4802 人成功献血，预约献血率 25%，比上年增加 20%。

（3）建立积分模式，提高固定献血者管理水平。修订《宜昌市固定献血者奖励办法》，在采供血业务管理系统中进行献血分值设定，积分类别分为献血量积分和奖励积分，对于献血间隔期满后2个月内或应约参加献血的给予奖励积分，按分值实行醒目的星级标识。工作人员在进行档案核查时便可看到该献血者的星级状态，按奖励规定为献血者发放星级纪念品并登记，实现了对固定献血者的智能化管理。2017年，新增固定献血者16870位献血者，其中一星级6509人，二星级3381人，三星级5202人，四星级1368人，五星级410人。

（4）实现献血服务手机一点通。献血者通过手机登录宜昌市无偿献血公众服务平台或宜昌市民e家App平台"爱献血"，即可进行献血登记、血费报销、献血量和可返还量的查询、献血结果查询、献血点导航等；同时可通过"网上参观"板块参观宜昌市无偿献血科普教育基地，了解采供血工作流程；有意愿加入无偿献血志愿服务的献血者也可通过手机申请加入宜昌市无偿献血志愿服务队。

2. 临床用血，智能管控

（1）建立了市级临床用血智能服务管理平台，实现临床用血数据一网通。三级医院全部安装合理化用血软件并与管理平台对接，二级综合医院安装TMIS9.5软件与该平台的联网数据交互。通过全面部署实施临床用血信息化管理，从而规范临床用血申请及审批流程，引导临床医生科学合理用血。

（2）临床用血智能控制。通过参数设置，对各医疗单位用血情况进行合理化评价，自动统计汇总。全市的输血工作检查再也不用各个医院到处跑，工作人员只需登录临床用血智能服务平台，即可全面了解各医疗单位各患者的血液输注情况，对该医院的临床用血管理水平进行综合评价。

3. 尊重规律，顺应发展

对待新事物一定要以"新"应"新"，顺应新规则、尊重新规律。宜昌市中心血站利用宜昌市的"六个一通"惠民工程中市民一卡通，将无偿献血证的功能纳入其中，使之充分融合，顺应信息化发展要求，逐步取代原有纸质证。将"爱献血"App放到政府统一搭建的市民e家App应用平台。建立新型满意度调查方式，打通微信平台、网站、App与业务管理平台，实现数据共享，统一管理。这些都是顺应"互联网＋"的发展，尊重新媒体时代的规律。

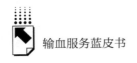

（二）创新宣传方式，开展形式多样化的无偿献血宣传

1. 宜昌市中心血站依托"两个平台、两级网络"积极开展血液健康促进及宣传工作

以线上"宜昌市无偿献血公众服务平台"为载体，以线下"无偿献血科普教育展览厅"为引领，以街头固定献血点、流动宣传车为依托的县市区、乡镇村两级促教宣传网络，有效地推进了血液健康促进工作在宜昌健康城市建设中的深入开展。2017 年 11 月宜昌市中心血站获得全国首批"健康促进与教育优秀实践基地"授牌，成为湖北省唯一一家获此殊荣的采供血机构。

2. 充分利用新媒体，创新传播切入点，扩大宣传辐射面

2017 年微信公众平台新媒体新闻推送每天三篇，新闻点更趋于多元化，发布 713 篇图文消息，同步腾讯微博及市民 e 家 App713 篇，较 2016 年推广量增加 216.06%，平台净关注人数 12787 人，净关注人数较去年增加 250.32%。以多个临床用血热点事件为切入点，通过一系列跟踪报道，引发市民踊跃加入无偿献血行列，弘扬社会正能量。在"宜昌市输血技能大赛"和"无偿献血绘画比赛"中，借助网络媒体、微信平台等渠道进行宣传、投票，引发市民广泛参与，当天 2.59 万人通过网络直播观看输血技能大赛比赛，"无偿献血绘画比赛"活动中微信公众平台收获投票超过 15 万票。在各级网络、媒体发表稿件累计 1080 篇次，其中，在中国输血网、中国献血网、省卫生计生网等省级以上媒体发表稿件共计 130 余篇次，在本地市级报纸、电视、杂志发表稿件共计 208 篇次，并自办《宜昌献血报》四期，进一步扩大了无偿献血的公众影响力。

3. 利用明星效应推动无偿献血宣传

邀请世界羽毛球冠军赵芸蕾担任宜昌市无偿献血形象大使。赵芸蕾，出生于湖北省宜昌市，是羽毛球界集奥运会、世锦赛、亚运会、亚锦赛、全英赛及世界羽联超级系列赛总决赛冠军于一身的大满贯运动员，拥有庞大的粉丝群及较高的社会影响力。2018 年 1 月 23 日，我们紧紧把握住她回家探亲的契机，邀请赵芸蕾及其父母走进宜昌市中心血站，带着他们参观了解血液从采集到发往临床的每个过程。参观结束后，在简单的签约仪式上，赵芸蕾正式成为"宜昌市无偿献血形象大使"，并拍摄了无偿献血专题宣传视频《我运动，我

健康，我献血》及海报。目前，赵芸蕾无偿献血系列宣传内容均已投播至各广告媒体平台，起到了良好的宣传效果。

4. 开展多样化的血液知识科普活动，让孩子们从小树立正确的无偿献血观

2017年，宜昌市无偿献血科普教育基地累计接待社会各界的参观120批次逾万人次，先后被《三峡晚报》《三峡商报》授予"小记者教育实践基地"荣誉称号。各报社小记者分批次参观宜昌市无偿献血科普教育基地，开展了"画出心中的爱"首届中小学生无偿献血绘画比赛活动、作文竞赛等形式多样、内容丰富的活动。针对高校学生制作专题海报和PPT课件，组织讲师团进校园开展知识讲座120余场，发放无偿献血宣传单3万多张，组织大学生走进血站，参观了解血液采集、制备、检验、发放的全过程。

（三）政府主导、部门协作、社会参与，无偿献血活动丰富

1. 政府主导，团体招募工作成效显著

2017年初市政府办公室根据上年采供血情况制定各市区县2017年采血任务，下发《市人民政府办公室关于认真做好2017年无偿献血工作的通知》文件，督促各市区县根据市政府办下达的计划任务制定本区域的无偿献血工作计划。市献血办每月及时统计各市区县的采供血情况及计划完成情况并进行反馈，落实下一阶段的无偿献血工作安排。同年9月，市政府督查室下发《关于2017年度全市无偿献血计划完成情况的通报》，对全市范围的市区县、市直单位完成情况进行通报，督促各部门采取有效措施，确保完成工作任务。2017年，宜昌市团体招募采血量达36155单位，占总采血量的44.71%，同比增长22.48%。

2. 活动丰富，社会广泛参与

1月份以无偿献血办公室名义在全市范围发出温暖寒冬无偿献血倡议书，市卫计委在市直卫生系统发出倡议，开展"全市医务人员献血月"活动，提倡医务工作者率先垂范，加入无偿献血中来，在寒冷的冬季时节，有效地保证了宜昌市临床用血。举行3月5日学雷锋纪念活动，各高校、共青团积极组织"学雷锋献血月"活动。情人节"亲情、友情、爱情"献血活动效果显著，当天参加无偿献血的人数达到452人。"国庆节七天乐，献血也快乐"主题献血活动，不仅采血量再创新高，也在全市营造出浓厚的献血氛围。我们通过不断

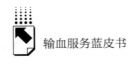

丰富主题招募活动的文化内涵，扩大无偿献血宣传范围，加大宣传力度，引导献血者从奉献、博爱的角度参与无偿献血。

（四）勇于挑战，提升血液质量管理水平

1. 自加压力，提升实验室能力

在充分融合 ISO15189 体系的基础上，对质量体系文件不断进行改进和完善，顺利通过了国家认可委对血站 ISO15189 医学实验室的认证。

2. 积极创造条件，争创宜昌市政府的"三峡质量奖"

为进一步提升血站综合管理水平，强化血液产品和采供血服务质量，确保卓越绩效管理工作的有序推进，血站主动作为，提出争创市政府的"三峡质量奖"，印发了《三峡质量奖（卓越绩效管理）创建实施方案》，于 2017 年正式启动创建工作。通过广泛宣传动员，让全站干部职工充分认识开展卓越绩效管理工作的重要性、必要性、紧迫性，营造人人参与、人人争先的良好创建氛围。

3. 建立了质量巡查机制，持续加强血站质量管理

通过日巡查、周抽查、月通报的方式，每月形成质量信息月报，并制定差错管理程序，做到考有内容、查有标准、问题项目有整改处理措施，进一步提升血液安全保障。采用按"检查表检查80% + 考试20%"相结合的方式，对采供血流程中的 9 个科室开展质量巡查的各项工作。依据质量体系文件编制检查表、考试试题，督促大家落实体系文件的各项规定、促进质量体系持续改进。检查采取随班观摩、交谈、查记录等形式，考试由被考核人随机抽取考题，每个科室巡查的时间大约为 3 ~ 5 天。每月对被查科室有巡查小结，对需采取纠正预防措施的项目另行发出书面报告。

五　采供血工作发展中亟待解决的问题和建议

（一）加强信息化建设，提升采供血服务能力

随着信息化技术的不断发展，目前全国各地血站都在开展信息化建设，充分利用现代互联网＋思维，为献血者提供智能化的献血服务，为临床提供高效

供血服务。当前血站行业的信息化建设还存在一些问题，如缺少全国性的顶层设计，没有统一的行业信息化建设标准。因此，需要上级主管部门加强血站行业的顶层设计，出台相关建设标准，统筹推进智慧血站建设，建设与医疗水平发展相适应的信息体系。在此基础上建立全国的血液信息网，解决跨区域性调血、异地血费报销等问题。

（二）政府主导，加强采血点建设

从宜昌市各采血点年度采血量统计数据及全国各地采血点的统计数据可以看出：献血网点布局的区域性、合理性和便利性直接影响采血效率，设立在人流量较大的商业地带的采血点，采血效率明显高于其他采血点。

因此在考虑全市各行政区均衡设置献血网点的同时，献血网点应设置在人流量大、献血者容易到达的地方，而这些地方大多数是商业中心地带，会遇到很多阻力和压力。无偿献血工作是一项关乎民生的社会公益事业，其发展仅仅依靠卫生行政部门和采供血机构的力量是无法得到健康持续发展的，需要政府部门的大力支持和协调。

（三）建立献血者关爱制度，解决季节性缺血

政府应统一协调各相关部门，为无私奉献的献血者提供优惠的政策，鼓励引导广大市民积极参加无偿献血，如优惠乘车、免旅游年卡费、免费体检等。通过献血者关爱制度的实施，扩大无偿献血队伍，提高固定献血者比例，从而解决季节性缺血问题，为临床提供充足、安全、有效的血液，推动无偿献血事业的持续健康发展。

B.23
2017年芜湖市采供血发展报告

黄慧　明钰　赵茹*

摘　要： 本报告通过梳理总结2017年芜湖市采供血现状，统计分析采血量、血液检测、成分制备、临床供应量，全方位剖析芜湖采供血事业的成绩与不足。2017年芜湖市采供血事业健康发展，质量体系运转正常，全年无用血告急，无血液安全问题，若能进一步突破财政紧、人员少、绩效低、科研平台弱等制约因素，血站将能获得更大的发展空间。

关键词： 芜湖市　采供血　无偿献血

芜湖是安徽省第二大城市，位于安徽省东南部，长江与青弋江汇合处，古有"长江巨埠，皖之中坚"之称。李白名诗《望天门山》即是描绘芜湖美景。现今的芜湖，更是沿江重点开放城市、皖江城市带承接产业转移示范区核心城市，经济、科技、交通发展迅猛。芜湖市现辖芜湖、繁昌、南陵、无为四县，市区划为镜湖、弋江、鸠江、三山四区。市域面积达6026平方公里，人口达385万[1]。

芜湖市中心血站（简称血站）创建于1984年5月，位于芜湖市渡春路2号，1988年正式采供血，2004年搬迁至城南花津南路，业务楼建筑面积为5304平方米。芜湖市中心血站直属芜湖市卫计委，属于公益一类全额事业单位。芜湖市中心血站承担着芜湖市四县四区的采供血、全市临床输血技术指导

---

* 黄慧，芜湖市中心血站检验科，中级职称；明钰，芜湖市中心血站站长，高级职称；赵茹，芜湖市中心血站质管科主任，中级职称。

[1] 芜湖市人民政府网站，http://www.wuhu.gov.cn/。

与研究，成分输血的推广与应用、疑难血型鉴定、中华骨髓库芜湖分站的造血干细胞标本采集等任务，同时履行政府无偿献血组织、宣传与实施等职能。芜湖市连续四次被授予"全国无偿献血先进城市"称号，2017年芜湖市中心血站获得"安徽省卫生计生系统先进集体"、"芜湖市文明单位"、芜湖市"卫生系统先进基层党组织"等荣誉称号。

一　基本概况

（一）组织机构及人员

芜湖市中心血站现有职工81人，编内47人，编外34人；其中专业技术人员72人，高级职称2人、中级职称20人。全站共设置十个职能科室，包括办公室、财务科、总务科、质管科、业务科、血液采集科、检验科、成分科、献血办公室、供血科（血库）。各科室职能清晰，分工明确，有条不紊地开展全市采供血工作，负责向全市105家医疗机构提供临床用血。

（二）采血点设置情况

目前，芜湖市中心血站共设有7个固定献血点，其中市区有3个献血屋：市中心血站、凯德广场献血屋、和平广场献血屋；辖区四县有4个献血屋：芜湖县献血屋、繁昌县献血屋、南陵县献血屋、无为县献血屋；并有四辆流动献血车负责全市团体预约上门采血工作。

2017年初，经芜湖市政府招标采购，对市内凯德广场献血屋、和平广场献血屋进行更新改造，2017年6月两座新的献血屋相继安装完成，并正式启用。新的献血屋和献血房车面积扩大了一倍，内部布局更加科学合理，外观更加美观大方。这两处街头献血屋的整体升级改造，不仅为无偿献血者提供更加舒适的献血环境，同时其自身亦成为芜湖市文明创建一道亮丽的风景线。

（三）采供血情况

1. 血液供应

自2015年起，芜湖市采血量以平均每年近10%的速度增长。2017年本市采集全血 47391U，采集机采血小板 2772 治疗量，向临床提供悬浮红细胞 44582U，血浆 43745.2U，机采血小板 2746.5 治疗量，冷沉淀 6232.5U，洗涤红细胞 1612U，新鲜冰冻血浆 32823.5U。根据省卫计委血液管理中心指示，血站承担向北京、西藏及省内兄弟城市血液支援的任务，2017 年共计外调悬浮红细胞 1946.5U。2017 年芜湖市未发生血液告急和偏型情况，临床用血 100% 来源于自愿无偿献血，创造建站 33 年血液安全无事故的好成绩。

由表 1 可见，2016 年、2017 年采血人数及献血单位数较 2015 年有较大幅度增长，2017 年与 2016 年基本持平，略有回落，原因为采血量几近工作量饱和，上升空间有限，需要引进更多设备及人手，才能进一步提高采血量。

表 1　2015～2017 年采血工作统计

时间	采血人数（人）	献血单位数（U）	机采血小板人数（人）	机采血小板（治疗量）	献血规格及比例（人次）			
					100ml	200ml	300ml	400ml
2015	32785	43009	1543	2108	138	19831	5046	7770
2016	34056	47974.5	1838	2577	114	16728	6477	10737
2017	33248	47391	2008	2772	147	15563	6643	10895

2015～2017 年机采人数及单位数稳步增长，自 2015 年起，一方面，血站血液采集科选调业务骨干，成立机采组，人员相对固定，并建立有效激励机制；另一方面，充分建设发展"成分捐献志愿队伍"，这两项举措促使近几年机采工作平稳发展，一改以往机采量严重供不应求的局面，在满足本市供应之余，2017 年亦多次支援周边地市血站。

2015～2017 年，本站献血规格仍以 200ml 为主，但 300ml 与 400ml 采集袋数一直处于增长趋势，这与血站采血指导思想有关。血站多次组织会议培训，要求职工大力倡导捐献 300ml、400ml 全血，在充分考虑献血者的健康体质、情绪等因素下，逐步提升本站 400ml 采集量。

由表 2 可见，2015～2017 年临床血液供应总量逐年稳步上升，新鲜冰冻血浆的临床供应量从 2016 年起大幅提升，机采血小板的供应量也在逐年增长，这与血站的理念、基本制度、工作发展方向相吻合。全面保障血液安全、提高成分血使用率，指导临床合理有效地使用血液制品，将血液制品的使用成效最大化，满足患者所需。

表2　2015～2017年临床用血量统计

单位：U，治疗量

年份	血RBC数	血SRC数	血浆数合计	新鲜冰冻血浆	冰冻血浆	冷沉淀	机采血小板
2015	37483	36369.5	33833.3	15106.4	18726.9	3627.5	2054
2016	42764.5	41385	44154.5	33242.8	10911.7	4470	2527
2017	44745	42607.5	43745.2	32823.5	10921.7	6075.5	2741

2. 血液检测

2014年，为响应国家政策《全面推进血站核酸检测工作实施方案（2013－2015）》，血站成为安徽省首批开展核酸检测的中心血站。2014年11月血站顺利通过国家卫计委验收，取得《临床基因扩增检测实验室技术验收合格证书》，正式开展核酸检测。从此，芜湖市中心血站发出的全部血液100%经过核酸检测，全面提升了血液安全。2015年12月至2016年6月，根据安徽省血管中心的统一部署，血站承担安徽省安庆市、铜陵市、池州市和黄山市四家血站的核酸集中化检测的艰巨任务，并顺利完成工作。其间，共检测外站送检标本18738份，本站20786份，合计39524份，检出HBV DNA反应性标本39例，有效防范病毒经血液传播，保证临床用血安全。

2017年6月，检验科新配备血液标本储存系统，含两套一体化标本库，一方面，扩大检验科标本储存的容量，标本库合计可以储存约20万份标本（5年采集量）；另一方面，该套系统的投入，使标本入库操作由传统手工改进为电脑软件控制，不仅有标本储存到期提醒销毁功能，还极大缩短查询和调取标本的时间，保证血液标本的储存质量和安全。

由表3可见，2015～2017年检验淘汰比例逐年下降，这得益于外采及街头初筛项目仪器的添置及更新，从源头降低报废率。检验淘汰中，仍以ALT不合格为主，其次为乙肝，这与我国国情相符。核酸检测是在酶免检测阴性的基础上，再行检测，故核酸检测是剔除酶免阳性、ALT阳性标本后的检测数（除急诊、机采酶免核酸并行检测），其总数低于总检测人数，

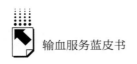

2015～2017年，经核酸检测后，有淘汰标本，表明核酸检测有效降低输血传染病传播风险。

表3　2015～2017年检验工作统计

单位：人，%

年份	检验人数	检验淘汰人数	淘汰比例	核酸检测人数	检验淘汰项目					
					ALT	HBsAg	抗 HCV	抗 HIV	TP	核酸淘汰数
2015	33872	1518	4.48	32869	1001	210	70	37	178	28
2016	35894	1226	3.42	49405 *	622	286	92	27	192	27
2017	35256	1120	3.18	34271	551	213	119	25	197	31

注：检验淘汰人数中存在同一人出现多个淘汰项目现象，故淘汰项目对应总人数可能会大于实际检验淘汰人数。

　*　2015年12月至2016年6月，芜湖市中心血站承担核酸集中化检测任务，检测外站送检酶免阴性标本共计18738份，故核酸标本检测量大于总检测量。

目前，我国已将核酸检测技术应用于血站常规筛查，并实现了血液核酸检测的全覆盖①，核酸检测的发展，大大提升了输血安全性，但核酸检测的高通量、高成本，亦是财政成本控制的主要矛盾之一。地市级血站日均标本量达不到高通量核酸检测的饱和数，存在检测通量的浪费情况；尤其是在急救时，本着以病人为本的宗旨，往往单个标本即需运行整批核酸实验，运行成本大幅提升，试剂耗损明显。若是以核酸运行通量饱和数建立检测时限，则会影响血液临床供应，导致供需矛盾。血站必须仍以救人为第一要务，但也希望在成本核算方面，能获得政府财政更多的支持与理解。

3. 成分制备

2017年成分制备悬浮红细胞45230.5U，新鲜冰冻血浆42072U，冷沉淀凝血因子6316.5U，洗涤红细胞1600.5U，解冻去甘油红细胞46.5U。受限于冰冻红细胞保存袋的审批限制，2017年未制备冰冻红细胞。

2015年起，血站为提高新鲜冰冻血浆的制备比例，成分科实行弹性工作制，当天采血后即时完成制备（除节假日外），每日工作时间为下午至当天所

---

①　李金明：《国内血站血液核酸检测报告》，《中国输血行业发展报告（2016）》，社会科学文献出版社，2016，第162～178页。

有全血成分制备完成，此项工作措施大幅提升了新鲜冰冻血浆的制备量，达到本站制定的质量目标。

2015～2017年冷沉淀、洗涤红细胞等成分血制备，呈逐年稳步上升。冰冻红细胞的制备，因为受到其血袋批文的影响，全国范围冰冻红细胞暂停制备，这给稀有血型急诊用血带来极大影响；血站积极采取应对措施，大力发展"稀有血型志愿队伍"，要求临床医院对Rh阴性产妇、手术期患者，尽可能提前告知血站预约手术的时间，血站积极做好术前准备血，尽全力保障稀有血型用血。但因冰冻红细胞的库存日益减少，稀有血型的突发用血需求仍难以保障，未来，也希望国家能够早日出台相关政策，解决稀有血型人群用血难的问题。

二 2017年血站工作

（一）血液招募

1. 加强组织领导，进一步健全无偿献血工作机制

自《中华人民共和国献血法》颁布实施以来，芜湖市委市政府高度重视，出台《芜湖市无偿献血实施细则》，并成立以分管市长为组长，各县、区、高校分管领导，有关部委办局负责人为成员的市公民献血领导小组，每年定期召开全市献血领导小组会议。为加大无偿献血的工作力度，2013年市文明办、市卫生局联合下发《关于进一步加大无偿献血工作考核力度的通知》，把无偿献血工作完成情况作为各级各类文明单位申报创建的前置条件，并把无偿献血工作纳入县区年度工作目标考核之中，各县、区也分别成立无偿献血领导小组，形成政府领导、部门协作、社会参与的无偿献血工作格局。

定期召开全市无偿献血表彰大会，市政府每两年出资80多万元用于表彰奖励无偿献血者。在每年的无偿献血月活动中，市领导率先垂范，积极参加无偿献血活动。这些典型示范和宣传发动，极大地调动市民无偿献血的热情，推动无偿献血事业健康发展。

2. 加强宣传招募，拓展无偿献血渠道

无偿献血工作得到社会各界的理解与支持，成为健康公民的自觉行动，宣

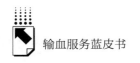

传教育起到至关重要的作用。近年来，中心血站通过多渠道、多层次、全方位开展宣传，让群众了解血液知识，转变献血观念，形成报纸有文、电视有图、电台有声、网络有点、街头有景的立体化宣传格局。

（1）加强与全市各大主流媒体的合作。通过电台、电视台反复播报无偿献血知识，反映无偿献血活动的亮点新闻，解答市民关心的无偿献血返还政策等热点问题；在《大江晚报》定期开设《健康献血》专版，做客《直播芜湖》"献血献爱心"栏目，通过现场采访，与听众零距离对话，宣传在无偿献血活动中涌现出的先进事迹和人物，耐心解答公众有关献血知识、政策法规、用血报销等问题。开通芜湖市中心血站网站、微信平台，在市中心繁华地段和公交车身上制作公益广告；与高校团委联合开展无偿献血征文、无偿献血海报征集、文艺汇演等活动，在市区主要公交站点、社区卫生服务中心、各医疗卫生单位，乡镇卫生院建立固定的无偿献血科普宣传栏，营造"献血健康、快乐奉献"的社会氛围，引导和激发广大市民无偿献血的热情。

（2）利用传统佳节春节、五一、十一及"5.8世界红十字日"、"6.14世界献血者日"等一些特殊的日子，积极组织血站职工和献血志愿者服务队在和平广场、鸠兹广场开展以无偿献血为主题的宣传活动，并在节日期间通过手机短信给献血者发送节日祝福，以表达对无偿献血的感谢和支持，使无偿献血更具有人性关怀和人文特征。

（3）继续发展壮大无偿献血志愿者队伍，让他们深入街头、社区、学校、厂矿、农村，进行全方位的宣传，使无偿献血知识逐步在高校、企业、乡镇和社区居民中得到普及，每个周末在市区各献血点都能看到身穿红马甲志愿者的身影。志愿者队伍的发展壮大不仅为众多患者提供充足安全的血源，更通过他们的亲身感受和现身说法，成为无偿献血宣传中举足轻重的力量。

3. 增设爱心献血屋，推进无偿献血向农村延伸

依据国家卫计委要求，将无偿献血工作向农村延伸部署，在市政府的大力支持下，2014年本市下辖四个县的爱心献血屋全部建成开放。为方便偏远乡镇无偿献血工作的开展，中心血站常年坚持上门服务，利用各县献血屋开展无偿献血宣传、招募和采集活动，让更多的农民在家门口就能了解无偿献血的相关知识。仅2017年中心血站共出车409趟，组织采血人员1260人次奔赴四县20多个乡镇开展无偿献血的宣传招募和采集工作。目前本市农村无偿献血的

比例占全市总献血人数的 25.27%，较往年有了显著提高。

4. 加强"三支队伍"建设，确保突发事件应急用血

建立稳定的无偿献血应急队伍，是在遭受重大自然灾害、突发公共事件、血液偏型和库存不足的紧急情况下，保证血液供应的重要举措。为此，血站采取措施，加强"稀有血型志愿队伍"、"成分捐献志愿队伍"和"无偿献血应急志愿队伍"的建设。常年向社会广泛招募成分献血者和稀有血型献血者。定期开展稀有血型联谊会和成分捐血联谊会，组织他们外出参加志愿者培训和交流，建立相应的 QQ 群和微信群，及时发布血液库存动态信息，宣传无偿献血知识。目前芜湖市稀有血型和成分献血志愿者队伍已达 350 多人。

无偿献血应急队伍主要是由医务人员、公务员和高校大学生组成。每年冬夏两季在采血工作最困难的时期，是卫生系统的献血时间，尤其在春节期间血液紧张时市卫计委积极组织广大医护人员参加无偿献血，有效缓解季节性的血液紧张状态。在库存血液下降时，高校是芜湖市血液的补给库，芜湖市中心血站的采血车可以随时开进各高校开展无偿献血招募宣传和采集活动，各高校也将无偿献血列入学生的综合考评加分项，这座"流动血库"已成为江城应急用血的重要保障。

通过"三支队伍"的建设，血站凭借充足的库存储备，在芜湖市遭受突发公共事件（2017 年 6 月 26 日芜马特大交通事故）和几次大的紧急医疗抢救中，有力地保障了血液供应，改变过去经常向兄弟血站求援的困况；连续三年芜湖市未发生临床用血告急和血液偏型的现象，尤其是困扰芜湖市多年的机采血小板供应紧张局面一去不复返，现在机采血小板不仅能保障本市临床供应，还经常支援周边兄弟城市的临床需求。

（二）质量管理与培训

1. 质量管理持续加强

质量管理是血站持续发展的灵魂所在，它像一根准绳，维系着血站各科室的正常运转。依据《血站质量管理规范》要求，血站每月坚持召开质控例会；每年组织 1 次内审及 1 次管理评审，每年持续更新质量体系文件。2015 年起，为提升血站内审成效，由本站牵头联合马鞍山市中心血站、宣城市中心血站、

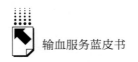
黄山市中心血站、安庆市中心血站、铜陵市中心血站、池州市中心血站，共同成立皖江地区血站联合内审小组。得益于各家血站的信任与配合，芜湖市中心血站在2015年至2017年，每年组织完成对各家血站联合内审工作。来自各血站的内审人员利用这个平台相互学习、交流经验。在联合内审中扬长避短，外站内审员可以抽调相同领域、相同科室的人员资料检查，可以发现被审血站自我长期忽视的问题。通过各家血站的相互内审，有助于各血站内审员的成长和业务素质提高，同时也大大提升内审工作的质量和效果。

2. 教育培训——"引进来，送出去"

2016年底，血站新成立业务科，全面推进全站的业务培训及管理。为进一步提高员工的质量意识和业务技能，2017年初在广泛征集员工培训需求的基础上制定《2017年度员工培训计划》，业务科按照培训计划，有组织地对全员开展采供血相关法律法规、安全生产及消防安全知识、实验室生物安全及艾滋病检测、无偿献血招募、血液质量控制与安全、消毒知识和技能等培训。2017年组织站级培训11次，市级专业继续教育项目2次，并对学习效果进行评估和考核。业务科按照在岗、转岗、新进3类人员分别制定了站、科两级培训计划并组织实施，确保员工培训落到实处。2017年新进员工培训6人，经考核合格授权上岗。员工培训满足血站质量体系运行的需求。同时，完成蚌埠医学院输血专业4名实习生实习带教工作。本着"引进来，送出去"的原则，血站多次邀请国内知名血液学科专家，前来传经送宝，同时派出业务骨干外出学习了解最新行业发展新动态，掌握先进专业理念。

3. 成立芜湖市输血质量控制中心，指导临床输血合理用血

2016年在芜湖市卫计委的精心组织下，历时8个月圆满完成芜湖市输血质量管理控制中心的筹备任务，并于同年12月正式启动工作。2017年血站积极发挥芜湖市临床输血质量管理控制中心作用，通过召开研讨例会和对用血单位进行问卷调查等形式，协助市卫计委对九家医院2016~2017年度用血进行安全督查，提出了临床用血存在的问题及改进措施。此外，受芜湖市及县卫计委委托对繁昌县医院、芜湖华盛中医院、芜湖广济医院备血资质进行评估，对无为县仁和医院及芜湖县泰康医院进行用血资质前期验证和评估。目前，血站在全市输血行业，发挥着重要的指导与监督作用，引导各大医院临床用血走上更加正规、合理、安全的发展方向。

三 存在的问题与不足

目前市民无偿献血知识知晓率还有待提高。有些地方宣传发动工作做得不到位，比如无为县，一直处于采供不平衡状态，供应量远大于采集量。该县由于新划入芜湖市，县区分管无偿献血的领导更换频繁，无偿献血具体工作开展困难。无为县距离市区路途最为遥远，血站每周定期开放献血屋采血，但远达不到采集量计划的要求。芜湖市四县区由于缺员，目前各县献血屋每周只能开放1~2天。2016年市编办、人社、财政、卫计委等四部门联合发文同意给芜湖市中心血站四县献血屋配备医护检人员及司机16名，由市中心血站向各县医院购买相应的人员劳务，但四县均认为核定的人员工资远低于医院收入，无法承担此项工作，目前16名人员至今没有到位。

采供血机构工作人员平均收入与当地医疗机构人均收入有较大差距，导致人才流失①。绩效工资实行以后，由于固定的绩效总量，职工人均收入较改革前有所降低，可以用来支配的奖励性绩效不多，缺乏相应的激励机制，难以调动员工的积极性。

地市级血站在科技发展上，存在滞后现象。与血液中心相比，血站存在平台发展劣势，省会城市，大城市病人多，疑难杂症多，日常采供血量大，仪器设备先进、人员学历高、科研实力远超地市级城市。同时血站属于公益性、全额拨款事业单位，财政收支两条线，不同于医院有自收自支部分。在血站，每多开展一个新项目，就意味着多出人力物力，亏损且没有营利，缺乏有效的激励机制，发展受到制约。

2017年芜湖市采供血事业健康发展，质量体系运转正常，全年无用血告急，无血液安全问题，综合分析2017年芜湖市中心血站取得的成绩与不足，若本站能进一步突破财政紧、人员少、绩效低、科研平台弱等制约因素，血站的采供血事业仍有较大的发展空间。

---

① 梁华钦、付涌水：《2015年广东省采供血发展报告》，《中国输血行业发展报告（2016）》，社会科学文献出版社，2016，第228~254页。

B.24
2017年常州市采供血发展报告

张建伟　吴　敏　陈　佳　包丹霞　虞　茜*

摘　要： 本报告系统介绍了2017年常州市采供血工作的基本情况和相关数据，包括血站基本情况、全年采供血情况、血液检测相关数据、无偿献血宣传的常州献血品牌内涵、血液质量管理及血液信息化工作，同时对当前常州市采供血工作中存在的问题和难点进行了简要剖析，并针对性地提出了丰富宣传工作形式、强化应急保障措施、推动"三免"政策落实、加强机构互联互通、健全人才培养机制等应对措施，为常州市无偿献血长效机制的建立及健全提供了建议和依据。

关键词： 常州市　采供血　无偿献血

常州市地处江苏省南部，长江三角洲中心地带，与上海、南京等距相邻。占地面积4385平方公里，辖1市5区，总人口为471.73万，城镇人口为338.70万①，人均国内生产总值12.2721万元，居民人均可支配收入41740元②。辖区内医疗资源丰富。截至2017年，全市共有各级各类医疗卫生机构1326个，包括公立医院24家、民营医疗机构45家、乡镇卫生院58个、社区卫生服务机构162个、采供血机构3个。建成医联体、专科联盟、"院府合作"

---

* 张建伟，常州市中心血站站长，副主任技师；吴敏，常州市中心血站质管科主管，主管技师；陈佳，常州市中心血站办公室科员，统计师；包丹霞，常州市中心血站政工科科员，技师；虞茜，常州市中心血站质管科科员，技师。
① 常州市统计局：《关于反馈2017年主要人口数据的通知》，2018年1月29日。
② 丁纯：《政府工作报告——2018年1月7日在常州市第十六届人民代表大会第二次会议上》，《常州日报》2018年1月12日（A1）。

等多种类型合作体近 150 个；预约门诊就诊率达 85.12%，日间手术病种数达 20 个；千人口献血率为 14.9%，人均用血量为 4.35ml，人均住院用血量为 26.5ml，人均手术用血量为 79.7ml①；1600 余人享有无偿献血"三免"政策待遇②。

在常州市人民政府和常州市卫生计生委的正确领导下，在社会各界的关心和支持下，常州市中心血站始终秉持"关爱、严谨、勤勉、卓越"的理念，坚持"追求优质服务，保证采供血安全，建设现代化血站"的目标，在不断推进无偿献血事业新发展、开创采供血事业新局面的过程中重实干、敢担当、勇创新，多年获评"全国无偿献血先进城市"和"全国无偿献血先进单位"。

一　基本情况

（一）常州市采供血机构情况

常州市中心血站（简称中心血站）始建于 1983 年，是市卫生计生委直属的差额性事业单位。占地建筑总面积 13000 平方米，采供血业务用房 7500 平方米，辖溧阳、金坛两个分站。内设办公室、政工科、人事教育科、信息管理科、总务科、财务科、献血服务科、体检采血科、检测中心、成分制备科、供血服务科、输血研究室、血液质管科共 13 个科室。现有工作人员 128 人，其中编制内员工 50 人，占员工总数的 39.06%；编制外员工 78 人，占比 60.94%。员工年龄结构情况：20~30 岁 41 人，占 32.03%；31~40 岁 48 人，占 37.5%；41~50 岁 21 人，占 16.41%；50 岁以上 18 人，占 14.06%。员工学历结构情况：大专以下学历 12 人，占 9.38%；大专学历 34 人，占 26.56%；本科学历 73 人，占 57.03%；研究生学历 9 人，占 7.03%。员工职称结构情况：初级职称 71 人，占 55.47%；中级职称 30 人，占 23.44%；高级职称 9 人，占 7.03%。员工专业结构情况：卫生技术人员 96 人（其中执业

---

① 常州市卫生和计划生育委员会：《2016 年常州市卫生事业发展简况》，2017 年 2 月 28 日。

② 常州市卫生和计划生育委员会：《常州市卫计委 2017 年工作总结》，2018 年 1 月 31 日。

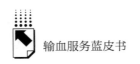

医师 3 人, 注册护士 59 人, 检验人员 34 人), 占 75%; 非卫生技术人员 32 人, 占 25%。

截至 2017 年底, 市区共设献血点 18 个, 其中献血车泊位 11 个, 固定献血屋 7 个。

(二) 血液采集和供应情况

自 1998 年《中华人民共和国献血法》(简称《献血法》) 实施以来, 常州无偿献血工作经历了由政府下达献血计划转变为街头个人自愿献血的"常州模式", 再转型成为以街头个人自愿献血为主, 机关、高校、国有企事业单位应急献血为有效补充的献血模式, 经过多年的宣传、推行及落实, 成效显著。2012 年个人自愿献血达到顶峰, 街头个人自愿献血量占全年采血总量的 93.6%。

1. 血液采集情况

2017 年, 常州市市区参加献血的市民共 50511 人次。其中捐献全血为 45934 人次, 78200U, 占献血总人次的 90.94%, 献血量的 91.16%; 捐献血小板、粒细胞等成分血液为 4577 人次、7585U, 占献血总人次的 9.06%, 献血量的 8.84%。

(1) 献血市民人员结构情况: 常州户籍的市民献血 16876 人次, 占总献血人数的 33.41%; 非常州户籍的市民献血 33635 人次, 占总献血人数的 66.59%。

(2) 献血市民年龄分布情况: 18~25 岁 15720 人次, 占所有献血市民的 31.12%; 26~35 岁 16047 人次, 占所有献血市民的 31.77%; 36~45 岁 11902 人次, 占所有献血市民的 23.56%; 46~55 岁 6474 人次, 占所有献血市民的 12.82%; 55 岁以上, 368 人次, 占所有献血市民的 0.73%。

(3) 献血市民性别分布情况: 男性市民累计献血 29387 人次, 占献血总人次的 58.18%。女性市民累计献血 21124 人次, 占献血总人次的 41.82%。

(4) 个人自愿献血情况: 通过城区各献血点及工作人员走进乡镇、社区等进行无偿献血宣传招募实现个人自愿献血的市民累计 30869 人次, 占全年献全血总人次的 67.20%; 献血量共计 56061.5U, 占献全血总量的 71.69%。

①城区各大献血点无偿献血工作继续完善。2017年，市民在常州城区各献血点累计献血28547人次，占个人自愿献血总人次的92.48%，占献全血总人次的62.15%；献血量共计51885.5U，占个人自愿献血总量的92.55%，占献全血总量的66.35%。

②乡镇宣传招募工作大力推进。工作人员主动"走出去"，全年到乡镇开展"乡镇无偿献血宣传日"活动59次，其间共成功招募动员2108人次，占个人自愿献血总人次的6.82%，占献全血总人次的4.58%；献血量共计3791U，占个人自愿献血总量的6.76%，占献全血总量的4.85%。

③社区等宣传招募初见成效。无偿献血不再局限于城区献血点及周边乡镇，主动联系人数多、人流量大的社区及公园进行无偿献血宣传招募，全年共招募214人次献血者成功献血，占个人自愿献血总人次的0.70%，占献全血总人次的0.47%；献血量为385U，占个人自愿献血总量的0.69%，占献全血总量的0.49%。

（5）团体献血情况：2017年市民捐献全血累计45934人次，其中149个团体献全血累计15065人次，占捐献全血总人次的32.80%；献血量共计22138.5U，占捐献全血总量的28.31%（见表1）。

表1　2017年血液采集情况统计

单位：人，U

献血类型	献血地点	献血人次	献血量
团体献血	企事业单位	8831	13209
	高校	4613	6593
	机关	1621	2336.5
个人自愿献血	街头献血点	28547	51885.5
	乡镇社区	2322	4176

2. 血液供应情况

2017年全年中心血站供应红细胞73848U（含辐照红细胞27061.5U），血浆68471.75U，血小板7448个治疗量（辐照血小板3443个治疗量），冷沉淀19242U（见表2）。

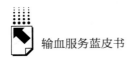

表2　2017年医疗机构血液供应情况统计

单位：U，治疗量

单位	血液品种			
	红细胞	血浆	血小板	冷沉淀
委直属医院供血情况	56720	58986.75	7053	14628
区属医院供血情况	13223.5	8502	297	4200
乡镇医院供血情况	1085	—	20	30
民营医院供血情况	637	99	7	35
其他医院供血情况	1633	855	66	310

注：红细胞、冷沉淀、血浆均以U为单位，其中：红细胞200ml为一个单位U；血浆100ml为一个单位U；400ml全血制备的冷沉淀为一个单位U。

（三）血液检测情况

1. 血液检测项目

根据中华人民共和国《献血者健康检查要求（GB18467－2011）》，中心血站实验室开展包括血型、丙氨酸氨基转移酶（ALT）、乙型肝炎病毒（HBV）表面抗原、丙型肝炎病毒（HCV）抗体、人类免疫缺陷病毒（HIV）抗原/抗体、梅毒螺旋体特异性抗体（抗TP）、血液中不规则抗体测定及病毒核酸三联检测（HBV/HCV/HIV）在内的8项检测。

2. 血液检测方法

血型检测，包括ABO和Rh（D）血型测定。实验室采用微量板凝集法（全自动血型检测仪）进行ABO血型定型和Rh（D）血型定型；采用试管法（手工法）和微量板凝集法（全自动血型检测仪）进行确认。

ALT检测采用速率法检测。

乙型肝炎病毒（HBV）表面抗原、丙型肝炎病毒（HCV）抗体、人类免疫缺陷病毒（HIV）抗原抗体、梅毒螺旋体特异性抗体，均采用酶联免疫法测定。

病毒核酸三联检测（HBV/HCV/HIV），采用实时荧光聚合酶链反应（PCR）技术检测。

3. 检测标本量

2017年全年共检测普通标本（包括血型、生化、酶免三项）65161例，其中金坛及溧阳分站标本共 14752 例，不合格标本 823 例，不合格率为 1.26%。检测核酸标本 64792 例，不合格标本 60 例，不合格率为 0.093%。

二　主要工作做法

（一）筑牢宣传阵地，多措并举丰富常州献血品牌内涵

1. 宣传网络全面覆盖，阵地建设成效初显

（1）保障传统媒体宣传力度。2017 年全年共发表无偿献血宣传报道 126 篇，其中国家级 29 篇，省级 21 篇，市级 76 篇，深度报道 40 篇，电台直播录制 5 次。通过在中心城区商业街悬挂无偿献血公益广告牌，与市广播电台合作宣传，同时定期邀请无偿献血志愿者、献血市民走进电台直播间与听众互动交流，实现传统媒体宣传全覆盖。

（2）打造新媒体宣传阵地。全方位改版"常州献血"微信公众号，在为献血市民提供便捷"微服务"的同时，推动指尖上的"微传播"。2017 年，"常州献血"微信公众号累计推送图文消息 227 条，粉丝逾 2 万人，其中多篇文章点击量超过 3000 次。在完善固有宣传阵地建设的同时注重加强与常州本地知名微信公众平台如"常州发布""中吴网""常州网"等微信公众号的合作宣传。

（3）探索多元化宣传模式。尝试有"温度"的改编：集众人智慧将流行歌曲改编为以无偿献血为主题的歌曲《血缘》，由中心血站职工、患者、医生、志愿者进行演唱推广，以"快闪"的形式在市行政中心、市卫生计生系统无偿献血启动仪式上呈现，并由网络媒体进行推送宣传。拍摄有影响力的宣传片：邀请常州籍国家队女排运动员张常宁担任常州市无偿献血宣传大使，拍摄无偿献血公益广告；组织拍摄《一袋血的旅程》动漫片及宣传无偿献血"三免"政策专题片《寻找最美的你》。

2. 品牌活动持续开展，人文内涵不断深化

（1）节日献血热度持续。以元旦、情人节、端午节、国庆节、中秋节等节假日为契机，紧密贴合节日主题，有针对性地选取献血纪念品，开展献血活动，吸引广大市民参与无偿献血。

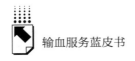

（2）"热血幸福树"根深叶茂。于第十四个"世界献血者日"开展"热血幸福树"公益项目，得到全市20家爱心企事业单位和各类社团的大力支持。各单位结合自身经营范围、活动类型等向全市近5万名献血者提供各种关爱措施及专项爱心福利，这种"组团"为献血者提供关爱的活动在江苏省内尚属首次。

（3）德育科普相得益彰。充分利用中心血站作为科普教育基地和德育教育基地的优势，与市科协合作开展市民科普游系列活动。全年共接待前来参观的学生及市民累计200余人次。

（4）主题活动精彩纷呈。围绕常州市无偿献血志愿服务队成立十周年及《江苏省献血条例》的宣传贯彻，2017年底于常州市紫荆公园举办常州市首届无偿献血宣传月活动。活动包含以"我献血、我健康、我快乐"为主题的长跑接力赛，吸引了800余人到场参加。

3.招募方式着力创新，"五进"活动常态开展

（1）树典型。以常州市无偿献血状元、常州好人朱沙和赵良事例为典型，带动更多的志愿者走进各社区开展无偿献血科普宣传。

（2）凝众力。组建无偿献血讲师团与市民献血志愿者一起深入高校、企业，开展无偿献血、血液科普知识讲座和急救知识讲座。

（3）勤走访。利用乡镇传统节日，选用乡镇农民喜爱的献血纪念品，每月安排采血车走进乡镇开展无偿献血宣传招募。2017年，共走进20个乡镇、8个社区进行无偿献血宣传招募，采血人数为232人，采血量达4176.2U。

4.典型群体以点带面，榜样引领奉献无声

每年3月开展"爱满龙城"公务员献血活动，充分发挥公务员在无偿献血事业中的榜样引领作用。2017年共有315名公务员献血421.5U。举办第七届"关爱生命·温暖你我"卫计系统职工献血活动，全市直属医疗卫生单位共1312人献血1750U；举办第十四届"成才不忘养育恩、青春热血献真情"高中毕业生献血活动，10所学校高中毕业生共451人献血463U。举行第三届在常高校无偿献血表彰大会，51个"先进集体"、27名"先进组织者"、601名"爱心大学生"受到了表彰。

（二）优化献血体验，主动服务助推无偿献血深入人心

1. 新增献血网点，完善献血服务

主动适应常州市无偿献血事业发展变化，在人口密集的乡镇建立相对固定的停车泊位，按计划安排进行血液知识宣传和采集。全年新改造献血屋2个；新增薛家天宇购物广场、新桥乐购2个献血点；调整关闭大学献血屋1个；接受社会捐赠献血屋1个；配合常州工学院校迁，装修大学献血屋一个。根据城市发展布局，规划设计在地铁入口设立2~3个献血屋。

2. 服务常抓不懈，打造"便民窗口"

2017年5月起，于局前街献血屋增设便民退费服务办理点。每周二准时开放接受市民咨询及办理血费退还等业务。全年共为无偿献血者及其直系亲属办理用血报销累计798人次，共计93万元，同比增加19.85%。

3. 高效落实"三免"，情暖献血市民

及时落实新《江苏省献血条例》中"三免"政策，以最快的速度将1537张无偿献血"三免"荣誉证发到献血市民手中，使献血市民在最短时间内能享受到真正的"实惠"。加大回馈献血者活动力度，分批组织成分献血者和稀有血型献血者开展联谊活动。

（三）紧抓质量管理，层层落实确保血液监管到点到位

1. 建立质量管理体系，构筑血液质量安全屏障

（1）明确质量目标，逐级分解落实。由血液质量管理科于年初制定本年度站级质量总目标、过程检查计划及分站过程检查计划。各科室对总目标进行分解，确保站级目标均分解到位，实施过程严谨无差错。

（2）严格检查整改，定期总结公示。血液质量管理科严格落实过程检查计划：每月开展质量动态检查，对检查存在的问题、跟踪整改措施的落实于办公网进行公示；每季度根据质量检查、分站动态检查、科室动态、质量事件或差错、血液报废情况分析、存在的问题及相关建议等内容撰写季度质量报告及年度质量报告并公示。

（3）建立管理网络，责任到点到人。在单位内部建立层级质量管理网络，由各相关科室指定专人担任质控员。每月召开质控会及考核会，讨论分析科室

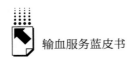

内、各科室间存在的质量问题，提出改进措施；每季度召开质量分析会，汇总近期存在的突出问题并提出解决方案，制定纠正和预防措施，后期跟踪落实。

（4）主动自查互审，全面改进完善。中心血站自2014年起参加江苏省采供血机构联合内审，每年邀请省内专家进行联合内审，内审结束后进行管理评审。于2014年和2017年配合江苏省血液中心编撰全省采供血机构第七周期、第八周期执业资质评审标准。中心血站在国家血液安全技术核查、全省采供血机构技术审查及执业评审等各类行业检查和评审活动中表现突出，成绩优异。

2.严抓分站质量管理，提升全市血液管理水平

（1）统一标准。2014年起，中心血站和溧阳、金坛分站采用同一质量体系。第一层次质量手册和第二层次程序文件均相同，第三层次操作文件根据科室情况不同略有调整，保证了体系的标准化和统一性。

（2）集中抽检。GB18469-2012《全血及成分血质量要求》发布以后，对血液抽检的要求对比2001版有了较大幅度的提高。由于分站检测设备不足，部分血液抽检项目无法正常开展，因此将部分抽检的血液成分送中心血站进行检测。2015年下半年实现金坛和溧阳分站的血液成分全部定期送中心血站进行全项检测，同时由两个分站选派工作人员赴中心血站共同完成当月的血液抽检工作，此举在保证血液抽检工作的质量的同时也提升了分站血液抽检工作的水平。

（3）加强管控。加强对分站质量管理的控制，严格按照年初制定的分站检查计划，按时赴分站进行动态检查并与中心血站共同参加常州地区的联合内审及管理评审，逐步提高分站的质量管理水平。

3.坚持血液集中化检测，严把血液安全质量关卡

中心血站从2010年起成为卫生部首批核酸检测试点单位之一（全国共15家，只有常州和青岛为地级市），连续两年开展检测工作，为国家卫计委提供了大量的数据和经验。根据2013年国家卫生和计划生育委员会下发的《全面推进血站核酸检测工作实施方案（2013~2015年）》文件要求，中心血站于2014年11月全面启动核酸检测工作。2015年5月起将金坛、溧阳分站献血者标本纳入核酸检测范畴，实现了常州地区献血者标本酶免、核酸检测全覆盖。2017年全年共检测血型、生化、酶免标本65161份。参加国家临检中心和中国国际输血感染预防和控制中心和澳大利亚NRL血清学质评荣获优秀奖。

4. 改进初筛工作方法，逐步降低血液报废比率

全面更新各采血点血液初筛设备，更换 ALT 初筛方法，提高血液初筛合格率。2017 年血液检查报废率为 1.65%，总报废率为 1.80%，与过去四年的数据相比，血液总报废率逐年下降（见图 1）。

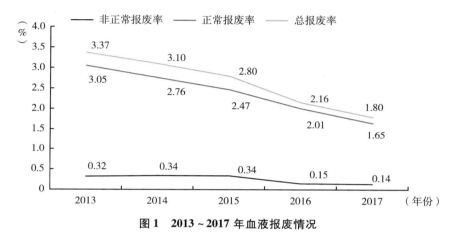

图 1　2013～2017 年血液报废情况

5. 规范临床用血管理，杜绝临床用血安全隐患

为进一步强化全市血液管理工作，规范临床用血，保障临床用血安全，中心血站在常州市卫计委的领导下组织检查组，根据《医疗机构临床用血管理办法》《临床输血技术规范》《江苏省医疗机构输血科（血库）建设管理规范》等有关规定对三级以下医疗机构临床用血资质进行了现场评审。评审过程中发现了部分二级医院存在较突出的问题：如血库基础设施较差、专业技术人员配置不到位、输血业务开展不规范、输血记录不完整、管理制度不完善、输血四项检测缺失等。对现场检查中发现输血存在重大安全隐患的医疗机构直接下达暂停使用血液通知。

针对这些情况，中心血站组织了两期专项培训，培训内容主要包括：临床输血相关法律法规解读、血库实验室建设和管理、二级以下医疗机构血库必备检查项目理论基础、实验操作技能现场培训及考核。两期培训班全市共有 72 位学员参加。通过培训后，各医疗机构对输血相关知识均有了更深入的了解，对各自的血库进行了针对性的整改，并提交整改报告，经检查组再次现场审核，确认有临床用血资质后，各医疗机构与中心血站签订供血协议。

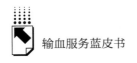

（四）强化科学推广，合理用血促进医患双方满意互信

1. 加强辐照血临床推广

（1）集中培训加深了解。2017年为进一步推动临床科学合理用血，提高输注疗效，降低输血不良反应的发生率，加深血站、输血科工作人员和临床医生对辐照血的了解，举办省级继续教育项目——《辐照血液制备及临床推广应用》培训班。培训内容包括：临床输血不良反应及应对措施；移植物宿主病发病机制及预防；辐照血的制备及使用的国内外现状及研究进展；不同辐照源辐照血液对血液成分的影响；辐照血液的制备方法及质量控制；辐照仪使用、设施与环境的维护和要求；辐照血临床应用疗效观察。

（2）长期推广成效显著。中心血站从2012年开始供应辐照血液，经过多年的宣传推广，目前辐照红细胞使用量约占全部红细胞的37%，计划2018年全面使用辐照血小板。目前医院外科手术、大出血、严重外伤、先天性免疫缺陷、造血干细胞移植、接收脏器移植免疫功能低下、新生儿、老人、大出血、严重外伤，血液科病人全部使用辐照血。

2. 优化冷沉淀制备方法

近年来，成分血临床应用持续增长，尤其冷沉淀使用量增长明显，五年内从1万单位增加为近2万单位。由于实施了全血去除白细胞，一次性离心沉降制备血浆等操作，新鲜血浆中凝血因子Ⅷ产生了一定的损耗。为了确保冷沉淀质量，保证临床输注效果，中心血站开展了对新鲜冰冻血浆制备冷沉淀工艺的探讨。进行了四种制备方法的实验比对，最后选定将新鲜冰冻血浆放置冰箱过夜融化，次日低温解冻箱融化0.5～1小时后离心制备法为最佳方法。此方法在江苏省内外采供血机构成分制备交流中得到同行认可并推广。常州地区2016年冷沉淀使用量为17753.75U，2017年使用量为19242U，同比上升8.38%。冷沉淀制备率＞80%。

（五）融合信息技术，智能管控推进工作流程便捷高效

1. 巧用信息网络平台，创新成分献血招募方法

"成分血招募系统"是中心血站与穿越公司联合开发的系统，主要协助工作人员解决成分献血招募混乱、招募难的问题。该系统一是能按血型搜索适合

的献血者，并按献血时间先后顺序自动排列；二是能分别在全血及单采人群中按 RH 血型进行搜索，人性化地扩大搜索范围；三是能为每位献血者做备注，在电话招募过程中可以及时备注献血者的需求；四是能显示献血者的活跃度，献血者电话招募是否成功及献血者的响应率一目了然；五是在预约时间段内采集成功者，在招募系统中会有提醒；六是能自动屏蔽未满献血时间间隔的献血者。"成分血招募系统"根据单采工作人员的工作模式及工作习惯量身定制，经过不断探索和磨合，招募系统更趋完善，切实解决了手工记录出现的漏记、错记及与献血者重复联系从而引起献血者反感等一系列问题，从而使招募流程更加清晰，招募工作更具针对性、有序性。

2. 尝试自助叫号系统，优化市民无偿献血体验

为了尽可能地在保证信息安全的前提下方便献血者，2017 年中心血站在站内试用了穿越公司自主研发的无偿献血自助叫号系统。该系统包含三大功能：一是自助填表，可以在自助叫号机上通过刷身份证或者手工输入身份证方式（手工输入必须是老献血员）完成征询和登记表填写；二是叫号排队，工作人员在初筛环节依次叫号完成初筛并打印登记表；三是献血查询，在自助叫号系统上可以查询历次献血记录。该系统初步实现了部分叫号排队功能，有序协助工作人员开展站内的血液采集工作。

3. 实现成分制备信息化，确保产品质量安全有效

2015 年至今，通过持续不断的发展和建设，血液成分制备过程由传统的手工制备方法转变为自动化分离设备制备模式。离心过程、洗涤过程及病毒灭活过程等使用计算机信息化监控。成分制备已基本实现血液成分制备的标准化、自动化及信息化管理，确保血液成分制备产品的质量安全有效。

4. 落实血液追溯管理，紧密衔接血液流转环节

血液追溯管理系统是通过常州市区域人口健康信息平台搭建的血站—医院联网信息化管理系统。该系统自 2014 年 10 月启动，经过软件开发、调试，2015 年 7 月起，中心血站与常州市第四人民医院进行联网试运行，在试运行的基础上于 2016 年完成中心血站与其他 7 家市直属医院的联网工作。血液追溯管理系统是衔接血站与医院的一个桥梁，通过引入电子订单，规范血站与医院订血流程，提升医院血液库存管理，从而实现从献血者血管到用血者血管全过程的跟踪和质量管理。系统投入运行后，一方面中心血站能更全面地了解临

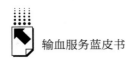

床用血情况，从而制定更精确的采血供血计划、指导临床科学合理用血，另一方面有利于医院完善内部血液管理，提升血液质量控制，更好为用血患者服务。

三　主要问题

（一）多重冲击来袭，应急响应不足

无偿献血"常州模式"是一种充分贴合常州城市发展实际，全面适应采供血事业发展导向的工作思路；是一种以街头个人自愿献血为主体，团体无偿献血作为有效补充的工作模式。近年来，产业结构的调整、个人消费理念的转变，城市商业区人流的分散及极端恶劣天气的增加，给无偿献血"常州模式"带来了巨大冲击。

截至 2017 年，城区共设有 18 个献血点，而街头个人自愿无偿献血率仅为 72%，呈逐年下降趋势。2015 年，针对无偿献血工作实际，常州市组建了 10000 人的无偿献血应急队伍，旨在缓解"缺血"时段的紧张局面。由于缺乏有效的激励和约束机制，应急队伍的响应率仅维持在 60% 左右，仍无法与日益增长的临床用血需求相契合。2017 年，常州市政府下发了〔2017〕97 号文件《市政府办公室关于进一步加强全市无偿献血应急队伍建设的通知》，加大了对无偿献血应急队伍建设的支持力度，将原有 10000 人的应急队伍进行扩充，目前人数稳定在 15000 人。2017 年无偿献血应急队伍的应急响应率提高至 70%，季节性"缺血"得到有效缓解。

（二）运行成本提高，政府投入不足

1. 采供血成本上升较快

自全面开展血液核酸检测以来，仅核酸检测一项就增加支出近 500 万元，而政府针对血液核酸检测这一项目增加的财政保障仅 200 万元。其他各类试剂、耗材、献血者纪念品、大楼日常维护、老设备更新换代、信息化建设等各项支出均有增加，但财政经费保障不增反减，已切实影响了部分工作的开展，在一定程度上增加了血液安全隐患。

2.人力资源成本逐年递增

截至 2017 年，中心血站共有员工 128 人。由于以街头个人自愿无偿献血为主的"常州模式"的特殊性，人力资源成本上升较快。多年来政府财政在人员经费投入方面一直保持不变，远远不够现有人力支出，历年结余已消耗殆尽，现有业务收入已经较难维持日常工作的运行，严重制约了中心血站的可持续发展。

（三）科研基础薄弱，凝心聚力不足

中心血站科研基础较薄弱，对人才吸引力不足的现状直接导致了紧缺的高层次人才难引进、科研氛围不浓厚的局面。

作为一类公益性事业单位，编外职工的工作积极性和团队凝聚力始终是单位可持续发展的一个难点。现有员工中，编内编外职工人数"倒挂"，同工不同酬，甚至出现出力多、报酬少的现象。现行绩效分配方式在一定程度上影响了员工的积极性。

四 应对措施

（一）丰富宣传工作形式，着力营造无偿献血社会氛围

拓宽无偿献血信息传播渠道，提高信息的传播深度及辐射面，增强宣传成效；以"6·14"世界献血日活动及 12 月"无偿献血宣传月"活动为主线贯穿，组织策划全年各节点活动，深入开展无偿献血进乡镇、社区、高校、企业、机关的"五进"宣传招募活动，让更多的市民了解和参与无偿献血，进一步提升中心血站的社会形象，重点保障冬夏两季的临床用血；加强同科协及教育部门的合作，大力开展献血知识科普亲子游和无偿献血科普知识进校园活动，使无偿献血意识扎根青少年之中。

（二）强化应急保障措施，切实保障医疗机构临床用血

争取政府各部门支持。成立无偿献血联席会议制度，落实各成员单位职

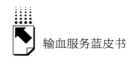

责，通报无偿献血应急队伍完成情况，提高应急单位无偿献血响应率，进一步扩大无偿献血应急单位爱心库；与此同时，定期召开全市无偿献血表彰会和高校学生无偿献血表彰会，弘扬无偿献血无私大爱精神，营造全社会积极参与无偿献血的良好氛围。

（三）推动"三免"政策落实，全面普及无偿献血权利政策

认真抓好《江苏省献血条例》的宣贯，普及无偿献血者应当享有的权利。积极推动"三免"政策优惠措施的落实，让无偿献血者享受到更多的荣誉和尊重。

（四）加强机构互联互通，努力争取政府部门支持投入

加强与政府相关部门沟通，争取政府部门更多支持，从政策层面保障采供血业务及人员成本等方面的资金投入。

（五）健全人才培养机制，建立完善员工激励长效机制

建立以效率为导向的激励机制，改进年度责任目标管理实施方法，完善绩效考核方案，加强人才引进和培养，提升科研水平，提高工作成效。

2017年佛山市采供血发展报告

余晋林　陈雯玮　郭如华*

摘　要： 本报告介绍了佛山市采供血机构基本情况、献血点分布情况、无偿献血人群特征、临床用血医院基本情况，统计分析了2017年无偿献血者人群的特征以及血液采集、供应、核酸检测数据，汇总了各血站开拓血源保证输血安全的主要工作和特色做法，对当前采供血工作面临的问题困难，提出解决方法和思路。

关键词： 佛山市　无偿献血　采供血

佛山，原为管辖珠江三角洲的粤中行署、佛山专区，现为广东省省辖市。佛山位于广东省中部，地处珠三角腹地，毗邻港澳，东接广州，南邻中山。佛山是国家级历史文化名城，其市区历史上是中国天下四聚、四大名镇之一。现辖禅城区、南海区、顺德区、高明区和三水区，全市总面积3797.72平方公里，常住人口735.06万人，其中户籍人口385.61万人。

佛山市有5家独立开展采供血工作的血站，分别负责辖区和市直的采供血业务，2017年采血量和供血均有不同幅度增长，无偿献血宣传动员各有特色、精彩纷呈，成果显著，有效保障了临床用血需求和输血安全。人均献血量和用血量均达到和超过发达国家水平。

---

* 余晋林，佛山市中心血站站长，书记，副主任技师；陈雯玮，佛山市卫计局，主任科员；郭如华，佛山市中心血站副站长，主任技师。

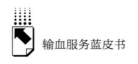

一 基本情况

（一）采供血机构设置情况

目前佛山市共设有佛山市中心血站（简称中心血站）、佛山市中心血站南海血站（南海血站）、佛山市中心血站三水血站（三水血站）、佛山市中心血站高明血站（高明血站）和佛山市顺德区中心血站5家独立依法开展采供血工作的血站。各血站负责各自辖区内采供血工作，佛山市中心血站承担禅城区和市直医院的供血以及佛山市中心血站、南海血站、三水血站、高明血站的血液集中检测工作。

1. 佛山市中心血站

成立于1998年1月16日，现坐落于佛山市禅城区影荫路1号，建筑面积8800平方米，设办公室、总务科、质管科、血源科、采血科、机采科、检验科、成分科、供血科9个科室，现有员工96人，其中卫生技术人员73人，占职工总数的76%；高级职称12人，占职工总数的12.5%；中级职称21人，占职工总数的21.9%；初级职称43人，占职工总数的44.8%。

2. 南海血站

成立于1998年9月7日，现坐落在佛山市南海区桂城长堤路2号，建筑面积4024.46平方米；设办公室、质量管理科、献血服务科、成分供血科4个科室；现有员工61人，卫生技术人员42人，占68.9%，其中高级、中级职称21人。

3. 三水血站

成立于2000年，现坐落于佛山市三水区西南街道广海大道西16号，建筑面积1443平方米，设有4个科室，现有员工28人，卫生技术人员22人，占78.6%以上，其中中级职称以上人员9人，大学以上学历19人。

4. 高明血站

成立于2002年，位于佛山市高明区金辉路景乐巷28号，工作面积为1100平方米，设有献血服务科、成分供血科、质量管理科、办公室4个科室；现有工作人员21人，其中专业技术人员15人，占职工总数的71.4%；中级职称7人，占33.3%；高级职称1人，占4.8%。

5. 佛山市顺德区中心血站

成立于 1997 年 9 月 28 日，现坐落于顺德区大良街道蓬莱路 3 号，建筑面积 1994 平方米；设有办公室、质量管理科、检验科、献血服务科、供血服务科 5 个科室；现有员工 67 人，专业技术人员 55 人，占职工总人数的 82.1%，其中高级职称 13 人，占 19.4%；中级职称 24 人，占 35.8%；初级职称 18 人，占 26.9%。

（二）献血点分布情况

2017 年佛山市共有 57 个献血网点，室内献血场所 14 处，其中固定献血场所 6 处、献血屋 8 处；街头献血点 43 处，因 5 个行政区面积不同、城乡区域分布不同，每个血站献血点的分布和数量差别较大。目前还是以街头献血作为主要的献血方式（见表 1）。

表 1　2017 年佛山市献血网点统计情况

单位：个

血站名称	街头献血车停放点	室内献血	
		固定献血点	献血屋
佛山市中心血站	4	1	3
南海血站	13	1	3
三水血站	3	1	1
高明血站	1	1	1
顺德血站	22	2	0
合　　计	43	6	8

（三）无偿献血人群特征

2017 年佛山市共有 114992 人次参加了无偿献血，献血者的性别、年龄、职业学历情况如下。

1. 献血者年龄结构

2017 年佛山市的献血者以 25 岁以下的年轻人为主，共 36829 人次，占 32.03%，其余依次为 25 岁≤实际年龄＜35 岁的 32454 人次，占 28.22%；35 岁≤实际年龄＜45 岁的 28784 人次，占 25.03%；45 岁≤实际年龄＜55 岁的 16101 人次，占 14.00%；55 岁≤实际年龄＜60 岁的 824 人次，占 0.72%。

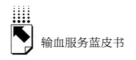

输血服务蓝皮书

2. 献血者性别结构

2017 年佛山市献血者多为男性，共有 74409 人次，占 65%，女性 40583 人次，占 35%。

3. 献血者职业结构

2017 年佛山市献血者中有 11341 人次未登记职业，约占 10%，参加献血人次由多到少的职业依次是职员 23866 人次，占 21%；工人 21319 人次，占 19%；学生 20783 人次，占 18%；医务人员 7452 人次，占 6%；公务员 4042 人次，占 4%；农民 3779 人次，占 3%；军人 1019 人次，占 1%。

4. 献血者学历结构

2017 年佛山市献血者有许多没有登记学历，共计 32609 人次，占 28%；献血者参加献血人次由多到少学历结构依次为：普通高中 22586 人次，占 20%；大学专科 21368 人次，占 19%；初中以下 19176 人次，占 17%；大学本科 13139 人次，占 11%；中等职业教育 5458 人次，占 5%；研究生以上学历 656 人次，占 1%。

（四）临床用血医院情况

2017 年佛山市临床用血医院共计 71 家，其中三级医院 13 家，占 18.3%；二级医院 28 家，占 39.4%；其他医院 30 家，占 42.3%（见表 2）。其中 5 家医院成立了独立的输血科，其他医院为挂靠检验科的输血科或血库。分别由各血站供应辖区内的临床用血。其中佛山血站、南海血站、三水血站、高明血站开展了集中检测，血液调配方便快捷。

表 2　2017 年佛山市临床用血医院情况统计

单位：家

血站名称	三级医院	二级医院	二级以下医院	总计
佛山市中心血站	5	4	12	21
南海血站	3	10	6	19
三水血站	1	2	4	7
高明血站	1	1	4	6
顺德血站	3	11	4	18
合　计	13	28	30	71

二 无偿献血情况

（一）血液采集情况

2017 年佛山市共采集全血 110043 人次，血液 179822U，其中南海血站采集全血 24907 人次，同比上升 1.7%，采集全血 39823U，同比上升 7.9%；顺德血站采集全血 32696 人次，同比上升 7.6%，采集全血 54025U，同比上升 7.0%；三水血站采集全血 8446 人次，同比上升 7.5%，采集全血 11529U，同比上升 8.5%；高明血站采集全血 6211 人次，同比下降 2%，采集全血 8200U，同比上升 0.1%；佛山血站采集全血 37783 人次，同比上升 2.7%，采集全血 66245U，同比上升 8.7%。

单采血小板 5409 人次，采集量 8424 治疗量。各血站采集及增长情况见表 3。

表3　2017 年佛山市各血站单采血小板采集量统计

血站	采集（人次）	同比增长（%）	采集量（治疗量）	同比上升（%）
南海	773	—	1192	25.5
顺德	1482	—	2258	21.8
三水	255	30	297	24.3
高明	95	—	95	20
佛山	2804	7.5	4582	11

（二）血液供应情况

2017 年佛山市临床供血情况见表 4。

表4　2017 年佛山市临床供血情况

血站	红细胞类（U）	同比增幅（%）	血浆类（U）	同比增幅（%）	冷沉淀（U）	同比增幅（%）	血小板（治疗量）	同比增幅（%）
南海	36640.5	8.3	14171	12.9	3122	39.6	1181	23.5
顺德	52410	10.4	23908	19.8	12221.5	22.6	2285	23.8
三水	10306.5	7.5	7052.5	25.2	1170	−1	226	0
高明	8070.5	3.59	4007.5	−3.80	1507	22.82	1030	21.18
佛山	59523.5	7.2	43759	2.3	17824.5	12.6	4338	8

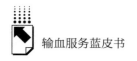

（三）血液核酸检测情况

自2010年6月起，佛山血站先后分别对三水、高明、南海区血站采集的血液进行集中检测，2015年实现了核酸检测全覆盖。2017年核酸检测数为79930人份，其中各区站送检总数39304人份（南海占总数的31.90%，三水占总数的9.37%，高明占总数的7.49%），占总检测数的49.17%。顺德血站自行开展核算检测工作，2017年检测标本33545人份。目前佛山均采用两遍酶免检测加一遍核算检测的方式对血液进行检测，核算检测使用罗氏公司的时间，采用PCR方法对混合样本进行检测。

三　重点工作及特色

佛山地处珠三角复地毗邻广州，医疗资源丰富、经济发达，临床对血液的需求量大，根据各区不同特点和不同无偿献血组织架构，各血站发挥自己的优势，采取了不同的宣传动员方式保证了血液的供应，各具特色。

（一）将无偿献血纳入镇街政府年度工作绩效考核

血液是特殊的公共资源，由政府主导的无偿献血工作效率最高、可持续性更强，是团体献血组织完成的重要保证。2014年开始南海区将无偿献血工作纳入区政府对镇街政府的年度工作绩效考核。三水区从2016年起把各镇街的献血计划完成率纳入全区年度绩效管理考评。2017年高明区政府专门发文落实全区机关事业单位年度献血工作完成情况。以上各区团体献血完成率达98%以上。

（二）创新宣传方式，充分利用新媒体和志愿服务队

除了传统媒体电视台、电台、报纸、户外广告牌、大型LED、公益短信、折页单张、讲座等形式，还举办广场活动进行献血宣传。2017年，我们利用微信公众号进行无偿献血宣传和知识传播，打造集献血服务、献血宣传、健康知识问答于一身的明星微信号吸引粉丝。同时，志愿者成立了演讲、表演队伍以各种形式宣传献血知识并现身说法鼓励市民献血。2006年6月14日，南海

区无偿献血志愿者服务队成立，2016 年 6 月义工队成立"爱心艺术团"，"爱心艺术团"通过节目表演（歌舞、小品、相声、情景剧等）的形式不定期地开展无偿献血的宣传招募活动。顺德血站充分利用微信平台精心策划主题报道，通过微信加强与粉丝的互动，并吸引了大批粉丝关注微信公众号，目前血站微信公众号粉丝达 3.38 万人。顺德区 2017 年招募新志愿者 50 人，服务队队伍不断扩大。2017 年累计志愿服务工时 14937 小时。顺德推行"你献爱心，我送保险"活动，凡在顺德参加无偿献血的市民，将获赠无偿献血国寿绿洲保险。"爱心血库"大型献血活动确保顺德区春节期间的临床用血。高明区每两年一次定期召开无偿献血工作总结会，表彰无偿献血先进。每年举办 6·14 世界献血者日系列宣传活动，举办无偿献血公益徒步、无偿献血公益骑行等活动，积极推进"社工 + 志愿者服务项目"，提升献血服务水平。

佛山市中心血站组织党员利用节假日时间到献血点和志愿者一起开展无偿献血宣传动员，建立血站党员志愿者示范岗。高明区血站冠名的"玫瑰之约"广播节目成为当地的品牌。

（三）提高输血水平，使血液得到高效使用

2017 年 10 月"南海区输血质量控制中心"正式成立，由卫计局牵头每年开展输血科/血库建设、临床用血合理率专项检查，自 2014 年起实施临床用血指标与不合理用血率挂钩计算方法，制订并颁布"年度医院红细胞供应指标"。

三水区由卫计局、卫生监督所、输血专家组成的督导组开展对区内用血医院的合理用血进行督导检查并。认真落实区卫计局《关于实施输血医院红细胞供应指标的通知》基本保证按计划供血。举行全区临床安全用血培训班，协助开展医院自体输血技术。每年全市组织一次临床科学合理用血检查。

（四）引入区域血库理念，提高血液调配效率，降低血液报废率

以佛山市四家血站、广州血液中心的血液库存组成一个区域血库，建立血液调配联动机制，解决了单一血站血液库存容易出现失衡的状况，实现了血液互相调配的调节功能，达到调容压库的效果。2017 年，佛山市中心血站与南海、三水、高明之间相互调血 25 次；中心血站为广州血液中心提供 458 个治

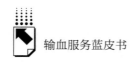

疗量血小板；建立"熊猫之家"稀有血型组织，目前在没有冰冻红细胞的情况下我们建立了稀有血型血液的紧急调配机制。

四　存在问题及建议

一是，人力资源不足，达不到《血站基本标准》中对人员数量的要求。临床用血量快速攀升，业务量增多，血站工作人员相对缺乏，尤其是部分区血站人力配备严重不足。建议小规模的血站按最基本的岗位设置安排人员，较大业务量的血站按《血站基本标准》的要求配置人员。

二是，人员待遇不高，与当地二甲医院相比，待遇较低。合同员工经费来源不确定。采供血工作人员需要具有较高专业学历且取得执业证，常年节假日上班，大多在街头较艰苦的环境下工作，收入太低很难留住人才。建议参照基层卫生院的办法施行一类事业单位二类管理，血站可自主按绩效发放奖金，从而充分调动员工工作的积极性。

三是，部分区血站政府投入不足，基础建设、设备更新、业务运行经费都比较紧张。

四是，献血网点缺乏统一规划和远期方案设计，取得位置好的献血点比较困难。

五是，建立政府对团体献血监督和激励的体制机制，立足于无偿献血长效可持续的发展，对积极参与献血的个人和集体除给予精神奖励外还给予多种优惠待遇。

六是，加快献血者－医院－血站之间信息化网络化建设。

临床报告篇

Clinical Blood Transfusion Reports

B.26
我国临床输血技术发展的现状与未来

胡丽华*

摘　要：　自18世纪以来，输血医学经历了几次重大的变革，其中最为划时代的贡献是在1900年人类第一个血型——ABO血型系统被发现并证实了其与溶血性输血反应的关系，自此，各种输血技术如雨后春笋般应运而生并广泛应用于临床，而输血医学也正是在输血技术的不断普及和创新、改进基础上逐渐发展成为一个重要的独立体系。2016年7月25日，经过国家标准委员会批准，"输血医学"正式被增设二级学科，并设置了多个三级学科，我国输血医学迎来了前所未有的机遇和挑战。本文从我国临床输血技术现状入手，介绍了各种技术的应用、发展以及未来输血医学的发展趋势和前景，为广大的

* 胡丽华，现任华中科技大学同济医学院附属协和医院输血科主任、中国输血协会副理事长、中国输血协会临床输血学专业委员会主任委员、湖北省及武汉市临床输血委员会主任委员、湖北省输血协会副会长、《临床血液学杂志》主编等；二级教授，主任医师，博士生导师。

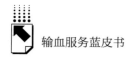
输血医学工作者提供参考借鉴，促进输血新技术的快速发展。

关键词： 输血医学　输血不良反应　细胞治疗　自体输血　血液预警系统

自1900年维也纳科学家Landsteiner发现红细胞ABO血型以来，安全输血得以有效保障，此后输血才被普遍接受，并作为一种有效的治疗方法开始渐渐发展。近三十年来，随着免疫学、分子生物学、低温生物学、遗传学、微生物学、流行病学、生物工程学及临床医学等学科的发展，各种高新技术不断地向输血领域渗透，作为输血医学健康发展的支撑力量——临床输血技术，也获得了飞跃式发展。输血作为一种有效的手段在临床治疗中发挥着不可替代的独特作用，是临床抢救和疾病治疗的重要手段，已成为临床医疗工作的重要组成部分。

临床输血治疗从简单的全血治疗逐渐发展为成分输血治疗、生物制品输血治疗、基因工程输血治疗、血细胞生长因子输血治疗、人工血浆代用品和红细胞代用品的研制及应用等。成分输血明显提高了输血疗效，但并未改变异体输血的本质属性，无法避免同种异体输血所致的各种输血不良反应以及输血传播疾病的风险。针对献血者白细胞可能引起的非溶血性发热反应、同种免疫、输血相关性移植物抗宿主病等临床问题，科学家又相继研发出白细胞去除、血液辐照和病原体灭活等新技术，进一步提高了输血安全性。在单采制备血液成分制剂的技术基础上，研究者们又陆续开发出治疗性血液成分去除术和治疗性血液成分置换术。在单个核细胞单采技术的基础上，研究者们又开发出系列细胞治疗技术，用于过继免疫、抗肿瘤和免疫干预调控等临床治疗。基因重组的细胞因子制品、骨髓与外周血干细胞、脐血等新一代血液成分制品的研究和应用，使输血有了更广阔的发展空间。

本文拟总结近年来国内外输血技术发展的基本情况，并展望其未来发展趋势，以期为热爱输血医学的工作者在未来的工作和研究方向的选择中提供参考借鉴。

一　临床输血技术的进步与发展

经过数百年的变迁和沉浮，人们对临床输血知识的认知慢慢由蒙昧到悟知，经过一代代科学家的不懈努力，临床输血技术不断克服一个又一个困难，逐渐发展、成熟和进步。输血医学已由最初的简单配血、发血逐步发展为集红细胞配型、白细胞配型、血小板分型、细胞治疗等为一体的综合性学科。

（一）免疫血液学和分子生物学技术的发展

20 世纪初 ABO 血型的发现开启了免疫血液学（Immunohaematology）的大门，利用抗原抗体反应为基础的细胞凝集技术，人们相继发现了 MNS、P1PK 血型系统。20 世纪 40 年代中期，Coombs 等确立了抗人球蛋白实验技术后使 Rh、Kell 血型系统相继被发现。随后人们用血清学检测方法不断发现了更多新的血型系统，如 H、Lewis、Kidd、Duffy、Lutheran、Diego 等。目前，国际输血协会（ISBT）已经确认的红细胞血型系统有 36 种。随着进一步深入研究，可能会发现并确认更多新的血型系统。目前免疫血液学的理论和技术已广泛应用于移植医学、输血医学及法医学等领域。

随着血型分子生物学检测技术的应用，血型分析达到了更精细的水平，研究者们开始对血型的生物化学本质进行探讨。20 世纪后期，分子免疫血液学开始应用于血型遗传学的研究，1990 年 ABO 血型基因的成功克隆成为血型鉴定由血清学水平走向分子基因水平的重要里程碑。目前，分子生物学技术在输血医学的主要应用包括 ABO 疑难血型鉴定、ABO 血型新等位基因的发现、ABO 基因突变的研究、胎儿新生儿溶血病（HDFN）的辅助诊断、HLA 分型、HPA 分型等。与传统的血清学技术相比，分子生物学检测试剂由化学合成，易于获得和标准化，且无须新鲜血样而仅需微量样品，并且不受血清中自身抗体、不规则抗体以及疾病等的影响，联合血清学方法，对保证输血安全具有重要的临床意义。

血型分子生物学检测技术开辟了人类血型检测的新纪元，并将越来越多地应用于临床，如鉴定有新生儿溶血病风险的胎儿、排除近期有输血史或直接抗

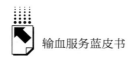

人球蛋白试验阳性干扰血型鉴定的患者基因型、监测造血干细胞移植受者中嵌合体比例、亲子鉴定以及法医检验等。但应明确，红细胞血型基因并不能全部代表抗原表达，因此目前血型基因检测尚无法取代血型血清学方法，需要与之结合来预测血型抗原表型。分子生物学技术和血清学方法各有其优点和适用范围，在临床输血的研究中发挥各自的作用，应有目的性地选择合适的方法或联合两者应用。

（二）临床输血治疗技术的发展

现代临床输血技术已从血液成分的简单输注，发展到血液病理成分的去除治疗及特殊免疫细胞和干细胞的输注治疗，这为多种恶性肿瘤和临床疑难疾病的治疗带来了希望，也是输血医学的未来重要发展方向。

治疗性血液成分去除及置换术是去除患者血液中病理性成分的一种治疗技术，通过手工操作或全自动血液成分分离机采集、分离、去除患者循环血液中某些病理性成分，回输其正常血液成分，并补充一定量的置换液，达到治疗疾病的目的。

近年来以干细胞移植为代表的细胞治疗（cell therapy）被国内外输血领域一致认为是今后输血医学发展的重点方向。细胞治疗是通过生物工程方法获取某些具有特定功能的细胞，或（和）经体外扩展、培养等处理后，使其具有增强免疫、杀灭病原微生物和肿瘤细胞、促进组织器官再生进而恢复机体功能的治疗方法，包括免疫细胞治疗和干细胞治疗等。从广义上讲成分输血、血细胞单采去除及置换、造血干细胞移植等，均属于细胞治疗范畴。

自从 1955 年，Thomas 首先开展骨髓造血干细胞移植以来，造血干细胞被广泛应用于血液病的临床治疗，以重建患者的造血和免疫功能。目前造血干细胞移植已成为治疗恶性血液病、重型再生障碍性贫血、某些实体瘤等的有效方法。然而，其中仍有许多问题尚未解决，例如造血干细胞移植后的造血免疫重建、平衡移植物抗白血病效应（GVL）与移植物抗宿主病（GVHD）、造血干细胞移植的疗效和安全性等问题，也有待进一步提高。

目前，除造血干细胞移植外，临床常用的细胞治疗还包括自然杀伤细胞、树突状细胞、调节性 T 细胞、细胞毒性 T 细胞、细胞因子诱导的杀伤细胞等，以及目前研究热点的诱导多功能干细胞，不仅可以体外制备红细胞、血小板用于输血的替代治疗，还可以诱导分化为其他成熟的血细胞；既可以用来替代或治疗受损伤的组织，也可以作为分子药物筛选的模型靶点用于开发新药，因此具有非常可观的前景。

（三）成分输血与自体输血

20世纪70年代初期，随着塑料工业的发展和大型冷冻离心机的成功制造，血液成分的有效分离成为可能，全血输注逐渐被成分输血替代。各种纯度高、浓度高、不良反应少、疗效好的血液成分制剂广泛应用于临床。红细胞制剂主要用于纠正贫血，恢复和维持机体携氧能力，满足组织供氧。血小板制剂主要用于预防和治疗血小板数量减少或功能缺失患者所致的出血，恢复和维持人体正常止血和凝血功能，可分为预防性输注和治疗性输注。新鲜冰冻血浆（FFP）主要用于补充体内各种凝血因子缺乏。无论是最早的全血输注还是目前普及的成分输血，都属于异体输血，均有发生输血不良反应和输血传播疾病的风险。此外，某些稀有血型或者体内产生不规则抗体的受血者可能很难获得相配合的血液成分，而自体输血则可以解决以上这些问题。

自体输血（autologous transfusion）是指在一定条件下采集患者自身血液或血液成分，经保存、处理后，在适当的时候回输给患者本人的一种输血疗法，不仅可以节约异体血，还可避免输血传播性疾病和免疫性输血不良反应的发生，也为稀有血型、不接受异体输血的宗教信仰者等特殊群体提供了血液，尤其适合稀有血型的手术患者。实施自体输血前应签署知情同意书。广义上，自体外周血干细胞移植、自体血浆输注、自体血小板输血、自体淋巴细胞过继免疫治疗等，均属于自体输血的范畴。根据血液来源和保存方法，主要可分为预存式、稀释式和回收式三种自体输血技术，在临床实践中既可单独应用，也可联合应用，如术前预存式自体输血、术中急性等容血液稀释、术中和术后回收式自体输血。自体血回收能给患者及时补充血液，维持其血容量和血压，使患者能顺利完成手术，特别是对急诊抢救和手术中大出血患者，能赢得抢救时间，提高急诊抢救成功率。除了将自体血直接回输以外，通过分离自体血制备的含有高浓度血小板的纤维蛋白生物材料即血小板凝胶，应用于口腔种植、创伤治疗和再生治疗等方面也获得较好疗效。自体输血为临床提供了大量的血液

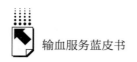

来源，减少了异体血的用量，在确保患者输血安全的同时，也可在一定程度上减轻采供血机构的压力。但值得注意的是，自体输血也有其禁忌证，临床医师应根据患者的综合情况为其选择合适的输血方式。

（四）血浆蛋白制品和血液代用品的临床使用

血浆蛋白制品是采用物理或化学的方法，从健康人血浆中分离纯化获得有特殊临床治疗作用的蛋白组分。20世纪80年代后期，有机溶剂、去污剂、巴斯德灭活法及膜过滤法等技术的运用，也使血浆蛋白制品的安全性大幅提高。与血浆相比，血浆蛋白制品的蛋白浓度和纯度更高且可精确计量，更利于临床精准治疗。由于其可靠的疗效和安全性，血浆蛋白制品的临床需求量呈现不断上升的趋势。

目前，已投入临床使用的血浆蛋白制品包括白蛋白、免疫球蛋白、FⅧ浓缩剂、凝血酶原复合物、纤维蛋白原浓缩剂、纤维蛋白胶、基因重组的活化FⅦ（rFⅦa）、抗凝血酶、血浆蛋白酶抑制剂、活化蛋白C等。白蛋白制品主要用于补充白蛋白。免疫球蛋白制品分为正常免疫球蛋白、静脉注射免疫球蛋白和特异性免疫球蛋白三类。目前制备的已经病毒灭活的凝血因子浓缩剂已广泛用于治疗先天性缺乏这些凝血因子的患者，如血友病A、血友病B及vWD等。凝血酶原复合物（PCC）主要适用于血友病B，先天性或获得性FⅡ、FⅦ、FIX、FX缺乏症，肝功能障碍导致的凝血功能紊乱等。rFⅦa在严重肝病出血、肝移植出血、严重血小板减少、伴有抗体的血友病患者出血治疗方面得到广泛应用。右旋糖酐、羟乙基淀粉、明胶制品等血浆代用品作为血浆容量扩充剂，则主要用于纠正低血容量。

血液代用品主要指红细胞和血小板的代用品，由于白细胞功能和抗原性极为复杂且临床应用受限，故而很少有白细胞代用品的研究报道。红细胞代用品目前可分为合成化合物、天然血红蛋白类携氧载体和人工红细胞三大类：合成化合物类红细胞代用品由于保存困难、临床不良反应大、体内代谢时间长等缺点，多数用于缺氧性疾病的治疗和离体器官保存领域的研究；血红蛋白类携氧载体（hemoglobin-based oxygen carriers，HBOCs）是一类经过修饰的人源性、动物源性或基因重组的血红蛋白产物，可向人体组织器官输送氧气，同时由于其无病毒传播风险，也不用进行交叉配血试验，具有保存时间长、性质稳定等优点，成为目前红细胞代用品最有潜力的研究方向。虽然近年来 HBOCs 取得了重大的突破和进展，但在临床试验中发现其与高血压、心肌梗死、胃肠道不良反应的关系尚无定论，因此，血红蛋白类红细胞代用品的临床副作用机制以及解决方案将是未来研究的热点。

（五）造血生长因子的临床应用

造血因子对造血干/祖细胞存活、自我更新、增殖、分化、成熟中发挥着重要的生物学效应。20 世纪 80 年代，随着基因重组技术的飞速发展和在临床输血医学领域的应用，许多造血生长因子进入了产业化生产和临床应用阶段，如重组人促红细胞生成素（rHu-EPO）、重组人粒细胞集落刺激因子（rHuG-CSF）、重组人粒 – 巨噬细胞集落刺激因子（rHuGM-CSF）、重组人血小板生成素（rHu-TPO）、白细胞介素 3、白细胞介素 11 等。目前，这些重组生长因子在临床应用的疗效和反馈方面都较好。

（六）输血不良反应与输血传播感染的预防以及血液预警系统

临床输血技术的不断发展和日益规范的血液管理已使输血治疗更加安全，但是由于血液的复杂性以及患者个体的差异性，任何血液成分的输注都可能导致难以预期的输血不良反应或输血相关感染，严重者甚至可以导致死亡。这就要求临床输血工作者要运用先进、完善、规范的临床输血诊疗技术，科学、合理、有针对性地输血，严格掌握输血适应证。输血安全是目前临床输血事业面临的重大挑战。

输血不良反应（adverse transfusion reactions）也称为输血反应，是指在输血过程中或输血后受血者出现用原来疾病不能解释的新的症状和体征，是输血的非感染性并发症（noninfectious complication）。美国 AABB 统计显示，在各种类型输血不良反应中，过敏性输血反应（荨麻疹）的发生率最高，为 1% ~ 3%；其次是发热性非溶血性输血反应（febrile non-hemolytic transfusion reaction，FNHTR），输注滤除白细胞的血液制剂 FNHTR 发生率为 0.1% ~ 1%；而其他类型输血不良反应的发生率相对较低。美国 FDA 报道 2008 ~ 2012 年输血相关死亡的前四位病因依次为输血相关急性肺损伤（transfusion-related acute lung injury，TRALI）、溶血性输血反应（hemolytic transfusion reaction，HTR）、

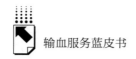

输血相关循环超负荷（transfution-associated circulatory overload，TACO）、输血相关败血症（transfusion-associated sepsis，TAS）[1]。

输血传播疾病（transfusion-transmitted disease）是指输入携带病原微生物的血液而感染的疾病，又称为输血传播感染（transfusion-transmitted infection，TTI），是输血的感染性并发症。目前，由于世界各国对献血者血液标本进行严格筛查，输血传播疾病的风险已大大降低，远远低于各种类型输血不良反应的发生风险；但是由于存在病毒变异、窗口期、试剂灵敏度等原因，不可能完全避免。可通过输血传播的病原体包括病毒、细菌、寄生虫、螺旋体、朊病毒（prion）等，其中病毒包括 HAV、HBV、HCV、HDV、HEV、HIV、HTLV-I/II型、CMV、EBV、微小病毒 B19、西尼罗病毒（West Nile virus，WNV）等，寄生虫包括疟原虫、弓形虫、巴贝虫等。

病原体可通过输血传播需同时满足：①血液中存在病原体时，感染者无症状；②病原体可在血液采集、制备和储存等环节中存活下来；③可通过静脉途径感染；④存在易感人群；⑤至少有部分受血者感染并发展到疾病[2]。而输血传播感染（TTI）往往不易被发现，其原因包括：①多数因输血感染疾病是无临床症状的；②若出现症状，通常无特异性，如发热、流感类症状；③潜伏期较长，可达数月甚至数年，不易早期发现；④患者原发疾病可掩盖输血感染的证据；⑤输血与传播疾病的直接关系需要充足证据证明，但往往混杂因素较多，不能得到确切结论。影响 TTI 残留危险性的因素不仅包括窗口期，而且还包括献血者中相应病原体感染率。由于各种经输血传播的病原体在不同国家感染率不同以及所用血液筛查方法的灵敏度不同，因此残留危险性在不同国家是不同的。

随着人们自愿无偿献血观念的增强，采集的血液经过核酸检测和病毒灭活等工序以及严格的质量监控，临床也不断合理用血，使患者获得更安全、有效的输血治疗。即便如此，仍然有一些已发现并证实可通过血液传播的病原体利用目前的检测手段和灭活技术无法检出和清除；而一些新的经输血传播的病原

① Mark K. Fung, Brenda J. Grossman, Christopher D. Hillyer, Conie M. Westhoff edited. *Technical Manual* [M]. 18th ed. Bethesda：American Association of Blood Banks（AABB），2014.
② 胡丽华：《临床输血检验》（第 3 版），中国医药科技出版社，2015。

体还在不断出现并威胁输血安全。预防输血不良反应与输血传播感染的策略包括：①挑选安全的献血者，加强对无偿献血知识的宣传和教育；②严格筛查血液；③加强对血液采集、制备、保存、运输、输注等全过程中的质量控制；④加强白细胞去除、血液辐照、病原体灭活等输血技术的应用；⑤应严格掌握输血指征，避免一切不必要输血等。

20 世纪 70 年代，科学家发现应用离心法去除白细胞能减少一些输血副作用后，去白细胞开始逐渐常规应用于制备各种血液制剂，例如英国在 1999 年底制定了常规去白细胞输血政策。目前去白细胞的红细胞和血小板已在国内外广泛应用。近年来的实验研究和临床研究都证实，去除白细胞具有降低 FNHTR 的发生率和严重程度、防止 HLA 同种免疫和血小板输注无效、降低白细胞相关传染性病原体的风险等。白细胞过滤器作为一种外源性的生物材料，已被证实是目前最有效地去除全血中白细胞成分、减少输血不良反应的一种有效方法。白细胞去除（leukocyte-reduced）技术也日趋完善，去白细胞输血已成为一种常规的输血方法。

血液辐照技术已广泛应用于造血干细胞移植、器官移植、大剂量放化疗、先天性或获得性免疫功能障碍患者的输血，以预防输血相关移植物抗宿主病（transfusion associated graft-versus-host disease，TA-GVHD）的发生。用于辐照的射线一般有 γ 射线和 X 射线两种。最佳辐照剂量的选择应使淋巴细胞特别是 T 淋巴细胞达到最大灭活而对其他血液成分的损伤为最小。美国 FDA 在 1993 年提出辐照中心剂量定为 25Gy，其他部位不低于 15Gy；欧洲学术委员会制定的辐照剂量范围是 25~40Gy，英国为 25~50Gy。国内一般推荐为 25~30Gy。

病原体灭活技术是指用物理学、化学、生物学、光学等方法将血液成分中病原体去除或杀灭，从而阻止或减少输血传播疾病的可能，其要求是能有效去除或杀灭病原体，同时最大限度地保持血液成分的有效活性和治疗作用。不同的血液成分可使用不同的病原体灭活方法。用于血小板和红细胞制剂的病原体灭活方法正处于临床试验阶段，欧洲已有血小板的核黄素/紫外光照射灭活法用于临床，而在我国常用亚甲蓝光照射灭活血浆病毒。随着新的病原体不断在献血人群中被发现，血液病原体灭活技术将面临新的挑战。但应注意，目前没有一种病原体灭活技术可以对所有类型的病毒进行灭活而不影响血液及其成分

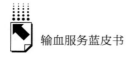
的质量。

血液预警系统（heamovigilance system）是近年来在一些比较发达的国家和地区出现的为保障输血安全而建立的信息反馈系统，最初由法国于20世纪90年代在欧洲建立，是一套对整个输血过程包括从血液及其成分的捐献到受血者输血的全过程进行监控的系统，用于收集、评估输入不安全血液制剂所产生的意外不良事件信息，预防其再次发生。它主要由血液质量确认体系、不良反应的监控以及应用流行病学和实验室资料进行评估等要素组成，基本作用是从数据分析中发现问题，从而为修改血液质量控制程序获得证据，提高临床输血安全性。目前世界上大多数国家都已经应用血液预警系统以监控献血、输血中的不良反应和突发事件。

（七）患者血液管理

近年来全球范围内人口老龄化和血液资源供不应求的现状推动了输血医学理念的转变，强调以患者为中心的患者血液管理（patient blood management，PBM）。PBM是以循证医学为依据，以患者为中心，采用多学科的技术和方法，纠正贫血、优化凝血功能，应用血液保护技术，科学合理地输血，以达到减少或避免输异体血，改善患者预后，获得最佳病情转归的目的。实现PBM的三大要素包括促进自身造血、严格控制出血和失血、促进机体对贫血的生理代偿。有效的PBM对于所有输血患者首先必须有输血适应证，且决定每个患者的输血阈值除考虑实验室检查结果如血红蛋白浓度外，还需结合临床症状和体征进行个体化输血治疗，及时进行疗效评价。2010年5月世界卫生组织（WHO）向全体成员国建议：所有手术患者从术前开始实施PBM。目前PBM在澳大利亚、美国、英国、荷兰、瑞士、西班牙、奥地利等国广泛应用。

（八）临床输血技术的研究

临床输血技术的发展离不开众多科研工作者孜孜不倦的研究探索，以"transfusion technology"为关键词，在Science Direct数据库检索2000~2018年间输血技术论文发表情况，结果如图1所示。可见，在近二十年间，输血技术的研究论文在迅速的发展，截至2018年，发表的论文已达23577篇，涨幅接近 2.8 倍。临床输血治疗新技术，不仅解决大量的临床难题，也为临床输血技术的发展提出了新的要求，相信在不远的将来，临床输血治疗新技术还将拥有更多的突破和发展。

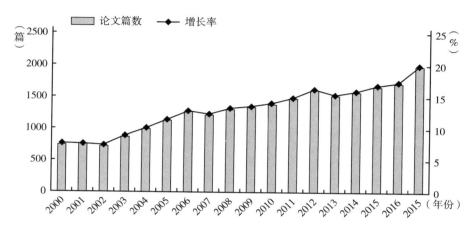

图 1　2000～2015 年以"transfusion technology"关键词搜索的论文情况

二　我国临床输血技术基本现状

（一）输血医学成为二级学科

在发达国家，临床输血已经成为一种规范的医疗行为，在临床治疗过程中所起的作用也越来越大。我国的输血医学起步并不晚，但与发达国家相比，在过去的很长一段时间里，我国临床输血学科定位不清、临床输血人才缺乏、相关政策和法规滞后、血液制品产业规模和技术整体落后，导致临床输血技术水平参差不齐，总体水平较低，临床输血学科发展缓慢。临床输血技术长期落后于整体医疗水平的发展，成为我国医疗服务"木桶"中的"短板"。值得庆幸的是，1998 年 10 月《中华人民共和国献血法》及 2000 年 6 月 1 日《临床输血技术规范》颁布实施后，我国临床输血技术进入了快速发展的新阶段。经过输血人的不断努力，2016 年 7 月 25 日，经过国家标委会批准，"输血医学"

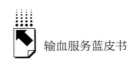

正式被增设为二级学科，并设置多个三级学科①。输血医学的学科地位得到确认，输血医学迎来前所未有的新机遇和新挑战。

（二）核酸检测全覆盖

核酸作为病原体感染最直接的证据，在特异性抗体产生之前就可出现在外周血中，核酸检测（nucleic acid amplification testing，NAT）可显著缩短病原体检测"窗口期"。"核酸检测全覆盖"是进一步提高我国临床用血安全水平、降低经输血传播疾病风险的重要举措。2015 年，在国家卫生健康委员会（原国家卫生计生委）等部门的大力推动下，我国实现了血站血液筛查核酸检测全覆盖。2016 年 11 月 23 日，国家卫生健康委员会（原国家卫生计生委）与国家食品药品监督管理总局联合发布《关于促进单采血浆站健康发展的意见》，提出 2019 年底实现单采血浆站核酸检测全覆盖。这些举措为保证血液质量与临床用血安全提供了强有力的政策保障。

（三）开放性输血策略逐渐转变为限制性输血策略

近年来国际上对于非急诊心脏手术、ICU、有心血管疾病史的老年患者行髋关节置换术、败血性休克、上消化道出血等患者的输血指征，开展的大规模临床随机对照试验均提示：对于大多数需要输血的患者均可实施限制性输血策略，即通常将血红蛋白浓度 70～80g/L 作为红细胞的输血阈值是安全和有效的，并不增加其发病率和死亡率，但输血量会明显减少，且常常能达到更好的临床预后。我国这几年随着血液资源的相对不足以及限制性输血策略在各级临床输血培训的大力宣传和在部分三级甲等综合医院的顺利开展，医务人员对输血利弊包括其对患者预后的影响有了进一步的认识，开放性输血策略正在逐步向限制性输血策略转变。

（四）自体输血率不断提高

自体输血已有近两百年的历史，我国从 20 世纪 40 年代开始应用回收式自体输血救治伤员，1978 年上海首次报告了 150 例血液稀释和自体输血病例，

---

① 《关于批准发布 GB/T13745－2009〈学科分类与代码〉国家标准第 2 号修改单的公告》。

自体输血逐渐在我国开展。1998年10月《中华人民共和国献血法》以及2000年6月1日《临床输血技术规范》颁布实施后，自体输血逐渐被广大医务工作者、患者及家属接受，自体输血在我国部分省市医院取得了良好的效果。自体血被公认为是最安全的血液，广泛应用于医疗机构，包括术前预存自体血、术中等容性血液稀释、术中和术后回收式自体输血。临床应用最多的是回收式自体输血，广泛应用于心外科、骨科、血管外科和急诊外科等科室。"十二五"期间我国自体血回输比例增长30%[①]。

（五）临床输血安全性不断提高

随着全国血站核酸检测全覆盖以及白细胞过滤、血液辐照、病原体灭活等技术在临床的广泛应用，输血传播疾病、输血不良反应的发生率大大降低，临床输血安全性不断提高。以输血传播HIV为例，全国历年新发HIV感染者/AIDS病人传播途径中经血传播所占比例大幅下降，从2005年的29.6%下降到2013年的0.15%（见图2）[②]。

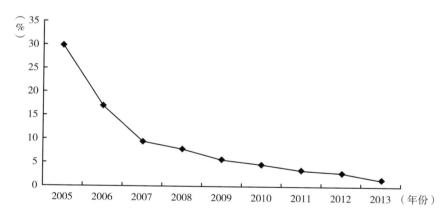

图2　全国历年新发 HIV 感染者/AIDS 病人传播途径中经血传播所占比例

输血不良反应的发生风险显著高于输血传播疾病的发生风险。输血不良反应机制和预防已成为全球输血医学领域研究的热点之一，由此衍生出来的输血

---

① 《国家卫生计生委办公厅关于2016年血液安全技术核查的通报》，国卫办医函〔2017〕240号。
② 2014 China AIDS response progress report, Beijing: SCAWCO, 2014.

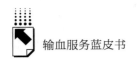

不良反应监测、血液预警等能代表一个医院、一个地区乃至一个国家的输血技术和管理水平，同时从另一方面也促进了输血事业的进步。目前，我国的输血不良反应监测体系正在逐步推动和建设当中。

（六）临床输血管理逐步规范

临床输血包括血液制品质量及供血者和受血者安全与服务的复杂过程，涉及多个岗位和多个医护技人员的参与，任一环节的差错都可能对患者造成严重后果。因此，加强临床输血管理，规范临床输血全过程的各环节要素，为患者提供完善、统一、安全的医疗服务，制定输血医学的各方面标准，从血液的采集、制作、检测、血液发放、血液管理全过程保障医疗质量和病人安全，全过程各环节规范临床血液输注，对于保证用血安全、合理输血，避免或减少输血差错和输血不良反应的发生具有极其重要的意义。尽管近年来我国临床输血事业发展迅猛，成立了血液标准委员会，颁布了一些临床输血技术相关的标准，但是随着新技术在输血领域的应用以及临床输血理念的不断更新，这些标准仍需不断完善和修订。近年来，国家加强了对临床输血安全的重视，通过发布相关政策法规，开展三级综合医院评审以及不定期对用血量大的医院、科室抽检等，对输血管理提出改进或整改意见，促使临床输血管理机制向更科学、更完善的方向发展。

三　展望与讨论

一百多年来，通过人类的不断摸索总结，输血医学取得了飞跃式发展，输血事业已纳入正规化和法制化的轨道，输血技术也在不断地发展、提高和完善。科学、合理、安全、有效的输血已成为全社会关注的焦点，我国输血事业既面临挑战，也将迎接机遇的到来。

一是，输血安全性将进一步提高。今后通过不断创新研究，提高血液制品中病毒检测方法的灵敏度，缩短窗口期，同时发展病原体灭活等技术，保证血液制品的安全。

二是，输血服务将更为完善。过去对于自身免疫性溶血性贫血患者的输血、RhD 阴性孕产妇以及院前急救患者的紧急输血等问题一直存在争议，近年来随着越来越多对各种疑难输血问题的关注、探讨和研究，逐步规范化建立配合性输血、紧急输血流程，为临床输血提供更及时、优质的服务。

三是，输血的电子化信息管理。输血相关的资料通常要求保存十年之久，未来随着信息化管理的不断完善，这些大量、繁杂的数据将得到快速的分类管理、整合分析，从而大大提高临床输血工作效率和服务质量。

四是，输血新技术包括输血检验技术、血液制品检测技术、血液制备技术等以及新一代血液成分制品的应用研究将成为未来输血医学最有潜力的发展方向。例如下一代测序技术（next-generation sequencing，NGS）通过对数百个碱基 DNA 片段测序来鉴定核苷酸，实现对血型抗原表达快速精确的判断，以准确预测变异等位基因；随着 NGS 技术检测成本的降低和技术运用的快速发展，在将来 NGS 技术有望应用于献血者血型的大规模基因分型检测，为罕见血型和/或多种抗体的患者提供量身定制的输血方案，从而减少长期依赖输血的慢性患者由输血所致的同种免疫。而基因芯片技术的快速发展，也对输血医学事业发展产生巨大影响，其应用潜能一定会给输血事业带来历史性的变化；将基因芯片技术应用于输血医学的血型学领域，使红细胞血型与亚型、血小板血型与 HLA 能进行精确快速地检测，也避免了目前疑难血型血清学方法烦琐效率低、易产生误差的弊端；另外临床输血前的交叉配血试验也可应用基因芯片更加精确地进行，包括红细胞血型、血小板血型与 HLA，这样可避免由于献血者与受血者之间血型血清学不相合所致的各种输血不良反应以及血液输注无效等。

五是，作为目前最复杂的生物疗法，细胞治疗依然有许多的技术难点尚未突破，确切的作用机制还不清晰。细胞治疗伦理、细胞制品质量控制、肿瘤的 CAR-T 和 CAR-NK 细胞治疗、肿瘤的免疫检查点疗法、T 细胞过继免疫治疗、干细胞移植治疗、基因编辑技术与干细胞的结合使用、基因修饰化细胞治疗、微囊化细胞移植治疗、3D 打印在组织工程中的应用等，以及临床应用的有效性和安全性是目前关注和争论的焦点。

六是，临床输血是以关注患者转归为目的，以节约人类稀缺资源、保证临床安全有效输血为原则，充分利用各种成熟血液保护技术，多学科协作的用血全程管理。患者血液管理是临床用血管理的发展方向，在关注患者转归的前提下，追求患者治疗利益最大化。

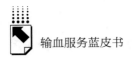
七是，不断加强临床输血人才培养，学科技术的发展离不开人才，人才的培养离不开教育，因此培养输血技术相关人才梯队，对推动输血技术发展进步意义重大。

我们相信，通过全世界临床和科研人员的努力探索和实践，输血技术会有更加长足的发展和创新，临床输血管理也将更加科学、高效，从而为临床提供更为安全、及时、有效的输血治疗。

B.27
我国临床输血科发展建设的现状及展望

汪德清 樊凤艳*

摘　要： 我国输血科历经30多年的发展取得了一定的成就，但仍存在对工作重要性认识不足、开展项目有限等问题。笔者针对输血科发展建设，从人才队伍建设、业务范围拓展、科研水平建设和管理体系建设四个方面提出了设想，对输血科未来的发展进行了展望。

关键词： 输血科　输血人才　输血科建设

一　输血科发展历史与现状

输血医学作为临床医学的一个独立重要分支，是一个仅有百年历史的年轻学科。输血科作为保证临床安全、有效输血而设置的科室，其历史更为短暂。在国内，输血科存在仅有30多年的历史。这为输血科发展带来挑战的同时也带来了巨大的机遇，输血科的低发展起点为其带来了无限多的发展可能，正如空白的画布更能画出绚丽的图画。

自20世纪90年代以来，《献血法》《临床输血技术规范》《医疗机构临床用血管理办法》等法律法规的出台为输血科的发展提供了政策上的支持，为输血科近十年来的快速发展奠定了基础。但在全国范围内，各地输血科发展的水平仍然不均衡，诸多因素限制了输血科的发展。

首先是对输血科的重要作用认识不足。输血是一种临床救治患者生命的特

---

* 汪德清，解放军总医院输血科主任，主任医师、教授，医学博士；樊凤艳，空军总医院输血科主治医师，医学博士。

殊手段，在内科贫血治疗，外科重大手术和战、创伤抢救中的作用至今仍无可替代，为临床安全、有效输血而保驾护航的输血科在临床工作中的重要性自然不言而喻。输血科与临床科室之间相互依赖、相互促进，输血工作质量的好坏、输血科的发展建设与管理水平，对临床用血质量的安全性、合理性和有效性起着至关重要的作用，直接影响着医院整体医疗工作的质量和病人的生命安危。但是在医院承担重要任务的输血科常常身处尴尬境地。输血科作为医院的辅诊科室经常被人误解为仅是储存和发放血液的"血库"，甚至被视为可有可无的科室。时至今日，仍有很多三级医院的输血科仅有挂名，行政设置仍下属检验中心。2016年河北、江西、辽宁、新疆等省的统计数据显示，三级医院设置独立输血科的比例仅约为78%。仍有部分输血科人力资源配置不到位、人员学历偏低、职称调整困难，科主任有些是兼任，科室人员中有部分医师被迫从属技师系列；另外还广泛存在业务用房面积不到位、仪器设备的配置不能满足业务的正常开展等情况①。

其次是输血科开展的项目有限，不能整体带动输血科的发展。2000年6月1日，原卫生部发布的《临床输血技术规范》第一章第四条明确规定二级以上医院应设置独立的输血科（血库），负责临床用血的技术指导和技术实施，确保贮血、配血和其他科学合理用血措施的执行。2012年颁布的《医疗机构临床用血管理办法》（卫生部令第85号）第二章第十一条也明确对输血科及血库的主要职责进行了规定，包括推动血液保护、为临床合理用血提供会诊和咨询、参与开展血液治疗等内容。然而目前国内大部分输血科由于人才和临床认可的局限，仍然将业务范围局限于血液保存和配发血，业务范围的局限又反过来限制了人才的引进以及临床的认可，使输血科难以充分行使法律法规赋予的职责，如此恶性循环导致输血科难以充分发挥自身的作用。

二　输血科未来展望

国家标准化管理委员会办公室于2016年7月下发的GB/T13745—2009

---

① 刘嘉馨、耿鸿武、孙俊等主编《中国输血行业发展报告（2017）》，社会科学文献出版社，2017，第36～41页。

《学科分类与代码》中，在320临床医学下增设了32032"输血医学"二级学科；在32032"输血医学"下设立"基础输血学、献血服务学、输血技术学、临床输血学、输血管理学和输血医学其他学科"三级学科。输血医学二级学科的设立将会推进我国输血医学更为快速地全面发展。未来输血科的发展也是输血医学二级学科真正落地的过程。要把输血科建设成为符合其二级学科设置的综合性科室，人才建设、治疗项目的开展、科研建设和相应管理体系的完善是其重要抓手。

（一）人才队伍建设

未来输血科是医、教、研全面发展的综合性科室，人才队伍建设也必须满足医、技、护人员的全面配置。随着未来输血科的业务拓展，输血科两大技术板块配发血和输血治疗将会各自撑起输血科业务的半边天（见图1）。"医疗、教学、科研"三位一体的输血科建设体系，将会全方位地提升输血科为患者服务的能力，提高医院的医疗水平。

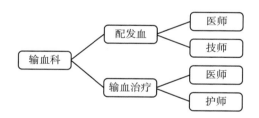

图1　输血科工作板块与人员配置

输血科医师主导临床诊疗活动，是未来输血科的主导力量。输血科医师既需要具备临床医师工作所必需的专业知识与技能，还需要熟练掌握基础输血学、临床输血、输血技术与输血管理的专科医学知识。目前输血科医师既有来自临床医学专业的，也有来自检验医学、预防医学等相关专业的。将来输血医师将全部来自医学院临床专业本科生，经过2~3年以上的规范化和专业化培训并取得相应临床医师资格证书，其输血科医师的日常工作除了输血治疗、教学和科研工作外，还包括临床输血会诊、出输血门诊。

输血科技师一直是输血科的主导力量，在没有医师和护士编制的输血科承

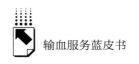

担了科室所有工作。医师和护士团队的加入使输血科技师可以专注于输血科的检验工作，并且有更多的时间和精力投入教学和研究工作中。

输血科治疗工作的加强，必然需要护理人员的参与，建立起输血科的护理团队。护理团队在护士长的领导下，其主要工作是治疗操作的具体实施。护理人员的加入使输血科医师和技师从他们并不擅长的治疗护理工作中脱离出来，也使输血治疗护理工作更为专业。

（二）业务范围拓展

现在输血科（血库）的主要业务就是血液储存和配、发血，输血医学二级学科落地必须要有更多的业务拓展。其发展方向将包括但不限于患者血液管理、临床输血会诊咨询、血液治疗、输血门诊以及更多的输血相关检测。

血液管理是在循证医学证据的基础上对患者实施全面血液管理，包括贫血管理、出血管理、优化血凝、促进自身造血、提高贫血耐受力、血液保护技术等，当然也包括科学合理输血[①]。血液管理的实施需要多学科参与，输血科积极参与血液管理，在合理选用血液成分、减少异体输血、积极开展自体输血项目上发挥自身作用，可以有效缓解临床用血需求大幅增加同血站同期采供血增长速度的矛盾。

输血治疗是临床输血发展的主要方向。目前仅有少数输血科开展输血治疗业务，项目以血浆置换为主，未来输血科不但应该做好做细现有项目，还应该拓展细胞免疫治疗、干细胞治疗、血脂去除、三氧自体血治疗等项目，条件达到时开设病房，输血科的医、技、护的配置可以独立行使临床诊疗功能。目前干细胞治疗作为一种新兴的治疗方法已然进入临床，2015 年全球干细胞相关市场规模为 635 亿美元，预计到 2021 年达到约 1600 亿美元。

输血科门诊是输血医学的窗口。国内输血科门诊建设尚处在起步阶段，由于绝大多数输血科没有配备输血医师，对于这些输血科而言，开设输血门诊就无从谈起。目前只有极少数大型三甲医院设立了输血科门诊，部分输血科医师实际上是出血液科门诊。因此，未来开设输血科门诊，拓展业务内涵和规范业

---

① 张秀萍、王同显：《全面推行患者血液管理》，《中国输血杂志》2016 年第 12 期，第 1399 ~ 1401 页。

务行为是其必经之路。笔者认为输血科开展输血科门诊无论对医院建设还是对学科发展都具有极其重要的意义。经过多年探索，输血科门诊已经初具规模。主要业务有新生儿溶血病围产咨询、实验室诊断；择期手术患者用血评估，单采治疗相关业务。自体储血前移至门诊，不但可以缩短患者住院时间，节约血液资源，还能对术前贫血患者在其候术期间进行贫血干预治疗，对于出凝血功能紊乱的患者给予处理，达到减少围术期异体血使用量和降低输血风险的目的。患者疑难血型处理主要是对于 ABO 血型正反定型不一致或出现意外抗体情况进行处理指导，给予输血或孕产意见。输血科门诊对于患者疑难血型的处理充分发挥了输血科医师知识的专长，填补了临床科室诊治的盲区；孕产妇抗体管理主要包括存在红细胞抗体妇女的妊娠前咨询、抗体对母体和胎儿的影响、妊娠期间抗体监测、输血时血液选择以及宫内输血和新生儿换血等方面的问题。上海市第六人民医院输血科的李志强主任医师在 RhD 抗原阴性孕产妇血液安全的门诊管理方面摸索出了一套行之有效的方法①。未来输血科门诊的诊治内容也将随着患者的需求以及输血新业务的开展得到进一步拓展。

（三）科研水平建设

输血医学研究近年来不断有创新性科学研究成果报道，颠覆了我们以前的认知，如输血逆转小鼠的衰老、肺脏造血功能的发现、血小板 4℃ 保存研究的结果、外泌体蕴藏功能的发现……输血医学的发展也对输血专业人才的学历要求提出了更高的标准。高学历人才是输血科科研工作的重要条件，一般来讲，专业技术人员科研能力的高低在学历上能较好地体现出来。目前输血行业博士及硕士学历人员数量比例仍然很低，而且主要集中于大中城市。如何进行输血科人才培养、人才引进是输血科科研工作面临的巨大问题。除了人员待遇水平的提高，高水平科研平台的吸引也是人才建设的一个重要方面，随着我国输血医学学历教育的快速发展，未来可以预见高学历人才在输血科的比例定会稳步提升。

输血科科研水平的建设还体现在研究方向的确立和跨学科合作。输血科应该结合自己单位的优势专业、发展方向等实际情况，通过不断摸索和尝试确立

---

① 制订协作组：《RhD 抗原阴性孕产妇血液安全管理专家共识》，《中国输血杂志》2017 年第 10 期，第 1085～1091 页。

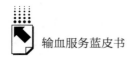

自己科室的研究方向。正确的科研方向不仅有利于科室做出科研成绩，还会带动科室社会声誉的提升和医疗服务水平的提高，从而提高科室的社会影响力。现代科学的发展使学科越来越细化，同一个专业的团队在某一个细化的分支上成为专家已经实属不易。跨学科研究本身也体现了当代科学探索的一种新范型。输血医学不仅同生物学、化学、物理学、药学、基础医学、中医学与中药学等学科有着广泛的结合，同工学、理学相结合的研究成果也不断涌现出来。

输血医学同人工智能的结合就充分体现了科研的跨学科合作。人工智能的迅速发展将深刻改变人类社会生活、改变世界。为抢抓人工智能发展的重大战略机遇，构筑我国人工智能发展的先发优势，加快建设创新型国家和世界科技强国，2017 年国务院印发了《新一代人工智能发展规划》，确立了我国人工智能发展三步走的战略目标。未来输血医学乃至整个医学与人工智能技术结合的成果都将会不断涌现，目前笔者单位已经开始将人工智能技术应用到患者血液需求量预测、医院血液库存管理输血不良反应自动识别等方面。相信不久的将来人工智能技术就会应用到整个输血领域，从血管到血管实现无缝连接，医院与血站将会打破现有的信息沟通屏障，血液库存量透明，管理者可以在办公室准确发现全国任何一个血站的采血量、血液库存量，任何一家医院的用血情况，尤其是输血不良反应发生率，还可以根据用血情况分析出各地疫情和重大流血事件的发生等情况。作为一个输血工作者如同其他行业的人员一样，对于人工智能时代的来临，我们只能以敞开胸怀拥抱的姿态迎接它的到来。

（四）管理体系建设

质量管理体系在输血科的建立和应用是提高输血科管理水平、促进科室持续发展的重要方式。目前国内输血科应用的质量管理体系主要有 ISO15189《医学实验室质量与能力的专用要求》、AABB《血站与输血服务机构标准》、国际医疗卫生机构认证联合委员会（JCI）《医院评审标准》等。

ISO15189《医学实验室质量和能力的专用要求》是由国际标准化组织临床实验室检验及体外诊断检测系统技术委员会起草，是国际上普遍承认的关于医学实验室质量和能力的国际标准，它从管理和技术层面对医学实验室能力和质量提出了具体的要求。输血科作为提供临床输血前检测及新生儿溶血病检测等项目的实验室，也应该积极开展实验室认可活动，以便通过认可提高科室的检测水平①。然而未来输血科的开展项目并不仅限于检测，ISO15189《医学实验室质量和能力的专用要求》适用于医学实验室，针对的是临床实验室的质量管理；CNAS - CL40 医学实验室质量和能力认可准则在输血医学领域中的应用说明对输血医学实验室管理和技术层面做出了明确规定②，具有较强的操作性，该应用说明已经纳入国家标准（GB/T22576.7），现在全国已有 3 家独立输血科通过 ISO15189 认可，26 家检验科认可中含有输血项目；根据原卫生部相关管理部门对血站实验室管理的要求和国际上认可组织对血站实验室认可通行做法，并结合血站实验室检测工作的特点，中国合格评定国家认可委员会（CNAS）于 2013 年 4 月 1 日起，将血站实验室认可制度由 ISO/IEC 17025 变更为 ISO15189，到目前为止全国已有 7 家血站实验室通过 ISO15189 认可。但是，ISO15189 认可强调的是影响检验结果的人机料法环等管理和技术因素，简言之，是以项目为中心，而且也不是专门针对输血医学的专业性设置的输血质量管理标准，在质量管理标准中缺乏与输血医学中的特定领域和环节过程对应的质量控制要素和要求③。AABB《血站与输血服务机构标准》强调以患者为中心，强调为患者提供完善、统一、安全的医疗服务，标准内容覆盖了血液的采集、制作、检测、血液发放、血液管理全过程，包含了临床输血各环节。JCI《医院评审标准》是国际医疗卫生机构认证联合委员会用于对美国以外的医疗机构进行认证的标准。JCI 由医疗、护理、行政管理和公共政策等方面的国际专家组成，是一个独立的、非营利的第三方医院评价组织。目前国内已有多家医疗机构通过了 JIC 认证④。

国外先进质量管理体系的原则方法我们可以应用、借鉴，每个管理体系也都有其自身优势和不足。每个输血科都要根据本单位实际情况和自身工作特点选择适合自己的质量管理体系，才能有效提高输血科的质量管理水平。

---

① 于洋、汪德清：《ISO15189 认可全面提升输血相容性检测实验室质量管理水平》，《中国输血杂志》2010 年第 12 期，第 1006～1009 页。

② 中国合格评定国家认可委员会 CNAS - CL40：2012《医学实验室质量和能力认可准则在输血医学领域的应用说明》。

③ 张莉、邱艳：《大数据时代的输血质量管理》，《临床输血与检验》2016 年第 6 期，第 513～516 页。

④ 陈帅、申萍、胡新勇：《理智看待 JCI 认证》，《中国卫生质量管理》2013 年第 2 期，第 69～71 页。

B.28
2017年北京市临床用血现状及行业发展报告

宫济武　杨培蔚*

摘　要：　本文对北京市自《医疗机构临床用血管理办法》颁布以来临床用血管理的一系列措施进行了整理分析，从管理现状、开展用血管理的主要工作、发展和应对措施三个层面入手，总结分析北京市临床用血管理取得的成绩及面临的问题，并对近期和远期工作进行规划设计。

关键词：　临床用血　血液管理　北京

自2012年《医疗机构临床用血管理办法》颁布以来，北京市输血质量控制和改进中心在北京市卫生计生委医政医管处领导下，在兼顾采供血形势和临床医疗发展特点、保证正常医疗秩序和确保临床急救用血的前提下，发挥质控中心在行政管理、临床医疗及采供血机构的桥梁作用。

一　现状

一是采供血矛盾持续增加。随着人民生活水平不断提高，医疗服务需求不断增加，医疗机构入院人数和手术人次每年接近或超过10%的增长，采血量

---

* 宫济武，北京医院输血科，北京市临床输血质量控制和改进中心主任，主任技师；杨培蔚，北京市卫生计生委医政医管处主任科员。

的增长不能满足医疗对血液资源需求的增长，供血缺口逐年加大。二是医疗机构临床用血管理组织不健全，或不能很好地发挥作用。三是医疗机构临床用血和献血招募、互助献血管理制度不完善，执行不到位。四是医疗机构在临床用血管理投入的人力物力等方面不足。五是医疗机构用血管理方法简单，措施一刀切，血液库存（血液调控）管理水平不能应对供血紧张常态化形势下的医疗保障。六是医疗机构间血液调剂不到位、血液使用欠合理，仍然存在血液浪费等问题。

二 开展用血管理主要工作

（一）构建全市交流平台，提高血液规范管理水平

输血质控中心联合临床检验中心输血室、北京输血协会、北京医学会输血分会，充分利用各学术平台开展形式多样的宣教培训工作，组织科主任培训班、输血技术培训班、北京输血沙龙、输血知识技能比赛等活动，加强行业交流，凝聚行业活力，引领输血方向。

针对管理办法解读、临床用血的评估评价、应急用血保障策略、血液库存设置、妇产科应急用血保障等临床关心和迫切需要解决的热点和难点问题，开展专题研讨和培训，近几年来共组织 20 余次，参加人员 4000 多人次，为全市行业的发展起到了引领和指导作用。

（二）规范从业人员岗前培训，提高从业人员专业素质

基于输血行业从业人员全部为转行而来，输血无在校教育的特点，为保证临床输血安全，提高从业人员的专业素质，北京市在全国率先开展输血从业人员岗前培训考核准入工作。

目前北京市卫生计生委先后挂牌 9 家"北京市临床输血从业人员培训基地"，由临床输血质控中心统一管理、开展培训工作。临床输血质控中心制定了《北京市临床输血培训及考核实施细则》、《北京市临床输血从业人员培训基地管理细则》、《输血与输血技术教学大纲——理论课程部分》及教案、《北京市临床输血从业人员实验操作技能培训及考核表》，举办了北京市临床输血

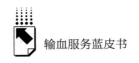

从业人员培训及师资培训观摩班，统一全市的培训标准和培训质量。

每年不定期举办了"北京市医疗机构临床输血从业人员理论课培训班"，定期召开培训基地工作例会，针对培训工作专题论证；开展输血技术人员实验操作考核技能培训，严格技能考核的标准。

各培训基地对为期三个月专职人员（兼职人员 6 个月）的北京市各医疗机构新入行从业人员，按照培训大纲进行基本理论培训、专业技术培训，考核合格后出基地。最后由质控中心统一进行理论和技能考试，合格后方可上岗，至今已培训了 692 人，发放岗位培训证书 544 人。

开展专项技术培训工作，如举办了两期"新生儿溶血病检测培训"，从理论到实验操作进行全程培训与观摩，举办了两期"输血相容性检测自动化技术经验交流"活动，举办了三级医院输血科主任临床安全输血管理培训班、三届全国输血质量控制技能培训班。

（三）建立管理标准和指标，规范全市输血控制

近年来临床输血质控中心为了加强行业规范和质量体系建设，充分发挥中心专家委员会的资源，在全国率先制定出台了《北京市医疗机构输血科（血库）基本标准（2008 版）》《北京市医疗机构临床用血管理暂行规定》《北京市三级医院评审细则》《北京市医疗机构设置输血科审核验收实施细则》《北京市医疗机构设置血库审核验收实施细则》。

正在制定《北京市临床用血质量管理规范》《北京市临床输血技术指南》《北京市输血科质量控制指标》等一系管理文件，为规范全市临床用血起到了强有力的保障作用。

（四）结合管理要求，开展专项检查督导

临床输血质控中心每年除了配合国家卫生计生委和市卫生计生委开展医院管理年检查活动、"三好一满意"活动督导检查，还要做好医院管理评价工作。每年定期对市三级医院、区医院和妇幼保健院开展临床输血实验室检测质量飞行检查工作。每年结合行政管理要求，选择重点内容进行专项检查。每年和各区县卫生计生委血管办（献血办）联合开展临床用血管理检查。

依据卫生部《临床输血技术规范》《北京市医疗机构输血科（血库）基

本标准（2008版）》要求，针对各医疗机构临床输血实验室建设、人员专业素质及血液样品检测水平设置了检查项目。其中，涉及检测项目包括ABO血型正反定型、RhD血型、抗体筛检和交叉配血的5个质控品25个项目。每次检查采用现场查看标准操作规程及实验操作，应用被检实验室日常实验方法对提供的质控品进行检测，填写检测记录和报告，在规定的90分钟内完成。

结合北京市相容性检测的实际情况，在2016年开展了实验室检测能力的评定，在原来的基础上加强了检测的强度，由原来的结果确认变更为结果分析，从血型系统水平提升为亚型分析，抗体从阴阳识别提升为抗体鉴定。通过能力验证，为各实验室的检测能力和水平的分级提供了依据。

自《医疗机构临床用血管理办法》颁布后，北京市临床输血质量控制和改进中心制定了《临床用血检查细则》，对全市各医疗机构用血管理委员会建设、用血管理制度建设，以及输血科或血库的建设、临床用血评估评价、血液应急保障、无偿献血优先用血、规范开展互助献血等方面进行了全面的督导检查。针对临床用血管理中存在的突出问题，强化医疗机构及医务人员安全有效用血的意识，强化临床用血审批、使用、评估、评价等关键环节的控制，不断完善医疗机构临床用血的管理制度。

（五）加强行业准入，严格输血质量

为规范临床用血，按照北京市医院机构准入校验管理办法的要求，依据《北京市医疗机构输血科（血库）基本标准（2008版）》，北京市输血质量控制和改进中心组织专家制定了《北京市医疗机构设置输血科审核验收实施细则》，规范开展北京市医疗机构输血科增项和医疗机构新增血库的检查验收工作。

在北京市用血医疗机构中，47家三级医院中，已有35家通过现场检查验收工作，55家二级医院通过验收37家，26家民营医院也通过了验收。

（六）强化血液库存预警，缓解供血紧张状况

针对北京医疗资源集中，用血需求持续稳定，而供血受季节和各种状况影响波动的实际情况，北京市输血质量和控制中心组织引导全市强化血液库存预警

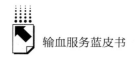

工作，强化血液资源依从性医疗秩序意识的概念，引导临床择期手术用血的调控和调节。组织全市专题研讨，引导医疗机构制定血液库存预警方案，适机开展医疗机构内的血液预警，配合血液供应的波动，从患者入院环节调控用血需求。

（七）加强自体输血的推动，降低异体输血的

为实现临床进行异体输血治疗只应用于可导致病人死亡或引起病人处于严重状况而又不能通过其他方法有效预防或治疗的疾病的基本要求，加强临床用血管理评价工作尤为重要。为推进临床科学合理用血，保障临床安全和医疗质量，按照《医疗机构临床用血管理办法》要求，结合自身医疗特点，加强临床医生用血知识的培训，树立血液是人类稀缺资源、临床安全有效输注的理念，利用成熟的医疗技术稳步推进以关注患者转归为中心的患者血液管理工作，输血质控中心和麻醉质控中心联合全市大力推动自体输血的宣传培训和督导检查工作。经过几年的努力，目前全市三级医院自体输血率达到了29.8%。

（八）健全组织、细化标准，推进临床用血评价工作

按照《医疗机构临床用血管理办法》，强化医疗机构用血管理委员会的职责要求，加强本机构用血管理制度和指南的制修订工作，对本机构输血治疗中存在的问题、工作重点、工作目标、行政管理要求等须在医院管理文件中予以明确，在血液安全库存量的确证方案及结果、应急用血保证的时效及接诊条件、非同型输血的条件时机和授权、医院年度用血计划确证等重点关键环节强化管理。

医疗机构强化输血科（或血库）职能，完善临床用血的管理制度，加大对临床用血管理评价的力度。医疗机构结合自身医疗特点，建立临床用血的评价指标体系。医疗机构建立临床用血质量评价详细内容，定期监测、分析和评估临床用血情况，开展临床用血质量评价工作，从而提高临床合理用血水平。输血质控中心为建立以单病种为主的临床用血考核评价制度，保证血液质量和安全，按照国家卫生计生委《关于印发2016年卫生计生工作要点的通知》（国卫办发〔2016〕6号）和《关于进一步加强血液管理工作的意见》（国卫医发〔2015〕68号），结合北京市临床用血管理现状，开展骨科专科的单病种用血评价工作。通过对全市部分骨科疾病特色医院的临床用血情况进行调研和

检查，确定用血相关性较大的疾病种类和编码，完善北京市临床用血地方统计数据上报工作，建立骨科单病种用血的评价指标，逐步开展全市各专业主要单病种用血评价工作。

通过大数据统计结果，将分类建立临床用血指标（包括单病种），经统计分析建立动态长效评价机制，从科学发展、质量并重、公平可及、安全有效的角度分类考评。

（九）加强信息统计，用数据服务管理

历年来输血质控中心从北京市卫生局信息处、各区县献血办、北京市红十字血液中心、北京市临床输血信息管理系统、北京市医政信息管理平台等渠道，取得北京市各级医院临床用血数据，并对这些数据进行统计、比较、排序、分析，为北京市卫生医政部门提供管理依据。

基于国内外相关指南和行业共识的专业数据，结合《医疗机构临床用血管理办法》的要求，北京市输血质量控制和改进中心初步确立输血前的评估原则、评估方式及评估指标。在基于医疗机构大数据分析的情况下，真正实现在院患者用血有计划，用血需求能预警，备血有标准，用血有指标，考核有数据；同时建立用血医生账户，结合 DRGS 真正实现单病种用血管理的指标体系建设。

（十）利用全国技术优势，服务全市检测

输血质控中心为促进本专业的业务发展，为输血科解决工作中疑难血型鉴定和特殊抗体筛查等实际问题，接待了协和医院、肿瘤医院、航天中心医院、电力医院等输血科的实验人员并进行特殊实验，每年检测疑难血型和疑难配血30 余例，解决了临床工作中试剂不足、试剂不全的问题，同时培训了专业技术人员，提高了检测水平，为全市培训贮备技术和人才。

（十一）调控血液保障，规范开展互助献血管理

按照《关于进一步加强血液管理工作的意见》（国卫医发〔2015〕68 号）和《北京市卫生和计划生育委员会关于进一步加强无偿献血与临床用血工作的通知》（京卫医字〔2016〕181 号）的文件精神，为了规范北京市医疗机构

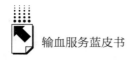

无偿献血优先用血制度及规范互助献血工作，有效利用血液资源，保障紧急情况下临床用血。输血质控中心和采供血质控中心联合，对医疗机构临床安全、有效用血进行了专项检查，充分调研临床用血保障中存在的困难和问题，同时对医疗机构互助献血管理流程和信息登记等方面进行确认。对互助献血的数据进行了分类整理分析发现，互助献血管理工作的重点是机采血小板的供应和临床利用，由于血液病治疗的特点，临床对手工分血小板接受度较差，对机采血小板过度依赖使采供血机构供不应求，使互助献血备受诟病；而红细胞的互助献血，多是因各医疗机构调控不利、宣传方法简单和临床因不理解导致配合度差所致，其调控度存在管理空间。在检查调研中对互助献血管理简化、管理制度不健全、审批不规范、填写信息不完整等予以纠正。同时对互助献血的认识进行充分的理解，强调无偿献血宣传不仅仅是采供血机构一家的事情；在医疗机构血液资源依从性医疗关系的意识的培养是非常必要的；医疗机构依托信息管理建立血液库存预警调控系统是目前解决供血紧张的最有效的措施，同时采供血机构在供血量方面保持各机构的公平供应是这一措施有效实施的重要一环。

三 发展及应对措施

（一）日常管理要求

1. 加强临床用血常态化监控

临床输血质量控制和改进中心会同采供血质量控制和改进中心定期对用血医疗机构开展针对性的抽查，针对医疗机构的临床输血病例，分析和评估输血的适应性、合理性，及时发现不合理输血，指导医疗机构安全有效用血。在抽查结果中发现不合理用血比例和供血计划的数量相关。

2. 强化供血计划，规范血液调剂

采供血机构利用大数据制订全年和月份用血计划，强化供血计划对临床用血和献血招募调控作用。同时采供血机构制定医疗机构血液调剂规则，促进调配临床库存血液制度的建立，临床用血质控中心协同采供血质量控制和改进中心一同监督医疗机构血液调剂制度的实施，降低血液报废率。

3.严格执行血液库存预警

用血医疗机构应依据采供血机构的供血满足率、血液库存量及用血患者收治情况,适时启动医疗机构内的预警响应预案,在保证急救用血的原则下,对有异体血需求的择期手术患者在入院环节或手术时间进行调控。在血液供应紧张时期,按照采供血机构的预警信息,优先保障急重症患者的抢救用血,合理调度择期手术患者输血。

4.做好血液库存的分级管理

各用血医疗机构依据"临床用血管理委员会"制定的要求,设置应急用血库存和无偿献血者优先用血的库存管理权限,根据采供血机构的供血情况,调控择期手术用血和治疗用血,落实血液库存分级管理。无库存设置的用血医疗机构,应建立妥善的转诊机制,以免延误输血治疗时机。

(二)近期管理目标

1.保障规范用血医疗机构的优先用血

采供血机构严格用血资质的审核,严禁违规用血,对无用血资质的医疗机构停止常规供血,并限期整改,整改期间仅保证急救用血。

2.开展用血资质的定期校验

对已取得用血资质的医疗机构按照标准定期进行校验,验收后降低建设和管理标准,不符合管理要求的取消用血资格。

3.开展临床用血量化评价

各用血医疗机构建立医生用血的数据分析库,开展各相关专业病种用血的评价,有条件的建立临床 DRGS 用血评价,将临床安全合理有效用血管理做到分析有数据、评价有指标、调控有目标。同时建立并统计临床用血质控指标,统一全市血液考核评价标准。提高临床合理用血水平,降低异体用血数量。

(三)远期管理目标

1.建立临床用血分级管理体系

参照医保管理模式,按照临床用血管理质量体系相关要素,建立临床用血分级管理评价指标和评价体系,由机构自行申请评定,医疗机构分级供血,不同星级给予不同供血比例,实现临床用血机构用血质量的自我管理。

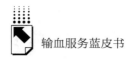

2. 制定并出台《北京市临床用血技术规范》，规范全市用血管理标准

建立临床用血全过程的技术管理标准，从用血患者和血液两条主线、全质量要素进行标化和要求，特别是针对用血管理日常工作中的血液预警、应急保障、特殊输血等难点和重点做出定义和要求，确保临床用血管理建设有依据、考核有标准，规范全市临床用血，提高合理用血水平。

3. 医疗机构强化输血科职能，对择期手术患者开展患者血液管理

建议成立血液准备病房和门诊，对预计用血的择期手术患者在收入手术科室前，首先就诊血液准备门诊，必要时收入血液准备病房，由专职输血医师进行患者血液管理，如药物提高贫血患者的血红蛋白，自体贮存血液成分，建立术中血液保护方案等减少对异体血的依赖，同时解决手术科因开展患者血液保护造成平均住院日延长的影响。

总之，北京市的临床用血，在北京市卫生计生委的管理下，在全国优势医疗机构中，外地患者用血量较大（部分医院达到70%），同时在新的医疗政策鼓励下大量民营医院在妇产、肿瘤和血液病三大血液资源高度依赖领域的床位扩张的情况下，能够保证临床外伤和产科急救的用血，同时基本保证临床择期手术的用血。各医疗机构在卫生计生委的管理下，不激进不冒进稳步推进患者血液管理工作，在自体输血的开展、输血指征的控制、术中失血的控制技术的利用等方面全方位开展血液保护工作，在近几年用血医院手术量每年递增的情况下，保持异体血用量平稳增长，为维护首都医疗秩序和全国人民的身体健康奉献了血液工作者的一分力量。

B.29
2017年天津市临床输血现状
及发展报告

李代红　阎石　杨文玲　周雪丽　刘旭　刘伟*

摘　要： 为了解天津市医疗机构输血科（血库）建设和临床输血管理
情况，依据《医疗机构临床用血管理办法》《天津市医疗机
构安全管理规范和实施细则》《天津市医疗机构输血科（血
库）基本标准（试行）》，天津市输血质量控制中心在2015～
2017年对全市具备用血资质的医疗机构进行了摸底调研及督
导检查，对调查数据进行整理分析，结果显示：各医疗机构
基本能规范地开展临床输血工作，输血相关制度相对完善；
临床用血管理委员会还应充分发挥其职能；输血科建设、人
力资源配置、输血信息化管理、输血质量控制工作等方面有
较大的提升空间等。因此，天津应采取一系列举措加强和完
善临床合理用血水平，保障临床输血安全。

关键词： 临床输血　临床用血管理　天津市

　　医疗机构临床用血是医疗秩序和医疗安全的重要保证。输血安全是输血管
理工作的重中之重。为进一步强化输血安全意识，加强临床用血管理，规范医

---

* 李代红，天津市第一中心医院输血科主任，主任技师；阎石，原中国医学科学院血液病医院
输血科主任，主任医师；杨文玲，天津市血液中心主任，主任技师；周雪丽，中国医学科学
院血液病医院输血科主任，副主任技师；刘旭，天津市输血协会秘书长，卫生事业管理研究
员；刘伟，天津市第一中心医院输血质量控制中心秘书，副主任技师。

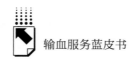

疗用血行为，确保临床用血质量和安全，天津市输血质量控制中心对全市具备用血资质的医疗机构进行摸底调研和督导检查，全面了解天津市输血行业的发展及行业取得的成绩和存在的问题，为制定相关政策提供依据。

一 天津市临床输血基本概况

（一）临床输血学术团体架构情况

1989年天津成立天津市输血协会，天津市血液中心主任当选为历届理事长。第四届理事会于2013年5月15日成立，在各分会人员构成上充分考虑了专业、地域、能力等多方面因素，组建了具有活力的献血促进工作委员会、临床输血工作委员会、学术工作委员会、输血管理工作委员会、科技发展工作委员会、血液质量管理专业委员会六个二级专科分会。

2007年11月成立天津市输血质量控制中心，接受天津市卫计委医政处领导，由全市医疗机构竞聘产生，每四年一届，原则上只能连任2届，主任委员由挂靠的医疗机构输血科主任担任。第一届和第二届质控中心挂靠在中国医学科学院血液病医院（血液病研究所），质控中心委员分别为10名和11名。2015年5月经重新竞聘后，第三届输血质量控制中心挂靠在天津市第一中心医院，质控中心委员21名。现输血质控中心委员来自医疗机构、血液中心、中心血站及输血协会的负责人。

2016年成立天津市医学会临床输血分会，第一届临床输血分会主任委员1名，副主任委员4名，委员共29名分别来自医疗机构输血科、麻醉科、临床科室及检验科。

（二）天津市近三年的临床用血情况

2015~2017年全市89家医疗机构临床用血情况见表1。

（三）输血科（血库）科室设置情况

35家三级医疗机构有独立输血科14家（40%），独立血库6家（17%），非独立血库15家（43%）。46家二级医疗机构有独立输血科6家（13%），独

表 1   2015 ~ 2017 年全市 89 家医疗机构临床用血数据

年份	红细胞（U）	用血增长率(%)	血浆（U）	用血增长率(%)	血小板（治疗量）	用血增长率(%)	冷沉淀（U）	用血增长率(%)
2015	250047.5	—	269690.9	—	47343.2	—	10776	—
2016	248152.5	-0.8	260264.9	-3.5	50890.2	7.5	16851	56.4
2017	253176.5	2.0	275813.5	6.0	52311.8	2.8	18464	9.6

注：血浆每 100mL 计 1U。

立血库 4 家（9%），非独立血库 36 家（78%）。8 家一级医院全部为非独立血库。

（四）输血科（血库）从业人员基本情况

89 家医疗机构输血科（血库）有从业人员 560 人，其中 35 家三级医疗机构输血科人员配比为 4.6 人（1 ~ 20 人），46 家二级医疗机构人员配比为 1.2 人（0 ~ 5 人），8 家一级医疗机构配比为 0.9 人（0 ~ 3 人）。其工作人员专业构成情况为医师占 6.6%、技师占 77.7%，护师占 6.1%，其他专业占 9.6%；学历构成情况为硕士研究生占 7.3%，大学本科占 54.3%，大专及以下占 35.2%；职称构成情况为高级职称占 12.9%，中级职称占 39.8%，初级职称占 43.9%。

（五）输血科（血库）仪器设备配置情况

全市 89 家医疗机构输血科（血库）仪器设备配置情况见表 2。

表 2   天津市医疗机构输血科（血库）医疗设备设置情况

单位：n

医院级别	储血专用冰箱	储血专用冰柜	血小板保存箱	融浆机	血型血清学专用离心机	输血信息管理系统
三级医院	34(97.1)	33(94.3)	28(80.0)	31(88.6)	34(97.1)	28(80.0)
二级医院	36(73.9)	24(52.2)	10(21.8)	23(50.0)	27(58.7)	21(45.7)
一级医院	6(75.0)	2(25.0)	0(0)	0(0)	5(63.0)	4(50.0)

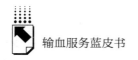

输血服务蓝皮书

（六）输血科（血库）医疗技术开展情况

全市 89 家医疗机构输血科（血库）医疗技术开展情况见表 3。

表 3　天津市医疗机构输血科（血库）医疗技术开展情况

单位：n，%

	ABO 血型正反定型	Rh(D)血型	抗体筛查试验	交叉配血试验	抗体效价检测试验	血小板抗体检测试验	直接或间接抗人球蛋白试验	血栓弹力图	储存式自体输血
三级医院	35(100)	35(100)	28(80)	32(91.4)	4(11.4)	1(2.8)	12(34.3)	3(8.6)	4(11.4)
二级医院	44(95.7)	44(95.7)	18(39.1)	29(63)	2(4.3)	0(0)	4(8.7)	0(0)	0(0)
一级医院	8(100)	8(100)	2(25)	3(37.5)	0(0)	0(0)	0(0)	0(0)	0(0)

二　天津市临床输血管理现状

（一）输血专业质量控制指标数据分析情况

天津市输血质量控制中心于 2016 年与 2017 年收集 4 项医疗质量控制指标，并做对比与验证，制定出符合本市输血工作实际的质量控制指标标准。按年度进行汇总与分析，分析结果见表 4、表 5。

表 4　2016 年、2017 年输血质量控制指标数据（三级医疗机构）

单位：%

项目	4 项输血质量控制指标	2016 年	2017 年
1	每百张病床输血科（血库）技术人员的数量（符合率）	32.4	32.4
2	ABO 血型正反定型开展率	100	100
3	室内质量控制开展率	59.5	70.3
4	室间质评参加率	100	100

表 5　2016 年、2017 年输血质量控制指标数据（二级医疗机构）

单位：%

项目	4 项输血质量控制指标	2016 年	2017 年
1	每百张病床输血科（血库）技术人员的数量（专职人员比率）	64.4	77.3
2	ABO 血型正反定型开展率	100	100
3	室内质量控制开展率	51.1	59.1
4	室间质评参加率	100	100

（二）《医疗机构临床用血管理办法》落实情况

2016 年天津市输血质量控制中心对 43 家医疗机构（其中三级医疗机构 25 家、二级医疗机构 18 家）贯彻落实《医疗机构临床用血管理办法》的情况进行了督导检查。检查内容涉及临床用血的组织管理、输血科建设、临床用血管理和血液保护四个方面共 21 款，总分值 400 分，分值不小于 60% 为达标。检查结果显示：三级医疗机构临床用血管理委员会达标率为 88%、输血科（血库）建设达标率为 88%、临床用血管理达标率为 96%、血液保护技术开展达标率较低（仅为 44%）。不合格率较低的前五项内容为输血科设施、自体输血、输血科（血库）负责人、输血前质控、职责制度落实情况。二级医疗机构临床用血管理委员会达标率为 88.9%、输血科（血库）建设达标率为 83.3%、临床用血管理达标率为 77.8%、血液保护技术开展达标率为 27.8%。二级医疗机构各项达标率明显低于三级医疗机构。不合格率较低的前五项内容为临床用血委员会建立、输血申请人员资质、自体输血、输血科设施、输血前检测质控。

（三）《天津市医疗安全管理规范与实施细则》落实情况

2017 年为贯彻落实《天津市医疗安全管理规范和实施细则》输血管理，天津市输血质量控制中心对全市具备用血资质的二级以上 70 家医疗机构（其中三级医疗机构 36 家、二级医疗机构 34 家）开展输血管理核查工作。本次督导检查涉及临床用血组织管理、输血科建设、临床用血过程管理、血液全程管理、血液质量监控、输血相容性检测质量管理六个方面共 21 款，共 500 分，满分为达标，60%～99% 为部分达标，小于 60% 为不达标。检查结果如下：三级医疗机构临床用血组织管理达标率为 94.4%、输血科（血库）建设达标率为 69.4%、临床用血过程管理达标率为 94.4%、血液全程管理达标率为 88.9%，血液质量监控达标率为 97.2%、输血相容性检测达标率为 97.2%。不合格率较低的前五项内容为输血管理信息系统的建立，输血科建设，临床用血前评估和用血后效果评价制度及输血适应证，控制输血严重危害（SHOT）的方案，输血科人员结构、房屋设施和仪器设备。二级医疗机构临床用血组织管理达标率为 85.3%、输血科（血库）建设达标率为 29.4%、临床用血过程

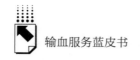

管理达标率为 76.5%、血液全程管理达标率为 82.4%、血液质量监控达标率为 85.3%、输血相容性检测达标率为 73.5%。二级医疗机构各项达标率明显低于三级医疗机构。不合格率较低的前五项内容为输血管理信息系统的建立、输血科建设，控制输血严重危害（SHOT）的方案，输血科人员结构、房屋设施和仪器设备，临床 24 小时供血服务的能力。

（四）临床输血各级各类培训开展情况

为提高全市输血从业人员的技术水平，以天津市输血协会、天津市医学会临床输血分会和天津市输血质量控制中心为平台，采取"走出去，请进来"的方式，组织了多次各级各类的学术会议及培训。

天津市输血协会每年为会员单位举办各类免费的学习班；积极组织专家开展下基层活动，例如，2017 年为配合宝坻区卫计委加大临床输血的管理力度，本会选派专家到宝坻区举办培训班，方便会员就近学习；2014 年第四届理事会举办首届学术年会，并每年举办一届，为本市输血医学交流搭建平台，几年来，共举办输血学术年会 4 届，承办华北地区采供血机构工作会 1 届。

为了更好地开展输血医学继续教育，第四届理事会完成两个"临床实验训练基地"建设：一是天津市血液中心基地，重点为采供血机构专业技术人员和临床医疗机构输血科人员提供规范化的技术培训；二是天津市天津医院基地，重点为临床输血科人员提供输血管理及输血科基础理论与技能培训，两个基地分别在 2017 年培训班同期举办授牌仪式，对于本市输血专业人才培养具有重要意义。

天津市输血协会、天津医学会临床输血分会和天津市输血质控中心密切合作，面向医疗机构输血科从业人员采用多种形式进行了各级各类的临床输血培训，内容涵盖了输血相关的法律法规、输血的基础知识、输血治疗以及实践技能等各个方面。2014～2017 年共举办专题培训班 15 期，包括临床输血分会举办血液学培训班 4 期；临床输血基础理论培训班 4 期；输血管理骨干培训班 1 期；采供血专题培训班 2 期（含京津冀培训）；输血前检测培训班 1 期；免疫血液学与安全输血培训班 2 期；信息化管理培训班 1 期。另外举办专题学术讲座、沙龙等十余次，受益人数 3000 余人次，完成国家级继续教育项目 6 项，初步建立了比较完善的临床输血人才梯队。

借助京津冀联合发展的平台，向其他省市的同行们学习，提高天津市输血行业的水平和知名度。2015年签署了京津冀输血协会战略合作框架协议，积极参加首届京津冀血液安全知识竞赛，在成功举办天津赛区的比赛后，选拔出代表天津水平的三支代表队参加在北京举行的决赛，并取得医疗机构组第一、第二名，采供血机构组第二名的好成绩。2016年11月，举办了京津冀输血质控研讨会，各输血质控中心互相介绍工作经验，取长补短，进一步加快天津市临床输血管理的步伐。2017年11月，首届京津冀一体化输血大会在北京召开，此次会议由天津市医学会临床输血分会与北京医学会输血医学分会、河北省医师协会输血科医师分会联合举办。

（五）制定临床输血行业相关标准及规范

天津市输血协会、天津市输血质量控制中心和天津市医学会临床输血分会从各自层面制定了一系列相关标准及规范，进一步规范了临床输血工作。

2009年6月制定了《二级医院输血质量管理标准》及实施细则，2014年制定了《天津市医疗机构临床用血质控标准（2014版）》，2014年底制定了《天津市医疗机构输血科（血库）基本设置标准》，2017年共向市卫计委及天津市市场监管委提交标准立项申请4项：①天津市医疗机构输血科（血库）建设规范；②献血屋（车）配置与安全卫生要求；③采供血机构集中化检测通用规范要求；④红细胞疾病输血指南。其中前三项获批天津市地方标准立项。2017年12月已颁布批准文件，实现了市科协所属协会制定地方标准的零的突破（已纳入市科协重点工作）。

完成市科协决策咨询课题七项，市卫计委课题一项，覆盖无偿献血招募与服务、京津冀一体化、新生儿输血、自体输血及输血技术规范等领域，最大限度地调动专家潜能为行政部门决策建言献策。①天津市无偿献血人群综合调查及分析；②关于京津冀采供血行业信息一体化联网形式可行性研究；③京津冀采供血行业信息一体化实施规划研究；④围产期、新生儿临床输血指南研究；⑤天津市临床输血技术规范（试行）的研究；⑥天津市急性等容血液稀释技术规范的研究；⑦天津市术中血液回收技术规范的研究；⑧天津市采供血机构冷链现状调研和对策研究。

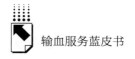

（六）开展全市临床输血督导检查

2009 年，对医疗机构临床医师对输血的认识进行问卷调查，制定大量用血管理制度。2010 年，市输血质量控制中心与市卫生监督所联合进行输血督导检查。2012 年，对全市具备用血资质的医疗机构进行培训并督导检查贯彻落实国家新颁布的《医疗机构临床用血管理办法》的情况。2015 年对市用血医疗机构 2012～2014 年的用血量进行全市摸底调查，输血质控中心联合市卫生监督所对天津市 33 家医疗机构贯彻落实《中华人民共和国献血法》情况进行督导检查。2016 年对全市 89 家医疗机构的输血科（血库）的基本情况进行基础调研；对 43 家医疗机构贯彻落实《医疗机构临床用血管理办法》情况进行督导检查；输血质量控制中心与市卫生计生委医管处联合对用血量前十名医疗机构临床用血管理工作进行了督导检查。2017 年对全市具备用血资质的二级以上 70 家医疗机构落实《天津市医疗安全管理规范和实施细则》输血管理开展核查工作。2017 年，输血质量控制中心协助市卫生计生委综合监督处对 17 家医疗机构进行了依法执业专项检查。

（七）开展规范临床用血管理工作

开展输血科增项工作：在市卫生计生委医政处支持下，参照《天津市医疗机构输血科（血库）基本设置标准（试行）》文件要求，2015 年开展了输血科增项评审工作，评审通过的医疗机构可在医疗机构营业执照副本上添加输血科项目，此项工作加快了天津市输血科建设。

医疗机构用血资质审批工作：天津市卫生计生委医管处责成输血质量控制中心负责医疗机构用血资质的初审和复审工作，审核合格后批准其具备用血资质。无用血资质医疗机构原则上不允许开展输血工作。

开展输血相容性检测室间质评工作：输血质量控制中心从 2008 年起面向全市开展输血相容性检测室间质评工作，2016 年在天津市卫生计生委医政处的支持下，免费开展此项工作，使天津市输血相容性检测工作的开展得到了有力的保障。具备用血资质的各医疗机构均参加天津市输血室间质评工作，每年均召开输血室间质量评价总结大会，室间质评成绩逐年提高。

用血量较大的医疗机构的用血管控工作：2016 年开始对全市用血量前

18 名的医疗机构实行每季度上报临床用血统计并对大量用血病历进行检查，通过统计汇总分析，对医疗机构进行反馈，进而促进临床合理用血工作开展。

三　临床输血工作中存在的问题

近年来，天津市进一步规范临床用血管理，市卫生计生委颁布了《天津市医疗机构输血科（血库）基本设置标准》以及《天津市医疗机构临床用血质控标准（2014 版）》，认真贯彻《医疗机构临床用血管理办法》，强化临床输血技术规范，加强输血科（血库）建设，在保障临床输血安全方面取得了一些成绩，但是仍存在一些不足，主要表现在以下几个方面。

（一）院级领导对临床输血管理重视需要加强

医院领导和职能部门对本院临床输血管理职责不够明确、院科两级管理工作不够完善、个别医疗机构的输血管理委员会有名无实，输血管理全权交给输血科（血库）负责，临床用血管理委员会未承担监管职责。部分医疗机构临床用血管理委员会召开的频次较少，会议内容不具体且针对性不强。

（二）输血科（血库）建设有较大的提高空间

医疗机构输血科（血库）的建设和发展存在不均衡现象。部分输血科（血库）业务用房不达标，分区、布局不符合卫生学标准；部分输血科（血库）设备匮乏、陈旧、数量不足；输血科工作人员学历、职称、专业结构不够合理；三级医疗机构输血科人员配比仅为 4.6 人，二级医疗机构人员配比为 1.2 人，均未达到《天津市医疗机构输血科（血库）基本设置标准》的要求（标准要求 7 人）；没有专职（或兼职）输血医师，人才队伍建设亟待加强。

中华人民共和国卫生行业标准中 3.2.7 条对医疗机构输血科的定位是医院内负责储血、配血和实施输血诊断与治疗的临床科室。因此，输血科应独立建制，将原来只具有"血液发放、交叉配血"职能的血库，转变为具有用血技

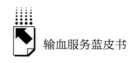

术指导的"功能的临床输血科"①。但是，现阶段有些用血量大的三级医疗机构仍无独立建制的输血科。

（三）输血管理信息系统亟待建立

输血科信息化管理系统在安全输血和规范输血中起着举足轻重的作用，推动各医疗机构输血信息化建设，完善输血质控链中的薄弱环节，进一步完善用血的流程，使其与手麻系统、移动护理系统协调对接，涵盖输血的全过程。大部分医疗机构均未建立输血管理信息系统，部分医疗机构虽有输血信息化管理系统，但是模块单一、功能不完善，不能覆盖临床输血管理的全过程；检测的原始数据只能以纸质形式保存，管理混乱难以溯源。

（四）输血相容性检测质量控制工作有待完善

与输血相容性检测室间质评工作相比较，输血相容性检测室内质量控制工作存在一些不足。部分医疗机构未开展室内质量控制工作，部分医疗机构只开展了部分项目的室内质量控制工作，部分医疗机构采用非商品化的质控物，部分医疗机构室内质控开展频次不规范，部分医疗机构室内质控缺少失控的原因分析及处理。

（五）输血医学文书管理较薄弱

输血医学文书管理工作是输血管理工作中的一个重要环节。加强医院输血病历质量管理，是保障临床用血安全的需要，更是防范因输血病历记录缺陷而引起医疗纠纷的关键②。在督导检查中，发现一些问题有待加强。部分医疗机构输血病历记录不够完整，输血前评估和用血后效果评价不够完善；输血治疗知情同意书和输血申请单内容填写不规范，存在缺项漏项；输血前检测项目不全；临床医师对血液成分认识不足、使用的血液品种与输血指征及输血目的不够合理。

---

① 高国静：《输血管理学》，人民卫生出版社，2002，第41页。
② 朱霞蔚、陈科达：《电子病历结合 PCDA 循环在输血病历检查中的应用》，《中国医药科学》2017 年第 6 期，第 190～193 页。

（六）自体输血及围术期血液保护技术需大力开展

依据《三级综合医院评审标准实施细则（2013版）》文件中规定三级医疗机构自体输血率要达到25%。医疗机构麻醉科已常规开展术中血液回收工作但未开展急性等容稀释自体输血工作；医疗机构储存式自体输血工作开展较少；血液保护相关技术开展较差。应加强对医务人员相关知识的培训，积极推广自体输血工作。

（七）应急预案的可执行性还需完善

紧急输血是抢救急诊患者生命的关键医疗手段，在某些急症抢救中有着不可替代的作用。部分医疗机构在控制输血严重危害（SHOT）预案和血液输注无效的管理不够完善，制定的应急预案涵盖的内容不够全面，应急预案可执行性较弱，应急预案的演练工作有待加强。

四 下一步工作目标及措施

在国家法律法规的框架下，天津市临床输血工作将继续制定目标持续改进。

（一）进一步加强输血科（血库）的建设

各医疗机构依据《天津市医疗机构输血科（血库）基本标准（试行）2014年版》设置输血科或者血库，并根据自身功能、任务、规模、配置与输血工作相适应的专业技术人员、设施及设备。三级综合医院、年用血量大的三级专科医院应独立建制输血科，应当安排专职人员负责临床用血工作。

（二）建立管理标准、完善质控指标、规范临床用血管理

天津市输血质量控制中心应充分发挥质量控制中心的核心作用，在全市标准制定、人员培训、规范用血、新技术新项目推广等方面加大工作力度。对各医疗机构临床用血情况的督导检查、临床用血评价、临床合理用血情况进行排名与公示，并对医疗机构考核指标体系等管理核心内容做出明确要求。对社会办医疗机构、应急用血资质医疗机构等实施专项督导检查、双随机检查。完善

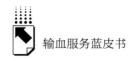

临床输血质控指标的制定，加快天津市质控数据直报平台的建设，使质控数据上报实现信息化。

（三）强化医院临床用血管理委员会的作用

各医疗机构要成立或完善临床用血管理委员会或工作组，切实发挥输血管理的职能。建立输血管理院科两级制度，将临床用血管理委员会职责落到实处。认真贯彻临床用血管理相关法律、法规、规章、技术规范和标准，制订本院临床用血管理的规章制度并监督实施；评估确定临床用血的重点科室、关键环节和流程；定期监测、分析和评估临床用血情况，开展临床用血质量评价工作，提高临床合理用血水平；分析临床用血不良事件，提出处理和改进措施；指导并推动开展自体输血等血液保护及输血新技术。

（四）进一步规范医疗机构输血质量控制管理工作

输血质控中心要加大宣传和检查力度，确保所有开展输血治疗的医疗机构都要参加天津市输血室间质量评价活动，鼓励各医疗机构积极参加全国输血相容性室间质评活动。同时，加强室内质量控制的开展，做到输血科（血库）所有检测项目均开展室内质量控制。

（五）制定输血管理系统软件的标准，促进输血管理软件的建设

输血质控中心制定天津市医疗机构输血信息系统基本功能指导意见，加强医疗机构输血管理信息化建设，提高输血管理信息化水平，为科学评价临床用血提供精准的临床数据，为全市输血信息统计打下坚实的基础，从而为国家血液管理平台提供保障。通过大数据统计结果，分类建立临床用血指标经统计分析建立动态长效评价机制，从科学发展、质量并重、公平可及、安全有效的角度进行分类考评。输血信息化标准体系可参考目前国外流行的血液信息标准，如由国际输血协会（International Society of Blood Transfusion，ISBT）和国际血站自动化委员会（International Council for Commonality in Blood Banking Automation，ICCBBA）共同制定的《ISBT128 标准技术规范》[①]。

---

① Sharma G，Parwani AV，Raval JS，et al. Contemporary issues in transfusion medicine informatics ［J］. J Pathol Inform，2011，2（2）：3.

（六）积极推广输血新技术

积极推动各医疗机构输血科（血库）开展血栓弹力图、血小板交叉配型和血小板抗体筛查试验项目指导临床合理用血，降低血液输注无效的发生率。向各医疗机构推广开展贮存式自体输血、血液回收和等容稀释等血液保护工作，医务人员要提高认知度，充分调动临床医生的积极性，同时加大宣传培训力度、给予政策导向扶持。

五　总结与展望

在当前临床用血紧张的严峻形势下，天津市卫生计生委狠抓医疗机构临床用血管理，通过专项督导检查、卫生行政依法执业检查、医疗质量安全检查以及国家卫生计生委输血安全核查等多项安全督导检查，规范临床用血，使临床用血逐步趋于合理、规范、科学，保证患者的临床用血安全。近年来，在天津市卫生计生委领导的大力支持下，天津市医疗机构输血科（血库）规范化建设取得了一些进步，许多医疗机构增加了输血科（血库）硬件和软件的投入，以输血技术及血液治疗为一体的多学科交叉的输血科已脱颖而出。天津市输血人才队伍也逐渐壮大，许多三级医疗机构逐年引进硕士研究生，不但提高了输血科（血库）的业务水平，而且输血科的科研水平也有极大地提高。输血相容性检测逐步由手工操作迈向半自动和全自动化，不仅提高了工作效率，而且防止因手工操作可能造成的人为差错。大部分医疗机构也实现了信息化管理，医疗机构对临床用血管理的意识和合理用血的理念也逐渐增强。

随着输血医学二级学科的建立，当代精准医学、基因组学和互联网等新学科新技术的应用，促使输血医学快速地步入了一个新时代，随之而来的新时代的医院运行也对输血管理提出了更高要求，临床输血管理面临前所未有的机遇和挑战。

典型案例篇

Report of Case Studies

B.30
我国采供血机构领导继续教育
培训项目进展与展望

朱自严　张瑜玲　李　勤　朱永明*

摘　要：　"血站站长研修班"是由上海市血液中心、美国 AABB、中国
　　　　　输血协会、约翰霍普金斯大学医学院和国际输血协会五家单
　　　　　位联合建立的，以提高血站领导的管理和专业能力为目的。
　　　　　该培训项目通过精心设计的模块化课程设置、国内外行业专
　　　　　家的授课、规范化的"管理委员会"管理模式、公开透明的
　　　　　财务审计制度，以及量化的培训效果评估方式，经过十年的
　　　　　努力，目前已在业内产生了较大的影响，并获得国际输血界
　　　　　的肯定。

关键词：　采供血机构　继续教育　上海市

---

* 朱自严，上海市血液中心副主任、研究员；张瑜玲，上海市血液中心办公室主管；李勤，上
海市血液中心副研究员；朱永明，上海市血液中心研究员。

采供血体系的工作人员，在一定教育背景和工作经历的基础上，经过一段时间的脱产学习、培训和考核，获得与岗位相关的、全国（或系统）通用的专业培训证书，这是国外输血领域的标准化专业培训和能力评估的模式。

"血站站长研修班"是由上海市血液中心、美国 AABB、中国输血协会、JHMI（约翰霍普金斯大学医学院）和国际输血协会五家单位联合建立的输血医学培训项目。该项目的管理者是"血站站长研修班管理委员会"，委员会用会议讨论和表决的形式，对"血站站长研修班"所有重大事项做决策。研修班通过集中、系统的培训，强化学员领导能力和专业知识，提高管理水平和业务水平。

从 2008 年到 2017 年，"血站站长研修班"举办了十一期，课程的设置是经过精心设计的，分为四个模块，课程长度通常为 18 天，每一期的教学大纲和课程重点则是根据教育和反馈的情况做微调。通过对每期学员结业测试和入学测试的成绩进行分析，我们发现学员入学考的成绩和学员的学历、职务、专业存在一定关联；经过系统培训后，结业考的成绩仅仅和学员的年龄存在一定关联，提示现有的教学内容与教学模式，对各个层次血站、各种学历和专业背景、不同性别和不同领导岗位的学员有着均衡发展的效果。

一　血站站长研修班的起源与发展

美国的采供血机构和临床输血实验室，其专业人员都有与岗位相关的、全国（或系统）通用的专业培训证书，如 SBB（血库专家）、TM（医学实验室技师）。这是采供血和临床工作人员，在一定教育背景和工作经历的基础上，经过一段时间的脱产学习、培训和考核才能得到的证书。这是一种非常标准化的专业培训和能力评估的模式。与中国卫生部曾经要求的采供血机构人员资格考试有点类似，不过有考无培，自学为主，当然知识范围和达标水准也是完全不一样的。这种培训 - 证书 - 公认的人员培训模式也就是今天所谓的"规培"，因此时任上海市血液中心主任的朱永明教授和 AABB 进行了磋商，在2004 年 4 月，上海市血液中心和美国 AABB 签订了合作备忘录，准备在上海试点联合建立输血医学相关培训，目标就是逐步引进这种系统性的血站专业技术培训项目，逐步在全国推广。中国输血协会、ICTMP（国际输血医学专业人

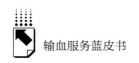

员联合会)、JHMI(约翰霍普金斯大学医学院)作为参与单位共同签署了备忘录。2011 年 ISBT 也参与主办。然而随后的研究发现,引进血站专业技术培训,在学员资格(学历、经历)、与国内技术标准的协调、教材翻译、培训地点和时间、师资等,都有非常大的困难,或成本非常高,至少在当时可行性比较缺乏。研究同时发现,通过国债项目、推行"一法两规"和血站督导检查、人员资格考试,国内血站在硬件设施、质量管理和监管、职工素质等方面都有了极大的改善或提高。相对而言,提高血站领导的管理和专业能力,无论是内部提拔的还是外部委派的,都缺乏适当的途径,也没有得到应有的重视。

从 2008 年 10 月到 2017 年 12 月,"血站站长研修班"举办了 11 期,一共接受了 515 位学员,结业 508 位,他们是来自全国 31 个省市自治区的 27 家血液中心中的 71 位主任、副主任和书记、副书记,以及来自 214 家中心血站、部队血站和研究所的 444 位站长、副站长、书记、副书记、

二 课程设置的模块化与教员的国际化

对于所有教育培训项目,培训的内容、模式和教员是决定项目能否成功的关键因素。2007 年 8 月,我们起草了第一稿教育大纲。随后几经修改,以及 2007 年 11 月上海会议、2008 年 2 月青岛会议、2018 年 5 月美国 AABB 总部会议等多次汇稿,2008 年 10 月举办第一期培训班时,教育大纲已经是第七稿。针对血站领导需要掌握哪些基本知识和需用何种思维方式去分析和解决问题,我们设计了四个教学模块。

模块 1:医疗、科学和技术,主要介绍基本的输血医学原理,以及与当前输血相关的检测技术。

模块 2:采供血机构的管理和质量,该模块主要通过血站的人力资源管理、财务管理、信息系统管理、科研管理,以及领导学、血站风险管理等相关课程,提高领导的管理能力。

模块 3:政策与法规,该模块主要介绍中国采供血法规与监管体系、采供血系统的法律诉讼、输血医学伦理。

模块 4:血站管理实务,献血者招募和采集、志愿者管理、血液成分制备与发放、后勤保障、实验室管理等课程。在每一个模块和关联模块结束后,都

会安排学员的讨论和答疑。

4 个模块的课程设置沿用至今，而大纲的课程安排和重点，每一期都根据教育和反馈的情况做修改。因此，研修班的教学内容是设计出来的，而非探索出来的。

在站长班的教学上，教师在上课时，需完全按照教学大纲的内容进行授课。我们给每一位中外教员事先寄出演讲者指南，规定所有在站长班上授课的老师所使用的 PPT 格式，如 PPT 的第一张需标明模块、课程编号、演讲题目、演讲人，第二张需列出参考文献，最后一张需是思考题等。每位教员也被要求针对自己的授课内容，事先提供 5 个选择题，以便秘书处根据各位教员的考题组成测试卷。同时，授课教师也需将其个人简介、课程概要和课件，在上课前交给秘书处。为了环保和防止浪费，站长研修班是不提供纸质教学资料的，学员将通过网页授权的方式浏览和下载教学资料。

从第 10 期开始，根据历届学员的意见，经站长研修班管委会的讨论决定，将部分站长班的课程改为开放式教学。所谓开放式教学是教员首先介绍该课程的基本理念和各学派的主要观点，然后由学员根据自己的理解与工作中的具体情况开展讨论并形成意见，最后再由教员对学员的意见进行评述和总结。首先进行开放式教学的课程是领导学、法律诉讼、输血伦理和血站风险管理。

2017 年举办的第 11 期血站站长研修班中，组织者引入了网络直播模式，通过上海市血液中心的 WebEx 网络，在每位教员演讲时，将演讲的视频与音频同步上传至网络，有中国输血协会中与该课程相关的专业委员会一同参与听课，并可参与讨论。

从第 1 期至第 11 期站长研修班，每期的课程长度通常为 18 天（星期天休息），约 100 个学时左右。参与授课的老师 227 人次，分别来自中国大陆、中国香港、中国台湾、美国、荷兰、巴西、日本、新加坡、澳大利亚、新西兰、比利时、韩国等 12 个国家和地区。

三 管理的规范化

站长班的特点和经验很多，大部分都是设计出来的，只是在实践中做了必要的改善，其中最显著的特点是对所有学员免费。从一开始我们就主张不要把项目做成有经济收益，并得到了所有合作方的赞同。由于是小班教育，如果要收学费，按成本测算每位学员的学费至少要一万，我们不希望因此将真正需要这种教育机会的学员挡在门外。非常感谢企业的慷慨支持，没有他们的支持，再好的想法、再好的设计也是枉然。为了确保规范，我们给站长班专门设计了接受捐赠和财务收支的办法，从协议、账号、途径到审计、回馈等沿用至今。2015 年 10 月，国家卫计委印发了《卫生计生单位接受公益事业捐赠管理办法（试行）》（国卫财务发 2015 - 77 号），对照这份通知，我们在约 10 年前开始使用的规定，至今居然无须做任何改变。从 2008 年第一期开始，每期研修班结束后，我们都请第三方审计公司对研修班的财务决算进行审计，并向所有合作方和资助单位公布审计结果。这说明研修班在设计课程和制定管理制度时，做得非常仔细，执行也非常规范、严格和透明。这也是为什么在监管要求不断变化的情况下，10 年来研修班没有受任何影响。

2012 年 5 月份，我们提议成立"血站站长研修班管理委员会"，由站长班的五个主办方（上海市血液中心、美国 AABB、中国输血协会、国际输血协会、世卫组织输血合作中心）和国内 12 家省级血液中心的代表组成。委员会是站长班的管理者和最高决策机构，管委会设主任委员、副主任、秘书各 1 名，其余为委员。管委会主任、副主任委员每届任期 1 年，不可连任。主任届满时，副主任继任主席，同时产生新任副主任 1 名。新任副主任由卸任主任委员提名、委员投票决定。管委会委员因职务变动调离原单位时，由主任提名、管委会投票增补。管委会下设秘书处，挂靠在上海市血液中心。管委会每年至少召开一次全体会议，审议秘书处提交上年度的"研修班"举办总结和下年度"研修班"举办计划。管委会的主要职责是讨论和审议本年度"研修班"的财务预算和决算，讨论和审议本年度"研修班"大纲和课程设置，讨论和审议本年度"研修班"的会期、地点，推荐、讨论和审议"研修班"授课教师和学员，以及制定与举办"研修班"相关的各项制度。历届站长班管理委员会主任委员与委员名单见表 1。

表1　历届站长班管理委员会主任委员与委员名单

年度	主任委员	委员（按姓氏笔画排序）
2011	朱永明	王乃红、叶世辉、付涌水、吕杭军、刘江、刘显智、孙俊、杨文玲、郭永建、钱开诚、廖红文、AABB、CSBT、ISBT
2012	刘　江	王乃红、叶世辉、付涌水、吕杭军、朱永明、刘显智、孙俊、严力行、李晋保、杨文玲、郭永建、钱开诚、廖红文、AABB、CSBT、ISBT
2013	郭永健	王乃红、叶世辉、付涌水、吕杭军、朱永明、刘江、孙俊、安万新、严力行、杨文玲、贾嫠、钱开诚、廖红文、AABB、CSBT、ISBT
2014	严力行	王乃红、叶世辉、付涌水、吕杭军、朱永明、刘江、孙俊、安万新、严力行、杨文玲、郭永建、贾嫠、钱开诚、廖红文、AABB、CSBT、ISBT
2015	王乃红	叶世辉、付涌水、吕杭军、朱永明、刘江、孙俊、安万新、严力行、杨文玲、何涛、郭永建、贾嫠、钱开诚、AABB、CSBT、ISBT
2016	戴苏娜	王乃红、叶世辉、付涌水、吕杭军、朱永明、刘江、孙俊、安万新、严力行、杨文玲、何涛、郭永建、贾嫠、钱开诚、AABB、ISBT
2017	钱开诚	王乃红、叶世辉、付涌水、吕杭军、朱永明、刘江、刘嘉馨、李芳、孙俊、安万新、严力行、杨文玲、何涛、郭永建、贾嫠、AABB、CSBT、ISBT
2018	杨文玲	王乃红、付涌水、吕杭军、朱永明、刘江、刘嘉馨、李芳、孙俊、安万新、严力行、何涛、郭永建、胡丽华、贾嫠、钱开诚、AABB、CSBT、ISBT
2019	孙　俊	王乃红、付涌水、吕杭军、朱永明、刘江、刘嘉馨、李芳、安万新、严力行、杨文玲、何涛、郭永建、胡丽华、贾嫠、钱开诚、AABB、CSBT、ISBT

四　效果评估的可比性与量化

（一）对学员的评估

从第一期站长班开始，我们就在学习结束时对学员进行结业测试，测试的考题来自每位教员提供的选择题。这些选择题都是教员根据教学大纲中的各知识点所设计的考题。测试采用闭卷的形式，要求学员在45分钟内完成50个单选题。而从第五期开始，为了更客观地评估教学效果，我们将测试分为入学测试和结业测试两次。两次测试的考点是相同的，但出题方式可以不同。

根据数据，我们对近5期血站站长研修班的入学、结业测试成绩进行了分析（见图1）。

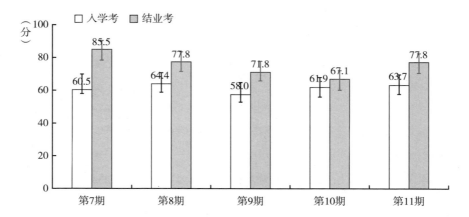

图1　第7～第11期血站站长研修班入学与结业测试平均成绩

发现第8期平均入学成绩最高，而第7期结业测试平均分最高，且进步最大。每一期研修班结业考成绩均比入学考成绩有较大提升（5期平均提高12.08分），这表示站长研修班的教学工作具有效果。

我们将第10和11期站长研修班入学与结业的相关数据根据学员的职务、学历、年龄、性别等进行分类分析。

不论学员职务如何，第10期及第11期的数据均显示，结业考成绩比入学考成绩有长足进步。综合两期的数据，入学考数据显示，副主任/副站长入学考的成绩相对较为理想，可能与副主任/副站长在日常分管工作中接触相应法规、流程、知识点较多有一定关联。结业考的相关数据显示，在第10期中，书记/副书记的成绩最高，但书记/副书记的人数极少，而极少的几位书记又恰巧是以前血站的业务干部。由于样本容量太小，可能使统计结果发生偏差；而第11期的结果显示职务和结业考成绩的优良无明显关联。综合两期的数据，我们认为经过血站站长研修班培训之后，结业测试成绩的高低，与学员在工作中的职务不存在关联（见图2）。

第10期研修班，男性学员成绩优于女性学员，不论是入学考还是结业考男性学员平均成绩均高于全体学员平均成绩，女性学员成绩均低于全体学员平均成绩。第11期研修班的情况与第10期相反，综合两期的成绩，可以看出，学员的性别与成绩不存在相关性（见图3）。

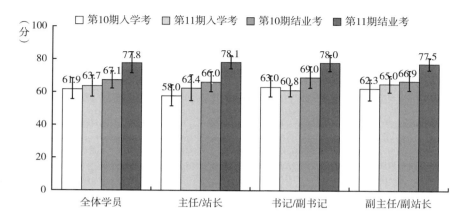

图 2　根据学员职务分析考试成绩

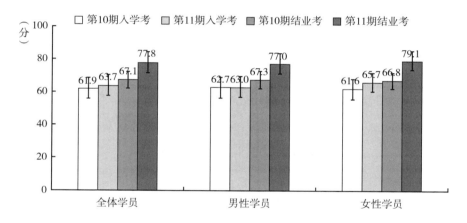

图 3　根据学员性别分析考试成绩

从第 10 期的结果来看，学员的年龄和入学考、结业考的成绩无明显关联。第 11 期的数据显示，成绩与学员年龄存在一定关联，年纪轻的学员成绩较高，可能是年轻人记忆力相对较好所造成的（见图 4）。

从两期数据看，学员的学历与考试成绩有很大的关联，学历越高，成绩越好。特例是第 11 期，学历为专科的学员成绩最高，主要是只有 2 人为专科，样本容量过小（见图 5）。

从两期数据看，学员的专业与入学考成绩有较大关联，专业为临床输血检验相关的学员，成绩优于其他专业的学员，主要是这些专业的学员对血站相关

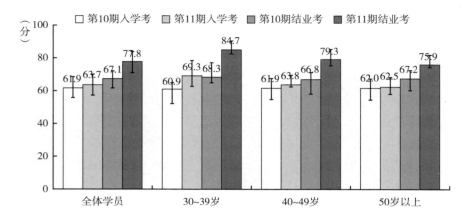

图 4　根据学员年龄分析考试成绩

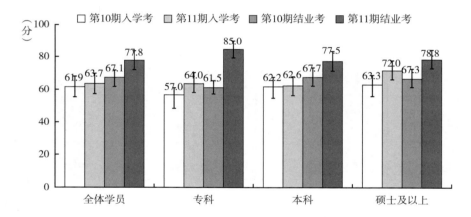

图 5　根据学员学历分析考试成绩

的知识储备要多于其他专业的学员。而学员的专业与结业考成绩关联不大，说明在学习中，大家都十分努力，均取得了很好的学习效果。其他专业包括中文、护理、药学、文秘等（见图6）。

（二）对教员的评估

为使主办方进一步了解血站站长研修班培训预期目标的实现程度，为今后血站站长研修班培训大纲、培训项目的制定与实施等提供帮助，提高血站站长研修班的整体水平，我们在每一期研修班结束时，请每位学员对站长研修班的

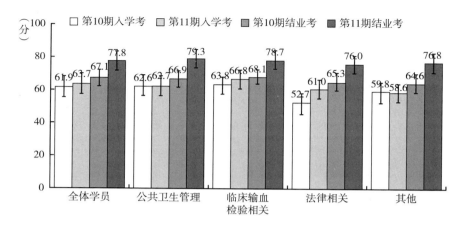

图6　根据学员专业分析考试成绩

培训效果进行评估。每一位学员分别对每一堂课的知识性、你认为是否具有应用价值以及教员的演讲技巧三个方面进行打分。在第 1 至第 10 期中，教授评估表是每堂课后当场打分并由教务人员收取。从第 9 期开始更改为教员评估表在学期第一天就全部发给学员，然后在结业时向每位学员收取。之所以采用这样的改变是为了让学员对所有教员的研究内容、技巧和实用性有一个更为客观的比对，然后可对先前的评估进行一定的修正。

经过整理学员们对教员的评估，我们会将站长研修班学员对教员的评估结果反馈给每一位教员，反馈的内容包括教员课程内容所涵盖的知识性、应用价值和教师演讲技巧 3 个方面的满意度评价，以及该教员讲授的课程在所有教员讲授的课程中位列第几位。同样，站长研修班管委会在每期研修班的总结报告中也会得到学员对所有教员的评估总汇，对于排名靠后的课程或教员（通常是后三位），管委会会在委员会会议上对课程的设置、教员的演讲方式等进行讨论，并最终决定是修改教学大纲、课程设置，还是更换教员。需要对具体情况进行分析，比如有时学员的意见是根据学员自己当下的需求来进行评估的，如果文化不同、法规政策不同，再加上语言沟通上的不畅，较为先进的、发达国家的理念未必在学员处能得到好评。因此，站长班管委会会根据学员的评估表课程的合理性、必要性进行综合评估，然后才会在下一期的研修班中对这些课程做出是否修改的决定。

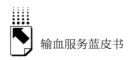

（三）对组织者的评估

每一期的血站站长研修班在结业时，都有一次学员座谈会和一份对改期研修班的满意度调查表和意见表。满意度调查表所调查的内容包括，与您预期学习目标的符合程度、教学内容的新颖程度、提问交流的充分程度、对于改善实际工作有意义的程度、您向同行推荐程度、会务服务满意程度、对授课教师讲授内容满意度、对本项目的教学计划满意度、对教案满意度等问题进行 0 至 5 分的评分，并就学员在提高指导能力、理论水平、科研工作能力、操作能力、各地血站交流经验和开阔思路方面的收获做出排序选择。并让每一位学员对觉得需要增加和缩减的课程或内容提出具体的书面建议。表 2 为第 11 期站长研修班的学员满意度调查。

表 2　学员对第 11 期站长研修班的满意度评价

序号	项目	得分（满分 5 分）
1	与您预期学习目标的符合程度	4.66 ± 0.45
2	教学内容的新颖程度	4.66 ± 0.45
3	提问交流的充分程度	4.37 ± 0.54
4	对于改善实际工作有意义的程度	4.63 ± 0.49
5	您向同行推荐程度	4.71 ± 0.41
6	会务服务满意程度	4.89 ± 0.20
7	对授课教师讲授内容满意程度	4.63 ± 0.47
8	对本研修班的教学计划满意度	4.60 ± 0.53
9	通过本研修班学习，认为收获程度	4.58 ± 0.49

从表 2 可看出，学员们对第 11 期研修班的总体满意度较高，对会务服务最为满意，对提问交流的安排最不满意，有必要在下期研修班中增加学员间和学员与教师间的交流活动。通过该课程的培训，站长们认为自己开拓了思路（74.3%）、提高了指导能力（57.1%）、提高了理论水平（54.3%）、结交了朋友，交流了经验（51.4%）、提高了操作能力（5.7%）、提升了科研工作能力（2.9%）。62.9%的学员认为本项目讲授的主要内容是本学科最新发展、最亟待解决的问题。97.1%的学员在培训前对本次培训的内容部分知道，在培

训前对培训内容完全不知道是 2.9%。

各期学员分别从课程设置、时间安排和教学形式、后续活动等方面对站长班的举办提出宝贵建议。如远程教育向各地开放，让各地区都可以同步学习。考试可以以论文的形式或总结的形式完成。在课程设置上时间有侧重，主要课程时间可以长些，非主要课程可以短些。提前公布课程安排，让学员有选择性地入学。专业课程班和领导班分开举办。课程开展前先收集各学员血站内好的经验，然后提炼出来供大家学习讨论。分组可再小一些，增加小组单独活动时间或交换小组成员，多增加学员之间的交流。将各期的课件整理成教材出版。开设论坛，增加学员间后续交流等。

五 总结与展望

经过 10 年的努力，目前"血站站长研修班"已在业内产生了较大的影响。美国 AABB 网站、ISBT 的《输血通讯》杂志都相继报道并高度赞扬了这个由中国首创的针对血站领导的培训项目。在获得国际输血界肯定的同时，国际上主要输血领域的行业协会也积极参与办学，11 个国家和地区的 50 名境外教员带来了国际输血医学的进展，并与站长们一同讨论大家所共同面临的挑战，使发达国家和国内较发达地区的先进经验得以向全国各地传播。而在传授知识的同时，"血站站长研修班"更是为参加者提供了一个梳理知识、发现问题的机会，为站长们今后长期工作提供了同伴交流和支持机制。

通过对近 5 期学员入学和结业测试成绩分析，我们发现学员入学考的成绩和学员的学历、职务、专业存在一定关联；经过系统培训后，结业考的成绩仅和学员的年龄存在一定关联，提示现有的教学内容与教学模式，对各个层次血站，各种学历和专业背景，不同性别和不同领导岗位的学员有着均衡发展的效果。

作为"血站站长研修班"的承办单位，上海市血液中心将积极做好每期研修班的总结和分析工作，把相关的经验和问题作为补充资料，不断完善和细化《联合建立输血医学培训项目协议》中的各项条款，为今后的管理培训课程提供蓝本。同时，各期"血站站长研修班"的成功举办离不开卫生健康委

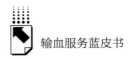

医政医管局、上海市卫生健康委的支持，离不开中国输血协会、美国 AABB、国际输血协会（ISBT）的积极参与、离不开所有教师的精心备课和精彩讲演、离不开学员们一丝不苟的学习态度，离不开资助企业的慷慨捐赠，也离不开会务组每一位成员的辛勤付出。作为承办单位，上海市血液中心对以上所有单位和个人表示诚挚感谢。

B.31
我国血液成分制备现代化
建设实践与发展

梁子卿　潘　伟　蒋　胜*

摘　要：　本文对我国血站成分科血液成分制备环节的现状和问题进行分析探讨，重点关注九大关键制备区域（全血滤白、低温离心、成分分离、无菌接管、病毒灭活、血浆速冻、血浆解冻、甘油洗涤、贴签包装），为了实现血液成分精准制备和提供安全、有效的血液产品，提出自动化、标准化、信息化和模块化的血液成分制备现代化建设发展理念。

关键词：　血液成分　制备现代化　成分科

我国的血液成分制备起步于20世纪60年代中期，80年代后期在北京、上海、广州等大城市开展血液成分制备业务试点工作，到1998年《中华人民共和国献血法》（简称《献血法》）颁布，全国各地陆续开展血液成分加工制备，目前全国已全面开展血液成分制备。近几年随着国家血液成分制备标准的出台和完善，血液成分制备技术的创新和应用，血液成分制备流程不断改进和优化，血液成分制备逐渐由手工制备转向机器制备，未来将会全面实现血液成分制备自动化、信息化、标准化和模块化的现代化建设。

---

* 梁子卿，深圳市普特生物医学工程有限公司总经理；潘伟，深圳市普特生物医学工程有限公司副总经理；蒋胜，深圳市普特生物医学工程有限公司技术总监。

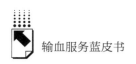

一　血液成分制备的现状与问题

（一）科室规划不合理

随着采血量的逐年递增，全血白细胞过滤、血浆病毒灭活等制备技术的应用，以及全自动全血成分分离机等自动化设备的引进，成分科室的场地面积、设备摆放、区域划分、制备环境、消洗灭菌等规划已经远远不能满足血液成分制备的发展需求，需要重新统一规划，进行"大成分科"的区域化、流程化和模块化设计。

（二）设备配置不合理

由于地区经济发展的不平衡和血站财政结算支出等历史原因，造成各地区血站固定资产和设备投入发展不均衡。目前成分科九大关键制备区域中大部分环节实现了自动化制备，但很多设备陈旧老化、迭代更新比较缓慢，不能充分有效地满足血液成分制备发展需求。分离区最近几年自动化制备发展迅速，全自动全血成分分离机设备逐步替代分浆夹板或挂钩（虹吸），但仍然有相当多的血站采用手工制备。血站硬件建设急需大量的财政资金以支持血站快速的发展。

（三）人为因素易差错

当前血液加工制备基本上靠人工判断的方式，需要个人高度的责任心、质量意识和行为准则意识，否则容易产生人为差错；加工过程中的制备方法、血袋物料、制备时间、制备环境、血袋断离前条码一致性的比对、制备前后的重量、目测检查等因人员操作的差异化，影响标准化制备和有效的质量管控。制备过程数据基本采用手工记录，不能形成有效的计算机信息化管理。

二　血液成分制备现代化建设的价值与意义

根据当前血液成分制备现状以及存在的问题，需要进行相应的改革措施来改善和促进输血行业的发展，同时根据当前输血行业健康发展的步伐，提出血液成分制备的自动化、标准化、信息化和模块化，最后形成精准制备的现代化建设发展理念。

（一）解放劳动生产力，减少人为差错

人工智能和新技术集成的设备实现了血液成分制备全过程自动化及流水线作业，提高了血液成分产品质量，缩短了制备时间；提高了工作效率，大大降低了人员劳动强度；解放了劳动生产力，体现了人文关怀；最大限度地规避或减少人工参与、人为主观判断等因素，减少了人为差错的发生和风险。

（二）整合制备环节，实现标准化制备

将多环节、多人次的制备工序进行集成和模块化设计，减少血液流通环节，节约科室空间资源，实现业务流程的优化。通过设备可编程的标准化制备方案，实现了血液成分的标准化制备，保障血液产品符合 GB18469 – 2012《全血及成分血质量要求》。

（三）实现制备过程信息化，为血液质量提供数字化溯源依据

借助设备的智能识别、智能判断、精准控制等特性，自动记录操作者、献血者、耗材、制备方法、制备环境等数据，实现了血液制备过程中关键控制点的信息化，为血液成分制备科学化、规范化管理提供可追溯的依据。

（四）建设成分制备信息化综合管理平台

以设备制备过程的数据为基础，实现关键制备区域信息化，通过血液制备整个环节的信息汇集，建立成分制备信息化综合管理平台，具有数据采集、数据处理、数据监测、预警显示、可视化等功能，实现了血液成分制备过程"人、机、料、法、环"的信息可追溯，既符合血站行业法规的要求，又保障了血液产品的安全有效，促进了血液质量的规范化管理。

（五）信息整合、资源共享、大数据分析、制定行业标准

借助成分制备信息化综合管理平台，通过设备与设备之间的数据共享、互

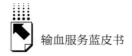

联互通、数据校验，实现数据流通，实现制备区域的信息整合、资源共享；运用大数据分析技术，优化制备流程，再造或衍生新的制备流程；运用大数据挖掘技术，为设备数据通信协议的标准制定提供参考依据；应用大数据信息技术，激发和加速血站管理者理念的创新，推动血液质量体系持续改进。

三　血液成分制备现代化建设的发展与实践

随着人工智能、创新技术、大数据不断发展，血站法规的不断完善和发展，血液成分制备精细化管理已经引起输血行业领导者的高度重视和关注。部分省级血液中心和地市级中心血站已经投入了大量的人力、物力对成分科进行改造升级，引进优秀人才、创新技术和自动化设备且取得了一定的成绩和效果。

（一）自动化设备的引进

在血液成分制备现代化建设的实践中，重要的一点是自动化设备的引进。由于血液成分制备的业务流程具有大量的重复劳动、严格的质量要求、涉及的业务流程烦琐以及依靠人工进行判断识别等特点，引进自动化设备来代替手工操作，对于减轻劳动强度等有积极的效果。

目前国内部分省级血液中心和中心血站在血液成分制备的第一环节（全血滤白）引进了血液白细胞过滤自动监测仪，该设备能够自动监测每袋血液滤白全过程，包括设备、操作者、献血者、时间、重量、流速、血液过滤异常、目测信息等，实现了血液滤白全过程信息化可追溯管理，同时整合了分段热合环节，优化了制备流程。使用血液白细胞过滤自动监测仪规范了血液滤除白细胞的操作过程，提高去白血液制品质量，同时有利于血液制备的信息化建设。①

全自动全血成分分离机采用数字化技术，通过光感识别、自动化挤压系统

---

① 黄辉、万仁英、杜忻、司江倩：《血液滤白监测系统在成分制备中的应用的探讨》，《实验与检验医学》2017 年第 4 期，第 284～285 页。

完成血液分离，使制备操作过程简单快捷、省时省力，保证血液质量的同时提高了工作效率；核对过程避免了人为标识识别失误风险；软件强大的数字化信息化功能，能实时记录追溯每一袋血液的分离人员、分离时间、分离方案、产品种类、重量[①]等内容。目前北、上、广、深等血液中心和部分中心血站全面使用了全自动全血成分分离机，实现了血液成分分离环节的现代化，不仅提高了分离制备效率，而且为管理者的绩效考核提供了重要的评判依据。

全自动血液贴签包装设备利用工业流水线设计理念、人工智能技术以及计算机系统，实现了每次仅对一袋血液贴签和自动化包装的构想，解放劳动力的同时避免了人为差错。可独立完成打印粘贴血液标签、血液信息核对、批量血液入库、重复打印标签授权以及血液贴签全过程电子信息化管理[②]，防止贴签过程中人为错误的发生，减少无意义的反复筛选操作，提高工作效率[③]，使血液贴签包装更加安全有效。

同时，大容量低温离心机、血浆速冻机、无菌接驳机、冷沉淀制备仪等先进设备的应用和配套软件的迭代升级大大加快了血液成分制备现代化建设的步伐。

（二）血液成分制备流程的优化

当前血液成分制备的相关流程是基于手工的前提下进行编写制定的；导致引进自动化设备之后，一些基于手工操作的流程将会变得不合理，需要针对相关制备流程结合设备进行优化再造。

病毒灭活业务的手工需要进行血袋穿刺/无菌接驳、条码打印、亚甲蓝添加、灭活柜光照、亚甲蓝滤除、血浆称重排气、血浆导管热合等操作步骤，这些步骤需要在多个区域、多种设备、多人次参与和配合才能完成。血浆病毒灭活监测仪的应用，则实现了血浆袋的献血条码打印、亚甲蓝添加和滤除、最终

---

① 程素华：《全自动血液分离机在成分制备中的应用》，《长江大学学报》（自科版）2016 年第 12 期，第 77～78 页。
② 王飞、李一鸣、李晓武、李东鹏：《机器自动贴签核对入库模式及其电子信息化管理的建立》，《中国输血杂志》2015 年第 4 期，第 456～458 页。
③ 李建民、张雯、戚海、何路军、沈莉、纪英姿、李玉秋、时卉丽、贾佳：《血液制备信息电子一体化的探讨》，《中国输血杂志》2015 年第 3 期，第 335～337 页。

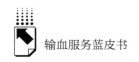

血浆产品的称重与导管热合等功能集成一体，这种集成化、模块化设计理念，可以把制备的多环节、多人次操作的资源进行整合，从而达到优化业务流程、规范业务操作、缩短制备时间的目的，保障血液质量安全、有效，加速血液成分制备的现代化建设和发展。

（三）成分制备信息化的建设与应用

《血站质量管理规范》《血站技术操作规程》《全血及成分血质量要求》等相关法规规定：血液成分制备过程需要提供详细、有效性电子信息数据进行溯源，可以追溯到每袋血液制备过程的人员、设备、血液来源和原材料、方法步骤、环境条件等相关信息。

血液成分制备信息化系统是实现成分血制备管理标准化、精细化的必由之路，也为未来建立成分血信息化标准体系奠定基础①。

以自动化设备为基础，将成分科九大关键制备区域的制备信息数据全部汇集至成分科综合信息管理平台中；通过对每一区域环节提供可视化数据管理及查询界面，配合多样的筛选条件，实现各个关键区域的信息可追溯；通过各个环节制备信息数据共享，实现一袋血的成分制备全程可追溯。

1. 综合平台关键设备拓扑

成分科九大关键制备区域信息数据与成分科综合管理平台对接方式拓扑图见图1。

2. 综合管理平台软件功能介绍

平台软件的模块划分：全血滤白、低温离心、成分分离、无菌接管、光照灭活、灭活监测、血浆速冻、血浆解冻、甘油洗涤、贴签包装、环境监测等模块，其软件主界面见图1~图6。

3. 一袋血的加工制备过程信息化

在平台上能根据一袋血可以追溯到在每个设备的加工制备详细过程（见图7）。

---

① 王飞、李一鸣、李东鹏：《成分血制备过程信息化系统建立与实现》，《中国输血杂志》2016年第9期，第1054~1060页。

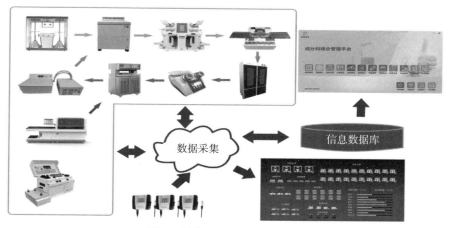

图1　综合平台关键设备拓扑

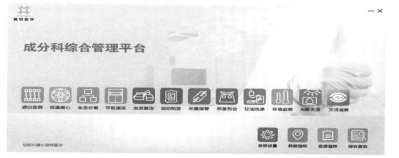

图2　综合平台软件功能主界面

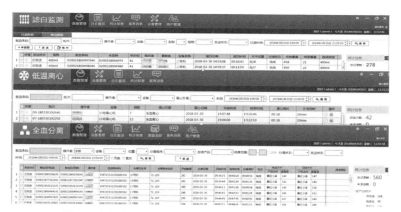

图3　滤白监测、低温离心、全血分离数据管理软件

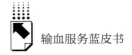
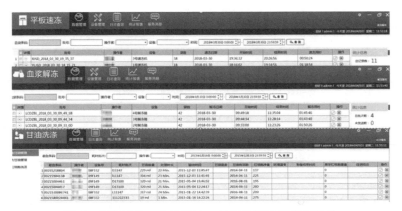

图4 平板速冻、血浆解冻、甘油洗涤数据管理软件

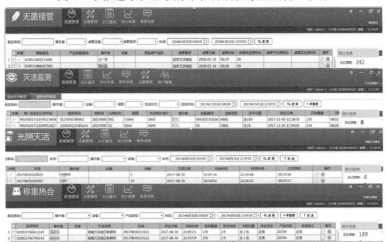

图5 无菌接管、灭活监测、光照灭活、称重热合数据管理软件

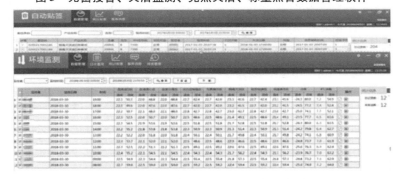

图6 自动贴签、环境监测数据管理软件

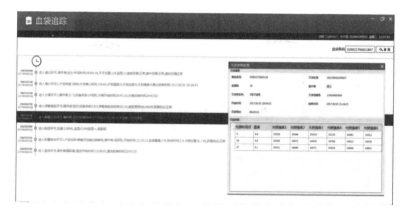

图7 一袋血加工过程示意

四 血液成分现代化的建设展望

随着人工智能技术应用，物联网技术的不断发展，将有力地推进血液成分制备现代化建设，发展"大成分科"变得更加迫切。在"大成分科"精细化的管理指导下，血液成分制备环境的科学规划、业务流程的优化设计、设备的模块化和规模化，将为血液成分的标准化制备及流水线作业注入基因。

血液制备过程数据极为重要，不仅体现了血液制备的完整过程，还可以对血液的制备进行搜索追踪，在推进血液成分制备现代化建设的过程中，将建立从血管到血管的数据信息链接，不断推进血液管理信息向区域化和广域化发展，在不久的将来，形成血液成分信息大系统，为血液制备提供数据支持和标准体系。

未来血液成分制备离不开高端技术人才的引进，加强高端技术应用人才培养，为血液成分制备现代化建设提供可持续发展的动力。未来以大数据以及人工智能为载体，智能接口、数据挖掘等核心技术地不断突破，将快速融入血液成分制备过程中，最终实现血液成分的高质量、精准制备，为临床提供安全有效的血液产品。

输血人物志

Chinese Blood Transfusion Biography

B.32
中国输血事业的拓路者——才生嘎

蔡　辉*

2017 年 10 月 15 日，中华人民共和国第 68 个生日刚好过去 2 周，一位年逾九旬的老人在北京医院平静地辞世。这位老人于 1927 年 5 月出生在当时还叫绥远特别区归绥县（今内蒙古自治区乌兰浩特市）的一个蒙古族家庭，在青年时期即投身革命、加入中国共产党，新中国成立后先后就读于中国医科大学、北京医学院（今北京大学医学部），盛年时担任过原卫生部医政司副司长。这样的履历无疑是老人那一代又红又专、为官为学者的典型写照，然而老人之所以被不少人铭记是他对中国输血事业发展所做出的贡献，他的名字叫才生嘎。

20 世纪 80 年代，改革开放伊始，我国的输血医学同彼时的各行各业一样，历经百废待兴和再起步阶段，此时担任卫生部医政司副司长的才生嘎负责主管输血工作。他主持或推动了《献血体格检查参考标准》、《卫生部关于建

* 蔡辉，《中国输血杂志》编辑部主任。

立血型参比实验室的通知》、《关于军队系统建立血站的意见》，以及《无偿志愿献血者奖励办法（试行）》等政策、法规的创制和出台，促成了在北京举行的新中国首次输血国际会议——国际红十字会与红新月会第七届亚太地区输血会议，主编了我国第一部《血站管理学》。1990 年和 1991 年，他两次担任卫生部全国输血立法调研组组长，前后历时 4 个月，为日后《献血法》等法律法规的制定收集了弥足珍贵的资料与证据。

作为中国输血协会的创始人之一，才生嘎是中国输血协会在草创阶段的一位主要领导者，历任中国输血协会筹备委员会副主任委员（1986～1988 年）、中国输血协会第一届理事会副理事长（1988～1992 年）、中国输血协会第二届理事会理事长（1992～1998 年）。任职中国输血协会理事长期间，除了继续协助卫生部制定和完善输血管理与献血的法律法规体系外，他牵头组织召开多个国内外输血管理和学术会议，加大了与美欧、日本以及我国港澳台地区的输血医学科研、无偿献血管理的学术和经验交流力度，促进和保障了我国献血制度从有偿献血向无偿献血的平稳过渡。

才生嘎为中国输血医学界第一本学术期刊《中国输血杂志》的创建同样倾注了大量心血，他曾多次向有关主管领导面呈创办这本杂志的重要性和必要性，并提出将卫生部医政司作为主管该杂志的挂靠部门。可以说《中国输血杂志》得以创办并从一开始便由卫生部（今国家卫生健康委员会）主管，是与才生嘎的全力支持和积极建议密不可分的。

才生嘎的后半生几乎奉献给了中国输血医学事业，中国输血之所以能够一路走来并越走越宽，与他那认真的工作作风、严谨的治学态度、低调朴实地做事、胸怀坦荡的为人是分不开的。斯人已逝，但他留下的精神遗产和财富不仅已成为中国输血史中一帧帧定格的画面，而且亦将激励一代代中国输血人砥砺前行！

（内容来源：中国医学科学院输血研究所杨成民，北京市红十字血液中心主任、中国输血协会监事长刘江，中国输血协会副秘书长刘青宁撰写的系列纪念文章。）

行业大事记

Chronicle of Blood Service in China

B.33
中国输血服务行业2017年度大事记

刘青宁*整理

1. 2017年2月23日　中国输血协会第七届二次理事在海口召开

会议的重要内容包括，审议通过协会 2017 年的工作计划、财务预算报告；通过《中国输血协会分支机构管理办法》《分支机构设置方案》，决定了 24 位分支机构主任委员的聘任等。

2. 2017年5~9月　中国输血协会成立24个分支机构

5 月 5 日，中国输血协会血液安全监测专业委员会率先在重庆成立；9 月 15 日协会后勤专业委员会在郑州成立，标志着协会重建和新建 24 个专业和工作委员会的工作完成。它们是：

中国输血协会献血动员专业委员会；

中国输血协会献血服务专业委员会；

中国输血协会血液制备专业委员会；

---

* 刘青宁，中国输血协会副秘书长。

中国输血协会输血传播疾病专业委员会；

中国输血协会免疫血液学专业委员会；

中国输血协会人类组织抗原专业委员会；

中国输血协会装备专业委员会；

中国输血协会后勤专业委员会；

中国输血协会血站建设专业委员会；

中国输血协会血液质量专业委员会；

中国输血协会信息化专业委员会；

中国输血协会输血伦理学专业委员会；

中国输血协会血液制品专业委员会；

中国输血协会临床输血管理学专业委员会；

中国输血协会临床输血学专业委员会；

中国输血协会细胞治疗专业委员会；

中国输血协会血液安全监测专业委员会；

中国输血协会管理工作委员会；

中国输血协会文化工作委员会；

中国输血协会财务工作委员会；

中国输血协会人力资源工作委员会；

中国输血协会中小血站建设与发展工作委员会；

中国输血协会教育工作委员会；

中国输血协会输血医学科研工作委员会。

3. 2017年6月1日　中国输血协会微信公众号正式发布

中国输血协会微信公众号结合协会工作与新闻热点，强调信息的即时性、趣味性和读者互动体验；截至 12 月 31 日，共发布 72 篇。

4. 2017年6月14日　中国输血协会新官网正式发布

中国输血协会新官网强调资料和信息的完整性、功能多样性和栏目的专业分工管理；截至 12 月 31 日，共发稿近 2000 篇。

5. 2017年6月14日　世界献血者日活动

2017 年世界献血者日活动口号是："你能做什么？"辅助宣传内容为"献血。现在献血。经常献血"。6 月 14 日，在陕西省西安市举办"世界献血者

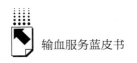

日"全国主会场活动，为全国无偿献血先进省市代表、无偿献血奉献奖金奖代表、无偿献血促进奖代表、无偿献血志愿服务奖终身荣誉奖代表现场颁奖。

6. 2017年6月10～16日　第二届"点亮中国"无偿献血宣传活动

由中国输血协会、深圳雪莲花网络有限公司联合主办，全国87家采供血机构共同举办的第二届"点亮中国"无偿献血宣传活动上线7天，全网共1010369人参与了关爱同盟，356座城市被点亮。

7. 2017年6月底　《血液安全技术核查指南（血站部分）》（简称《指南》）的编制任务完成

受国家卫生计生委医政医管局的委托，由中国输血协会牵头，联合上海市血液中心、医学科学院输血研究所、卫生部临检中心等11个单位成立项目组，承担并完成了《血液安全技术核查指南（血站部分）》的编制任务。医政医管局根据《指南》开展了血液安全技术核查师资培训班活动。

8. 2017年8月　全国卫生计生系统表彰大会召开

全国卫生计生系统表彰大会召开，沧州市中心血站、大同市中心血站、通辽市中心血站、莆田市中心血站、上饶市中心血站、武汉血液中心、张家界市中心血站、郴州市中心血站、娄底市中心血站、佛山市顺德区中心血站、来宾市中心血站、资阳市中心血站荣获"全国卫生计生系统先进集体"荣誉称号，北京市红十字血液中心检验师李平（女）、江苏省血液中心药师周知祥、浙江省血液中心副主任、副主任医师徐健（女）、福建省血液中心主治医师涂东晋荣获"全国卫生计生系统先进工作者"荣誉称号。

9. 2017年8月27日～9月8日　完成第十三届全运会血液保障任务

第十三届全运会期间，天津市血液中心顺利完成了全运会的血液保障任务；全国无偿献血金奖获得者栗岩奇还成为全国第十三届运动会开幕式上的五名内场火炬手之一。

10. 2017年9月6日　"第四届东方输血医学大会"在上海举办

"第四届东方输血医学大会"的主题是"输血医学：机遇与挑战"，设立采供血管理、临床输血学、免疫血液学、输血新技术四个论坛；来自全国各地的千余名输血届同仁参会。

11. 2017年9月7日　首届中国血液制品行业高峰论坛

首届"中国血液制品行业高峰论坛"在北京召开。来自海内外的26家血制品企业以及浆站、投资、设备公司等100余人参加了会议。会议分为生产、标准、监管、行业和临床五大板块进行。

12. 2017年9月21日　设立"中国输血协会威高科研基金"

中国输血协会和山东威高股份医用高分子制品股份有限公司签约，设立"中国输血协会威高科研基金"。此项目将持续至2021年底，威高股份将每年向协会捐赠50万元。

13. 2017年10月25日　"2017全国临床输血学术年会"在宁波召开

"2017全国临床输血学术年会"在宁波隆重召开，临床输血学专业委员会的委员、专家以及来自全国的近240名参会代表们汇聚一堂，共同探讨临床输血的未来与发展。

14. 2017年11月14日　"2017年全国血液管理工作会议"在津召开

会议要求各地必须保持忧患意识，以贯彻落实党的十九大精神为契机，以新发展理念为指引，以实施健康中国战略为统领，按照"科学发展、统筹协调、公平可及、安全有效"的原则，把血液安全供应工作向纵深推进，健全政府领导、部门协作、全社会参与的无偿献血长效工作机制，进一步强化法制组织建设，完善血站运行保障机制、血站服务体系、血液安全供应保障体系，促进血液安全供应保障工作充分、协调发展。

15. 2017年11月6～23日　第十一期"血站站长研修班"

第十一期"血站站长研修班"于上海成功举办。全国省级和地市级采供血机构的43位领导集中三周时间，从政治、技术、理论、实践上系统地学习输血行业管理，对各级血站进行规范化管理。从2008年到2017年，共招收学员515位，结业508位，分别是来自全国27家省、市、自治区血液中心的71位主任、副主任、书记和214家地市级中心血站的444位站长或副站长。

16. 2017年11月23日　2017版《输血服务蓝皮书》发布

《中国输血行业发展报告（2017）》在上海举行发布仪式。2017版"输血服务蓝皮书"由83位输血行业专家和学者参与撰写，从学术视角系统分析总结了近年来我国输血行业的现状、特点、问题及趋势。

17. 2017年11月25～28日　第28届ISBT地区性（非欧洲）国际输血大会在广州召开

由国际输血协会主办，中国输血协会、广州血液中心共同承办的第28届

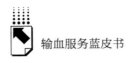

ISBT 地区性（非欧洲）国际输血大会在广州隆重召开。国家卫生计生委副主任、国务院医改办主任王贺胜出席会议并致辞。25 日，举行了"中国日"活动。大会收到中文摘要 350 篇，英文摘要 740 篇，邀请 55 名中外专家发言，推荐 66 篇优秀摘要作口头发言，举办全体大会报告 16 场次、学术分会报告 66 场次，研讨会 2 场，工作小组会议 2 场，并推荐 664 篇英文摘要作壁报交流展示，350 篇中文摘要作电子壁报交流展示。

18. 2017年12月7日　第四届"全国中心血站站长论坛"在宁波召开

来自全国 28 个省市区的血站系统的 200 多家单位 300 余位代表参加了第四届"全国中心血站站长论坛"；本届论坛以"血站建设与发展"为主题，围绕血站管理、无偿献血招募、信息化建设、应急保障、绩效管理、后勤保障等进行了深入探讨。

19. 2017年11月　中央文明办公布"第五届全国文明单位"获奖名单

"第五届全国文明单位"获奖名单正式公布，百色市中心血站、贵州省血液中心、湖南省长沙血液中心荣获全国文明单位荣誉称号。上海市血液中心蝉联"全国文明单位"荣誉称号。

20. 2017年12月18日　音乐剧《我在你的未来》获奖

由国家卫生计生委主管、中国人口文化促进会主办的第十五届中国人口文化奖舞台艺术类获奖作品颁奖活动在北京举行；由上海推荐的全国首部无偿献血公益音乐剧《我在你的未来》荣获戏剧类舞台艺术类优秀奖。

21. 2017年中国输血行业十大新闻、十大人气新闻评选结果

通过协会理事投票评选出"中国输血行业十大新闻"，排名是：（1）协会成立 24 个分支机构；（2）第 28 届 ISBT 地区性（非欧洲）国际输血大会在广州隆重召开；（3）《中国输血行业发展报告（2017）》在上海发布；（4）"世界献血者日"全国主会场活动在西安市举行；（5）2017 年全国血液质量安全技术核查；（6）第二届"点亮中国"无偿献血宣传活动成功举办；（7）协会完成《血液安全技术核查指南（血站部分）》的编制任务；（8）2017 年度"中国输血协会威高科研基金"项目实施；（9）第四届"东方输血医学大会"在上海举办；（10）全国卫生计生系统表彰大会召开。

通过读者网络投票评选出"中国输血行业十大人气新闻"，排名是：（1）深圳狮子会"红色行动"助力无偿献血事业；（2）"2017 全国临床输血学术

年会"在宁波隆重召开；（3）全国首部无偿献血公益音乐剧《我在你的未来》获奖；（4）第四届"东方输血医学大会"在上海举办；（5）"世界献血者日"全国主会场活动在西安市举行；（6）第二届"点亮中国"无偿献血宣传活动成功举办；（7）2017年度"中国输血协会威高科研基金"项目实施；（8）长沙、杭州开通"爱心专列"宣传无偿献血；（9）四家采供血机构荣获"第五届全国文明单位"荣誉称号；（10）协会完成《血液安全技术核查指南（血站部分）》的编制任务。

（欢迎读者进行各个年度的补充）

B.34
后　记

《中国输血行业发展报告（2018）》顺利出版，我作为主编倍感欣慰。在此我要感谢朱永明、刘嘉馨、耿鸿武、吕杭军、付涌水、刘江、王乃红等编委会成员对本书编写大纲、主要内容和作者推荐等方面提出的宝贵意见和建议。本书也凝聚了全国各地输血行业研究人员的集体智慧，感谢所有参与研究与写作的专家和学者。我还要特别感谢本书的执行主编耿鸿武先生在百忙中负责最后的编纂、统稿和整理工作，并帮助与出版社联系，保证本书的顺利出版。

总结2018版"输血服务蓝皮书"有这样几方面特点。一是参与编写的人较多，他们均是国内具有代表性的采供血、临床、学术研究机构的管理和技术专家，既具有全局眼光，又有丰富的实践经验。二是涉及专业的面较广，包括对我国采供血行业现状的分析、未来发展预判，采供血管理热点和焦点问题探讨，采供血行业专项问题论述，部分省市采供血现状分析总结和对策，年度采供血行业中具有代表性、创新性、示范性的案例分析等。三是总结了行业发展大事记，承接2016版、2017版共同为从业者和采供血行业研究者提供了生动的行业全景图。四是增加英文摘要，方便开展中外交流。五是报告形式统一，以论述、图表为主，突出文章的可读性和可视性。希望本书的出版，能让读者对行业内一些热点的问题产生更客观、全面的认知，并从中汲取教义。

中国输血行业的发展需要各方面的关心和支持，更需要业内外的积极交流和共同努力。"输血服务蓝皮书"就是一种很好的载体和形式，每年编辑出版一本，提出输血服务行业涉及的热点话题。在此，我要祝福明年拟编辑出版《中国输血行业发展报告（2019）》一书的吕杭军主编，2019版蓝皮书编辑、出版一切顺利。

主编　孙　俊

2018年6月14日

《中国输血行业发展报告（2019）》征稿函

尊敬的读者：

您好！"皮书"是中国社科院社会科学文献出版社推出的大型系列图书，它是由一系列权威研究报告组成；对每一年度有关中国与世界的经济、社会等各个领域的现状和发展态势进行分析和预测。皮书的作者一般是由著名学者和权威研究机构所组成的团队完成，从而凸显出研究者的群体智慧。皮书的作者中不乏政府部门的官员，学术机构的专家，但皮书并不代表官方的观点，作者们主要是从专业研究的立场出发，表达个人的研究心得，也正是这一点保证和增强了皮书的权威性。成为各界人士参考和借鉴的重要资料。

为及时回顾、总结输血行业的发展、成绩和经验，为行业从业者和研究者提供指导和参考，输血服务蓝皮书《中国输血行业发展报告（2016）》《中国输血行业发展报告（2017）》《中国输血行业发展报告（2018）》已连续出版三年，在行业产生了深远的影响，成为业内外研究行业的重要参考。输血服务蓝皮书编委为了更好地准备《中国输血行业发展报告（2019）》，目前筹备工作业已开始。2019版蓝皮书仍将延续2018版的结构，包括：总报告；专题报告；省级采供血报告；地市采供血报告：临床输血报告；输血人物志；输血大事记等。还将尝试性地增加研发、生产和经营企业能够参与的模块，我们暂且把它命名为"新技术新趋势报告"。

"输血服务蓝皮书"编委会热忱地欢迎热爱输血行业、自愿为行业奉献知识、有一定的专业水平的各级政府机构、协会、院校，尤其是企业的行业研究者，能够撰写署名专题报告，报告的题目和内容可以自行申报，也可以按照编委会的命题进行。

蓝皮书报告要求：（1）应是对行业2018年热点和焦点问题进行较深入的研究后形成的专项学术研究报告。通过借鉴国内外理论研究成果和对比研究，

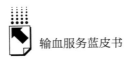

以一定的理论高度和全面的视角，对相关决策、行动提出观点、思考和建议。请注意报告的知识性、资料性、借鉴性。（2）文章的观点、思考和建议等要有依据（有理论或数据支持）、全面（尚无定论或倾向性结论的问题要尽量顾及各方面甚至是相反的观点，或与作者主张不一致的立场，以利于读者全面了解）、有前瞻性或指导性。（3）文章引用的数据资料，要力求可靠和合法，一般宜引用已公开过（如文章、公报、会议、讲义等）或可以公开的内容，对于敏感或可能不宜公布的数据，尽量回避。

一旦您的报告被 2019 版蓝皮书收录，您将被邀请参加编委会 2019 年的各项活动，收到"输血服务蓝皮书"编委会为您颁发的证书和奖牌，并受邀参加蓝皮书的上市发布仪式。

有意参与的投稿者或有疑问，请邮件（sxfwlps2017@163.com）或扫描以下二维码，与编委会联系。

《输血服务蓝皮书》编委会
2018 年 8 月

Abstract

This report was written by many professional blood services and transfusion medicine experts in China. It reviewed the industry development of blood services and transfusion in 2017, including blood services equipment, informatization construction, blood quality management, clinic transfusion technology, transfusion disciplinary development, professional training for the leadership of blood services and status and prospects of some provincial and prefecture-level blood services. This report put forward to several new viewpoints and thought. Detailed contents and broad spectrums showed the independent viewpoints, unique thought and novel research achievement of transfusion insider and experts. This report consisted of nine parts. Part 1 was a general report which analyzed on the current situation on blood services equipments in China. Through the investigation of 115 blood services in 25 provinces nationwide, it pointed that the status and problems in different levels of blood services and gave some constructive suggestions. Part 2 was special reports. They discussed in depth about the current status and prospects of six aspects, including blood screening technique development and laboratory quality control, blood quality management, information construction and development, blood components and plateapheresis. Part 3 and Part 4 involved summary reports from some provincial and prefecture-level city blood services, respectively. Part 5 reported blood transfusion in clinic. Clinical transfusion technology and transfusion department construction and development were demonstrated in details. The current situation of clinical use of blood was analyzed in Beijing and Tianjin in 2017. Part 6 was two case reports. They reviewed and summarized the progress and prospect of the Education Course for Leadership of Blood Services (ECLBS) in China and the modernization of blood composition preparation in China. Part 7 was a Chinese blood transfusion biography which introduced Cai Shengga, one of the pioneers of Chinese blood transfusion, who was pre-deputy director of Department of Medical Administration, Ministry of Health and the president of the second council of Chinese Blood

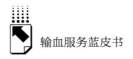

Transfusion Association. Part 8 was the chronicle events of blood services happened in 2017 in China, which recorded the main works in Chinese blood industry. Part 9 was an appendix including the titles, authors, abstracts and key words of all the manuscripts in this report in Chinese and in English. This report will let readers have more objective and comprehensive acknowledge of blood collection and supply industry. It is of positive significance to the development of blood services.

Keywords: Blood Transfusion Service; Blood Collection and Supply; Blood Station System

Contents

I   General Report

Abstract: A questionnaire on equipments in blood establishments concerning basic information, blood service and blood collection, blood components preparation, blood screening test, product quality sampling as well as blood storage and transportation was designed according to workflow. At first it was executed as a pilot survey in Jiangsu province between August and September in 2017 to collect opinions, suggestions and test the feasibility of issuing and recovery mode. Then the improved edition was delivered nationwide in November. Altogether 115 questionnaires from 24 blood centers and 91 central blood stations, covering 25 provinces and municipalities, were collected. An analysis and suggestions to current situation of equipments in blood establishments were made on the basis of data.

Keywords: General Blood Stations; Equipment; Blood Collection and Supply Mechanism

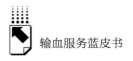
输血服务蓝皮书

II   Special Reports

B. 2   Development of Blood Screening Technique and Laboratory Quality control

Chang Le, Wang Lunan / 016

Abstract: Transfusion-transmissible infectious diseases include hepatitis B, hepatitis C, AIDS, syphilis, endemic and seasonal transmitted diseases. Continuous improvement of blood detection strategy to ensure accurate and effective detection results is an important part of blood safety. With the continuous improvement of regulations, the progress of detection technology, especially nucleic acid detection, which has significantly reduced the risk of transfusion transmitted diseases. At the same time, the laboratory combines internal quality control, quality indicators and external quality assessment, so as to make the laboratory quality assurance system effective and targeted.

Keywords: Blood Screening Technology; Blood Screening Stratgy; Quality Control; Quality Indicator

B. 3   Investigation on Quality Management of Blood Transfusion Services

Zou Zhengrong, Xu Bei / 029

Abstract: The ministry of health has organized experts to carry out technical verification to blood stations for performing "One Regulation & Two Requirements" and relevant technical standards for several years. Based on above laws and regulations the health administrative department at the provincial level also reviewed and accepted practice to the blood stations, which marked the quality management of blood stations has moved to the phase of legalization, standardization and systematization. In this paper, the authors carry out special investigation to a part of the blood centers and blood stations in our country, and carry out the investigation on following aspects: the responsibility of quality management it undertakes, the proportion of the quality management personnel structure, the establishment of system and running architecture, system monitoring methods and ways of audit, analysis results and continuous improvement. Combined with project survey, some development report of blood stations and relevant literatures searched on HowNet, the authors put forward related suggestions aiming at summarizing problems.

Keywords: Quality Management; System Architecture; Blood Station System

B. 4   Current Situation and Trend of Information Development of Blood Transfusion Industry in China

Feng Shuli / 050

Abstract: After going through the early stage and fast development on informatization of blood transfusion industry, we have been in the stage of modern informatization currently, the blood collecting and supplying related business applications become increasingly mature, the information connection has achieved periodical results, the modern information technoloty application got off the ground. However, there are still some lack of knowledge of informatization work, as well as the lack of overall development plan and strategy and uniform industry information standard. With the rapid development of information technology, the blood transfusion industry will demonstrate the trend of resources cloud-based, application convergence, data standardization, business intelligence, and service socialization.

Keywords: Blood Transfusion; Informatization; Business Intelligence

B. 5   Development Status and Prospect of China's Blood Products Industry in 2017

Li Changqing, Liu Bin, Wang Ya and Huang Xiaoqian / 057

Abstract: Blood products are a special kind of drugs, which belongs to the

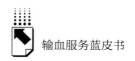
category of biological products and are mainly in healthy human plasma as raw materials. They are also bioactive products which were produced by the separation and purification technology or biological engineering technology as well as the method of multi-step blood-borne virus inactivated preparation. In this article, we described the development course of domestic blood products industry, compared the differences of blood products industry development at home and abroad and domestic, analyzed raw materials collection and supply situation of blood products, discussed the new policy related to blood products, predicted the future trend of the development of domestic blood products.

Keywords: Blood Products; Plasma; Production Supply

B. 6   The Current Situation and Prospect of Apheresis Platelets on Chinese Transfusion Field in 2017

Qiu Feng, Kong Lingyue and Zhang Jianqiang / 080

Abstract: Hemapheresis is becoming more and more popular in China. Apheresis platelets, an important form of apheresis, are widely applied in clinics. It is popular because of its advantages such as: high purity, less side effect and good treatment effect. The current domestic mainstream apheresis equipment is manufactured by three countries: The US, Germany and Japan. The domestic equipment is in the early stage and the intensity of independent innovation need to be increased. The total blood volume and total platelet count in China are increasing year by year, however, there is still a big gap between them and the demand for platelets. We suggest that something can be done to increase personnel training, improve public awareness, develop outstanding locally manufactured apheresis equipment, continuously improve the quality and quantity of apheresis and to promote the development of blood transfusion in China.

Keywords: Apheresis platelets; Apheresis separator; Prospect

Abstract: The development of blood transfusion in China began in 1918 when Shanghai first reported the Chinese blood type, and it has been 100 years old. In order to ensure the safety of blood transfusions, in particular to prevent transmission of the virus, a series of measures have been taken among which blood screening for viral markers have played an important role in and guarantee the security of transfusion, including hepatitis B virus surface antigen, hepatitis C virus antibody, HIV antibody, and syphilis. These viral infection indicators are also mandatory infectious screening items that are explicitly mentioned in the Blood Screening Proposal of WHO. Since 1960s, blood stations around China have carried out tests for HBsAg, HCV, HIV, and TP one after another, which has led to a significant drop in the transmissible virus infection rate. In our country, Elisa reagents have been widely used as blood screening reagents in the nationwide blood collection and supply system. That have the advantages of low cost, short reaction time, simple operation, and low requirements on the environment and equipment. It played an important role in protecting China's blood safety. This article aims to provide an overview of the application history in blood stations of the four-important blood screening Elisa reagents for HIV, HBV, HCV and TP.

Keywords: Diagnostic Reagents; Blood Screening; Blood Transfusion Safety

Ⅲ　Provincial Reports

Abstract: This report reviews the construction of the infrastructure, the composition of staffs, blood collectionandsupply, blood test and the development of the characteristic work of thein Hebei province of 2017 by questionnaire survey, data collection and data analysis. It analyses existing problems and put forwards

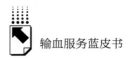
输血服务蓝皮书

constructive countermeasures and suggestions.

Keywords: Hebei Province; Blood Collection; Blood Donation

B. 9　Blood Service Report of Hunan Province in 2017

Tan Minghua, Li Tao, Yin Peng, Wang Shuanglin / 125

Abstract: Based on the survey data of blood collection and supply agencies in Hunan province in 2017, this paper analyzes the situation of the establishment of blood supply and supply agencies, human resources, blood collection, blood supply, blood testing and information system construction, in order to understand the development situation of blood donation, the main achievements, major difficulties and problems in Hunan province. In view of practical difficulties and shortcomings, future work suggestions are put forward to ensure the sustainable healthy development of blood collection and supply.

Keywords: Hunan Province; Blood Collection and Supply; Blood Donation

B. 10　Blood Service Report of Jilin Province in 2017

Wang Xiangrong, Wan Ernan and Liu Ran / 141

Abstract: The data of this report came from questionnaires 2017 blood collection and supply capability of 16 blood collection and supply organizations (including 7 branches) in Jilin Province during the year 2017. This is a comprehensive survey covering overall collecting data of all blood collection organizations of Jilin Province, Then statistical analysis was made. Detailed situation analysis and trend analysis were made on human resources, blood collection donors' information, blood testing, blood discarding, blood preparation, information construction, quality control and so on. By combining medical situation and characteristic medical resources and summarizing blood collection and supply work of Jilin Province, we formed this report was on development of blood collection and supply in Jilin Province.

Abstract: Based on the survey data of blood services in Gansu province in 2017, This report analyzed the blood collection and supply situation, the blood test condition, the construction of quality system, blood transfusion and scrap, conduct propaganda of non-remunerated blood donation and volunteers group construction situation, scientific use of blood on clinics. This report found problems existing in the current work and challenges, targeted [countermeasures and Suggestions, to promote the sustained and healthy development of blood donation of Gansu province.

Keywords: Blood Transfusion; Blood Test; Gansu Province

Abstract: This report investigates the basic situation of the 5 blood banks of Ningxia Autonomous Region in 2017, analyzes the statistics on voluntary blood donation, blood collection, centralized blood screening, blood preparation, blood preservation and supply, and also introduces the work that blood banks had done in terms of blood safety management. Through data analysis, it's objectively reflected that the building construction, facilities and equipment allocation are basically able to meet work requirement of blood banks, voluntary blood donation is stably developing, blood collection amounts could basically meet the clinical blood demand, various professional work are orderly performed, blood quality and safety management has been continually standardized. In the meantime, some problems are discovered, such as the manning quotas of blood banks are insufficient, the

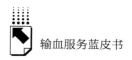

mechanism of promoting voluntary blood donation by multi-department cooperation has not yet been established, the publicity of voluntary blood donation is not enough, the ratio of regular donor is not high, etc. These are problems on which emphasis should be placed in future work.

Keywords: Ningxia; Blood Collection and Supply; Voluntary Blood Donation

B. 13 Blood Service Report of Hainan Province in 2017

Fu Ceying, Han Hui and Tang Qiuping / 188

Abstract: Blood collection and supply in Hainan province continued to maintain sustained and sound development in 2017. Based on guarantee capacity of regional health centers around the province's eastern, western, northern and southern, we have made much progress in the work of donating blood publicity, constructing of blood donation station, the service of blood collection and supply, the quality management and strengthening laboratory capacity. The records highly increased in the blood donors, the amount collected and the blood supply than before. Meanwhile a few outstanding contradiction exists in the blood supply and demand balance. This report makes an investigation and analysis on the blood collection and supply in Hainan province of the year 2017. At the last specific countermeasures and Suggestions will put forward for the problems and challenges of the future.

Keywords: Hainan Province; Blood Collection and Supply; Voluntary Blood Donation

B. 14 Blood Service Report of Jiangxi Province in 2017

Sun Changxiang, Luo Lisheng, Liang Bin,
Yu Maolin, Li Guoliang and Wu Hong / 205

Abstract: This paper first introduces the overall situation, the status of blood collection and distribution and the current operating conditions of blood collection and distribution institutions in Jiangxi Province. It highlights a comprehensive review of the status of blood collection and distribution in Jiangxi Province in 2017, and further analyzes existing problems and countermeasures. This paper will help promote the healthy development of non-remunerated blood donation in the future by providing the data and evidence. In view of the issues concerning workforce, donor numbers, publicity, recruitment, administrative management in Jiangxi Province, this paper also presents constructive countermeasures and suggestions from various angles of work mechanism construction, government-led functions as well as promotion and publicity of non-remunerated blood donation.

Keywords: Jiangxi Province; Non-remunerated Blood Donation; Blood Collection and Supply

B. 15　Blood Service Report of AnHui Province in 2017

Fan Wenan, Zhou Xueyong, Zhang Yaping and Li Xiang / 220

Abstract: Based on statistical data from the survey of 17 blood members in Anhui Province in 2017, this reports summaries the development and safety status of blood collection and supply in the province. By analyzing the current operating situation, achievements, and shortcomings of blood collection and supply in Anhui Province, the suggestions are put forward to formulate public policies, strengthen the building ability and improve administrative mechanisms. This report also hope to provide important support and reference for decision making associated with the future development of blood collection and supply in Anhui Province.

Keywords: Anhui Province; Blood Collection and Supply; Blood Test

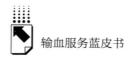
IV   Prefecture-level City Reports

B. 16   Blood Service Report of Dalian in 2017

Liang Xiaohua , Gu Yan / 232

Abstract: In 2017, nearly 100 thousand people donated 12. 86 $\times 10^4$ U of blood in Dalian, which was 19. 2% more than 2012, and donated 1. 27 $\times 10^4$ therapeutic amountapheresis platelets, an increase of 77. 7% over 2012. 64. 3% of those were donated by unpaid individuals and 35. 7% were donated by organized groups. In order to meetclinical requirement, we strengthened recruitment, such as organizing "Blood Center open days", launching various blood donation promotion activities during holidays and commemoration days, started online publicity of recruitment, and strengthening the publicity of unpaid blood donation in remote areas. We made an effort to create a good social atmosphere of blood donation. At the same time, we strengthened the clinical blood transfusion management of hospitals within the jurisdiction to ensure the safety of transfusion. This report sorted out the situation of blood service and unpaid blood donation, the work of blood collection and supply in Dalian in 2017. It focused on analyzing the problems and challenges faced by blood establishments under the new situation. In view of the downward trend of blood donations on the street and the mode of high cost operation of bloodEstablishments; Suggestions are put forward to provide reference for the development of blood service.

Keywords: Unpaid Blood Donation; Blood Service; Dalian

B. 17   Blood Service Report of Xiamen in 2017

Wang Yuzheng , Lin Huizhu and Song Xiuyu / 250

Abstract: This report is a summary of blood collecting and supplying in Xiamen city in 2017. It includes the general situation, main strategies, achievements and problems. The purpose of this paper is to provide useful experience for the effective development of blood supply in the next stage. The blood services agency in Xiamen ensures the safety and effective supply of blood for clinical use by strengthen cooperation between relevant departments, optimizing the internal management, innovating the form of propaganda recruit and strengthening quality control. This report also analyzed practical difficulties of unpaid blood donation and raised some advice like improving the local policies, proposing officers in civilized organizations to take the lead in blood donation, improving comprehensive capacity of the agency and so on.

Keywords: Xiamen; Blood Collecting and Supplying; Blood Donation

B. 18 Blood Service Report of Qingdao in 2017

Pang Shutao, *Wu Yuqing* / 262

Abstract: Blood service data of Qingdao in 2017 were summarized and evaluated in the report. In the year of 2017, about 113,400 blood donations were collected from voluntary unpaid donors with 12.3 donations per 1,000 population. 180,600 units of whole blood and 16,700 therapeutic doses of aphresis platelet concentrate were collected, respectively. Compared with previous years, the blood supply was adequate and safe although the clinical blood demand increased significantly. The current status of blood management in Qingdao were introduced in this report, including development of voluntary blood donation, blood collection and supply, construction of blood information management, nucleic acid testing of blood, quality management and blood transfusion management, etc. Prons and cons of blood management were analyzed and relevant solutions were presented.

Keywords: Qingdao; Non-remunerated Blood Donation; Blood Collection and Supply

447

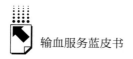

B. 19　Blood Service Report of Yuncheng in 2017

Shi Wenjun / 272

Abstract：This report summarizes the basic situation and related data of 2017 blood collection and supply institutions in Yuncheng. This paper introduces the development status, key points, special work, achievements and problems of voluntary blood donation in Yuncheng.

Keywords：Blood Donation without Compensation; Blood Supply; Yuncheng

B. 20　Blood Service Report of Heze in 2017

Ju Kun, *Jiang Linen and Zhang Yongjun* / 284

Abstract：The report gathered the heze's basic situation of collecting and relevant date of blood collection and supply of year 2017, 110,252. 5 units whole blood collected and 6,262. 5 therapeutical dose apheresis platelets from 59,678 donors in 2017. The increase rate in 7. 1% , 11. 4% and 7. 7% . respectively compared with those in 2016. The rate of fixed blood donors is 60. 7% and the 400ml blood donation is 91. 2% . Without cash compensation the platelet donation of double bags is 94. 8% of apheresis platelet donors. The number of blood donors come from county and town is 40,768 and the number of blood donors in groups is 3,181 accounting for 72% and 5. 3% of the people who donate whole blood respectively. Donors who live in rural area are the important source of the blood collection in our city. This report introduces the Heze's current situation of non-remunerated blood donation, blood collection and supply, blood preparation and detection, quality management, information construction and management of blood for clinical usage It also introduces the Heze's characteristics work and practice of non-remunerated blood donation. By analyse existing problems and challenges and chive the government's responsibility of non-remunerated blood donation, The report propounds corresponding suggestions into accelerate development of blood collection and supply for Heze.

Keywords：Heze; Blood Collection and Supply; Non-remunerated Blood Donation

Contents ⌐⟩

B. 21　Blood Service Report of XilinguoleMeng

Jin Cai, *Xing An and Zhao Guixia* / 299

Abstract: In order to promote the exchange and understanding of the blood transfusion industry, the report introduces the development status of XilinguoleMeng blood collection and supply organization according to the requirements of the editorial board. based on the data of blood collection and supply in XilinguoleMeng of the year 2017, by analyzing the status of blood collection and supply, non-remunerated blood donation, blood screening, blood discarding and clinical use in XilinguoleMeng in 2017 this report provides suggestions and evidence for the establishment and improvement of the long term mechanism of non-remunerated blood donation.

Keywords: XilinguoleMeng; Blood Collection and Supply; Non-remunerated Blood Donation; Propaganda and Recruitment

B. 22　Blood Service Report of Yichang in 2017

Lu Wei, *Li Lulu* / 313

Abstract: This report analyzes the status of blood collection and supply in 2017 in Yichang City. 80,900 U of the whole blood was collected and 3,590 platelet pheresis in last year, which met the needs of the slightly increasing of blood utilization in clinics and kept blood supply adequate and safe. The report introduces "the wise blood stations" construction, propaganda and recruitment of donating blood without repayment in the whole city and the quality of blood management situation, and analyzes current problems and challenges, and also offers suggestions from the following aspects: establishing blood donor care system, distributing blood donation network reasonably, implementing staffing, adjusting salary performance scheme, planning and coordinating blood collection and supply.

Keywords: Yichang; Collection and Supply of Blood; Wise Blood Station; Blood Donation without Repayment

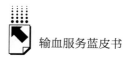
输血服务蓝皮书

B. 23　Blood Service Report of Wuhu in 2017

Huang Hui , Ming Yu and Zhao Ru ∕ 324

Abstract: Studies the development report of blood collection and supply and promotes the steady development of that in Wuhu. By combing and summarizing the present situation of blood collection and supply in Wuhu city in 2017, the achievements and shortcomings were analyzed. With the healthy development of blood supply in Wuhu city in 2017, the quality system is running normally. There is no blood emergency and no blood safety problem all year around. If we can break through the constraints of tight finance, inadequate workforce, low performance and low scientific research platform, the blood station will get more space for development.

Keywords: Wuhu; Blood Collection and Supply; Voluntary Blood Donation

B. 24　Blood Service Report of Changzhou in 2017

Zhang Jianwei , Wu Min , Chen Jia , Bao Danxia and Yu Xi ∕ 334

Abstract: This report systematically introduces the basic situation and relevant data on the work of blood collection and supply in Changzhou in 2017, including the basic condition of the blood station, the situation of blood service for the whole year, the related data about blood detection, the connotation of the brand on Changzhou blood donation with donating blood publicity, quality control and informatization work of blood. At the same time, we briefly analyzed the current problems and difficulties existing in the work of blood collection and supply in Changzhou, and put forward countermeasures accordingly, which provided suggestions and basis for the establishment and improvement of the long term mechanism of blood donation. These countermeasures include enriching the form of propaganda, intensifying emergency safeguard measures, promoting the implementation of the policy on "three exempts", strengthening the interconnection of institutions and improving the training mechanism of talents.

Keywords: Changzhou; Blood Collection and Supply; Blood Donation

B. 25 Blood Service Report of Foshan in 2017

Yu Jinlin, Chen Wenwei and Guo Ruhua / 349

Abstract: This report introduced the basic situation of Foshan blood collecting and supplying agencies, distribution of blood donation sites, characteristics of voluntary blood donation population and situation of blood using hospitals. It analyzed the characteristics of voluntary blood donation population, blood collecting and supplying, nucleic acid detection data in 2017. Primary job and practice in blood donor recruitment of blood collecting and supplying agencies with Foshan characteristics were carried out. We proposed solutions and ideas which addressed problems and difficulties in blood collecting and supplying.

Keywords: Foshan; Volunteer Blood Donation; Blood Collecting and Supplying

V Clinical Blood Transfusion Reports

B. 26 Current Situation and Future of Clinical Blood Transfusion Technology in China

Hu Lihua / 357

Abstract: Since blood transfusion began in eighteenth century, transfusion medicine has undergone several major changes. The most epoch-making contribution was the discovery of the first human blood group − ABO blood type system, which was confirmed the relationship with hemolytic transfusion reaction in 1900. Since then, various blood transfusion techniques have been produced and widely used in clinic. The transfusion medicine has become an important independent system based on the continuous popularization, innovation and improvement of blood transfusion

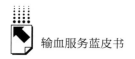

technology. In July 25, 2016, after the approval by National Standardization Committee, transfusion medicine has been formally added to secondary disciplines, and a series of third-level disciplines were set up. Transfusion medicine ushered in unprecedented opportunities and challenges. This article introduces the application and development of various technologies, future trend and prospect of transfusion medicine, starting with the current situation of clinical transfusion technology in China. This article provides reference for the majority of blood transfusion operators and promotes the rapid development of new transfusion technology. This article starts with the current status of clinical blood transfusion technology in China, and some conditions about their popularization, application and problems are presented, thus making the reference on the development trend of blood transfusion technology. As a result, it will provide potent theory guide and basis for the development of the future transfusion and transfusion medicine workers.

Keywords: Transfusion Medicine; Adverse Transfusion Reactions; Cell Therapy; Autologous Transfusion; Heamovigilance System

B. 27 The Present Situation and Prospect of the Development and Building of Clinical Blood Transfusion Department in China

Wang Deqing, Fan Fengyan / 373

Abstract: After more than 30 years of development, the blood transfusion departments in China have made certain achievements. However, there are still some problems such as insufficient understanding of its importance and the limited business scope. Aiming at the development and building of blood transfusion department, the authors put forward some opinions on four aspects: talent team, business scope expanding, scientific research and management system and the future development of blood transfusion department is also imagined.

Keywords: Blood Transfusion Department; Blood Transfusion Talent; Blood Transfusion Department Building

B. 28 Report of the Current Situation of Clinical Blood Use and Industry Exhibition in Beijing, 2017

Gong Jiwu, Yang Peiwei / 380

Abstract: In this paper, a series of measures for the management of clinical blood use in medical institutions in Beijing have been analyzed, including the three aspects of the management status, the main work, and development and countermeasures of blood management. We analyze the achievements and problems faced by clinical blood management in Beijing, and formulate a plan for the recent and long-term work.

Keywords: Clinical Blood Use; Blood Management; Beijing

B. 29 Report on Clinical Blood Transfusion Status and Industry Development in Tianjin, 2017

Li Daihong, Yan Shi, Yang Wenling,
Zhou Xueli, Liu Xu and Liu Wei / 389

Abstract: In order to understand the construction of blood transfusion department (blood bank) and clinical blood transfusion management in medical institutions in Tianjin, Tianjin Blood Transfusion Quality Control Center conducted thorough investigations and supervision inspections of medical institutions with blood qualifications in the city from 2015 to 2017, according to the "Management methods for medical institutions' clinical use of blood", "The norms and implementation regulations for the safety management of medical institutions in Tianjin", and "The basic standard for blood transfusion department (Blood Bank) in medical institutions in Tianjin (Trial)". By analyzing the survey data, results show that all medical institutions are able to basically conduct clinical blood transfusions in a more standardized manner. Irrationalities in using of blood are still existed although blood transfusion related systems are relatively complete. The clinical blood management committee fails to fully perform its functions; which includes that blood transfusion

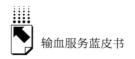

department construction, human resources allocation, blood transfusion information management, and blood transfusion quality control work in insufficient aspects. This report put forward a series of measures that further strengthen the management of clinical blood use and improve the city's clinical level of reasonable blood use in order to ensuring the safety of clinical blood transfusion.

Keywords: Clinical Blood Transfusion; Clinical Blood Management; Tianjin

VI   Report of Case Studies

B. 30   Progress and Prospect of the Education Course for

Leadership of Blood Services in China

Zhu Ziyan, Zhang Yuling, Li Qin and Zhu Yongming / 402

Abstract: Education Course for Leadership of Blood Services (ECLBS) is jointly set up by Shanghai Blood Center, AABB, Chinese Society of Blood Transfusion, School of Medicine of Johns Hopkins University and ISBT. The mission of ECLBS is to improve the management and professional skills of blood services leaders as a training program. After 10 years of efforts, this training program, by means of elaborate design of modular curriculum, national and international teaching experts, standardized management committee, open financial audit system, as well as the quantitative way of training effectiveness evaluation, has acquired great influence in China, and also won confirm from international blood transfusion services.

Keywords: Blood Services; Continuing Education; Shanghai

B. 31   The Development Report of the Modernization

of Blood Composition Preparation in China

Liang ZiQing, Pan Wei and Jiang Sheng / 415

Abstract: Objective to analyze the current situation and problems of blood component preparation in blood station in China. Focus on 9 key preparation areas (leukocyte filtration, cryogenic centrifugation, and separationof whole blood components, Aseptic connection, virusinactivation, plasmaquick-freeze, plasma thawing, glycerin washing, and sticker packaging). In order to achieve precise preparation of blood components and provide safe and effective blood products. The concept of modernization construction and development of blood components preparation is put forward based on automation, standardization, informatization and modularization.

Keywords: Blood Composition; Preparation Modernization; Composition Department

权威报告・一手数据・特色资源

皮书数据库
ANNUAL REPORT(YEARBOOK)
DATABASE

当代中国经济与社会发展高端智库平台

所获荣誉

- 2016年，入选"'十三五'国家重点电子出版物出版规划骨干工程"
- 2015年，荣获"搜索中国正能量 点赞2015""创新中国科技创新奖"
- 2013年，荣获"中国出版政府奖·网络出版物奖"提名奖
- 连续多年荣获中国数字出版博览会"数字出版·优秀品牌"奖

成为会员

通过网址www.pishu.com.cn访问皮书数据库网站或下载皮书数据库APP，进行手机号码验证或邮箱验证即可成为皮书数据库会员。

会员福利

- 使用手机号码首次注册的会员，账号自动充值100元体验金，可直接购买和查看数据库内容（仅限PC端）。
- 已注册用户购书后可免费获赠100元皮书数据库充值卡。刮开充值卡涂层获取充值密码，登录并进入"会员中心"—"在线充值"—"充值卡充值"，充值成功后即可购买和查看数据库内容（仅限PC端）。
- 会员福利最终解释权归社会科学文献出版社所有。

社会科学文献出版社 皮书系列
SOCIAL SCIENCES ACADEMIC PRESS (CHINA)

卡号：313536193681
密码：

数据库服务热线：400-008-6695
数据库服务QQ：2475522410
数据库服务邮箱：database@ssap.cn
图书销售热线：010-59367070/7028
图书服务QQ：1265056568
图书服务邮箱：duzhe@ssap.cn

S 基本子库
UB DATABASE

中国社会发展数据库（下设 12 个子库）

全面整合国内外中国社会发展研究成果，汇聚独家统计数据、深度分析报告，涉及社会、人口、政治、教育、法律等 12 个领域，为了解中国社会发展动态、跟踪社会核心热点、分析社会发展趋势提供一站式资源搜索和数据分析与挖掘服务。

中国经济发展数据库（下设 12 个子库）

基于"皮书系列"中涉及中国经济发展的研究资料构建，内容涵盖宏观经济、农业经济、工业经济、产业经济等 12 个重点经济领域，为实时掌控经济运行态势、把握经济发展规律、洞察经济形势、进行经济决策提供参考和依据。

中国行业发展数据库（下设 17 个子库）

以中国国民经济行业分类为依据，覆盖金融业、旅游、医疗卫生、交通运输、能源矿产等 100 多个行业，跟踪分析国民经济相关行业市场运行状况和政策导向，汇集行业发展前沿资讯，为投资、从业及各种经济决策提供理论基础和实践指导。

中国区域发展数据库（下设 6 个子库）

对中国特定区域内的经济、社会、文化等领域现状与发展情况进行深度分析和预测，研究层级至县及县以下行政区，涉及地区、区域经济体、城市、农村等不同维度。为地方经济社会宏观态势研究、发展经验研究、案例分析提供数据服务。

中国文化传媒数据库（下设 18 个子库）

汇聚文化传媒领域专家观点、热点资讯，梳理国内外中国文化发展相关学术研究成果、一手统计数据，涵盖文化产业、新闻传播、电影娱乐、文学艺术、群众文化等 18 个重点研究领域。为文化传媒研究提供相关数据、研究报告和综合分析服务。

世界经济与国际关系数据库（下设 6 个子库）

立足"皮书系列"世界经济、国际关系相关学术资源，整合世界经济、国际政治、世界文化与科技、全球性问题、国际组织与国际法、区域研究 6 大领域研究成果，为世界经济与国际关系研究提供全方位数据分析，为决策和形势研判提供参考。

法律声明

"皮书系列"（含蓝皮书、绿皮书、黄皮书）之品牌由社会科学文献出版社最早使用并持续至今，现已被中国图书市场所熟知。"皮书系列"的相关商标已在中华人民共和国国家工商行政管理总局商标局注册，如LOGO（🔖）、皮书、Pishu、经济蓝皮书、社会蓝皮书等。"皮书系列"图书的注册商标专用权及封面设计、版式设计的著作权均为社会科学文献出版社所有。未经社会科学文献出版社书面授权许可，任何使用与"皮书系列"图书注册商标、封面设计、版式设计相同或者近似的文字、图形或其组合的行为均系侵权行为。

经作者授权，本书的专有出版权及信息网络传播权等为社会科学文献出版社享有。未经社会科学文献出版社书面授权许可，任何就本书内容的复制、发行或以数字形式进行网络传播的行为均系侵权行为。

社会科学文献出版社将通过法律途径追究上述侵权行为的法律责任，维护自身合法权益。

欢迎社会各界人士对侵犯社会科学文献出版社上述权利的侵权行为进行举报。电话：010-59367121，电子邮箱：fawubu@ssap.cn。

社会科学文献出版社